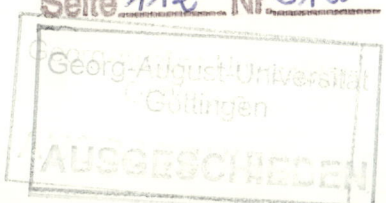

Lehrbuch Altenpflege
Krankheitslehre und Anatomie

Lehrbuch Altenpflege

Krankheitslehre und Anatomie

Gabriele Benson

Curt R. Vincentz Verlag
Hannover

CIP-Titelaufnahme der Deutschen Bibliothek

Lehrbuch Altenpflege. – Hannover : Vincentz.
Früher u. d. T.: Lehrbuch der Altenpflege

Benson, Gabriele: Krankheitslehre und Anatomie. – 1991

Benson, Gabriele:
Krankheitslehre und Anatomie / Gabriele Benson. – Hannover :
Vincentz, 1991
  (Lehrbuch Altenpflege)
  ISBN 3-87870-252-3

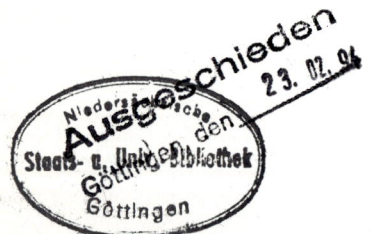

© 1991, Curt R. Vincentz Verlag Hannover
Druck: CW Niemeyer, Hameln
ISBN 3-87870-252-3

4

Inhaltsverzeichnis

Vorwort

Mit seinen Fachpublikationen bemüht sich der Vincentz Verlag, die Entwicklung der Altenpflege in Deutschland im kritisch-konstruktiven Dialog mit Theorie und Praxis zu fördern.

Wesentliche Aspekte der Berufsrolle von Altenpflegern/Altenpflegerinnen werden in der Reihe „Lehrbuch der Altenpflege" grundlegend thematisiert und für Ausbildung und Pflegetätigkeit fruchtbar gemacht.

Langjährige Unterrichtserfahrung an Altenpflegeschulen und qualifizierte Praxis im Arbeitsfeld haben Frau Dr. Gabriele Benson in die Lage versetzt, mit „Krankheitslehre und Anatomie" ein Lehrbuch aus der Sicht der Anwender vorzulegen: Grundlagenwerk für den medizinischen Fachunterricht und Manual für die Pflegepraxis zugleich.

Immer komplexeren Leistungsanforderungen entspricht die wachsende Qualität der Altenpflegeausbildung und das zunehmende öffentliche Verständnis für Problemlagen alter Menschen und ihrer beruflichen Helfer.

Professionelle Standards sind erreicht (Stichwort: eigene, sozialpflegerische Kompetenz) und auszubauen (Stichwort: Praxisentwicklung).

Das vorliegende Lehrbuch arbeitet das notwendige Grundlagenmaterial erstmals berufsspezifisch auf und leistet über die fundierte Diskussion der medizinisch-pflegerischen Komponente einen kreativen Beitrag zur Professionalisierung der Altenpflege.

Peter Barthel

Zelle und Gewebe

Die Zelle

Die Zelle ist die kleinste funktionelle Einheit des Körpers. Alle Lebensfunktionen, wie Stoffwechsel, Wachstum und Fortpflanzung laufen in der Zelle ab.

In einem vielzelligen Organismus haben sich Zellen für die zahlreichen unterschiedlichen Aufgaben in verschiedener Weise spezialisiert. So gibt es z.B. Zellen im Verdauungstrakt, die für die Aufnahme von Nährstoffen verantwortlich sind; andere, sehr dünne flache Zellen regeln den Gasaustausch in der Lunge.

Entsprechend den verschiedenen Aufgaben sind Zellen unterschiedlich gebaut.

Jede Zelle besteht aus einem Zellkern und dem Zytoplasma. Eine Ausnahme machen reife Erythrozyten und Thrombozyten; sie haben keinen Kern. Als Träger der genetischen Information ist der Kern wichtiger Bestandteil der Zelle.

Er stellt das Regulationszentrum der Zelle dar.

Das Zytoplasma ist ein Kolloid von gallertartiger Beschaffenheit. Der größte Teil besteht aus Wasser, die restlichen Bestandteile sind Proteine, Lipide, Kohlenhydrate und andere gelöste Substanzen.

Im Zytoplasma liegen eine Reihe hochspezialisierter Zellorganellen mit unterschiedlichen, nur im Elektronenmikroskop sichtbaren Strukturen. **Zytoplasma**

Zu den Zellorganellen gehören:
1. Endoplasmatisches Retikulum
2. Ribosomen
3. Mitochondrien
4. Golgi-Apparat
5. Lysosomen.

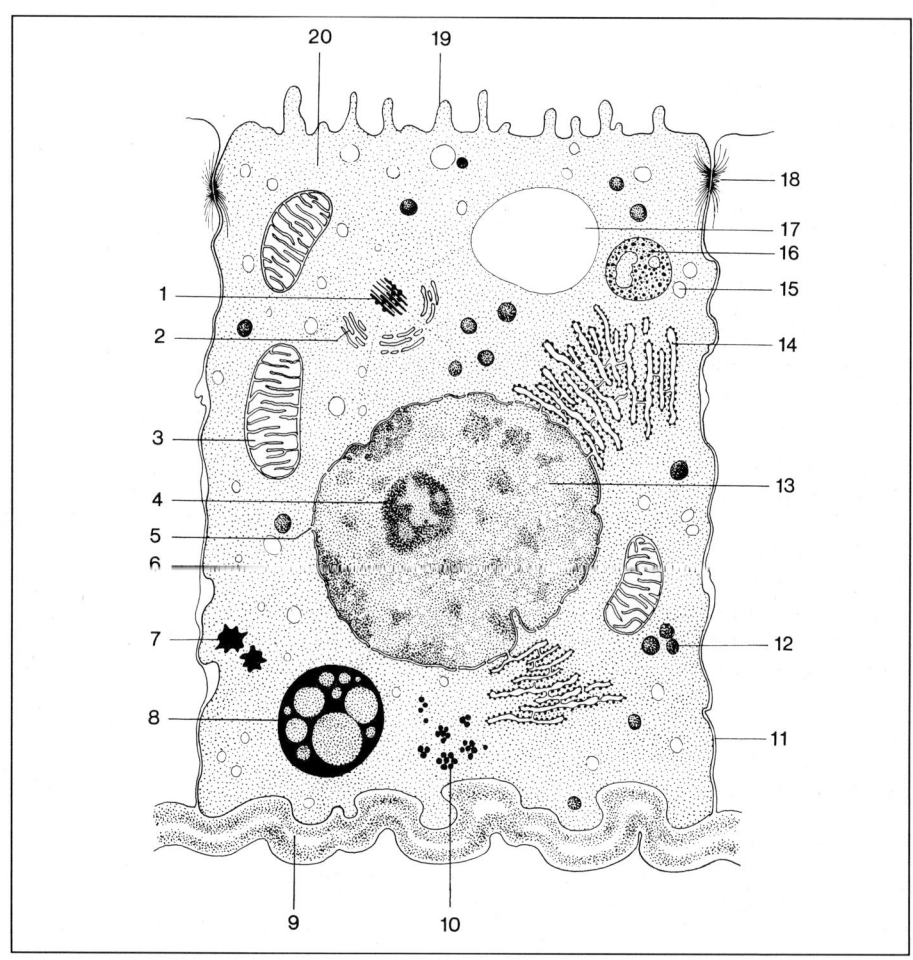

Abb 1: *Vereinfachte Darstellung einer Zelle nach elektronenmikroskopischen Befunden.*
1 Zentrosom. 2 Lamellensysteme des Golgi-Feldes. 3 Mitochondrium mit doppelt konturierter Hüllmembran und Cristae. 4 Kernkörperchen. 5 Kernpore. 6 Doppelt konturierte Kernmembran. 7 Lipoidtröpfchen. 8 Pigmentkorn. 9 Basalmembran. 10 Glykogenkörnchen. 11 Zellmembran. 12 Granula. 13 Zellkern (Nucleus). 14 Räume des endoplasmatischen Reticulum, mit Ribosomen besetzt. 15 Kleine Vakuole. 16 Lysosom. 17 Große Vakuole. 18 Haftpunkte benachbarter Zellen (Desmosomen). 19 Ausstülpungen der Zelloberfläche (Microvilli). 20 Zytoplasma (aus: Faller, Der Körper des Menschen, Thieme-Verlag, Stuttgart).

Mit Ausnahme der roten Blutkörperchen kommt das Endoplasmatische Retikulum, ER in allen Zellen vor. Es setzt sich zusammen aus einem System miteinander kommunizierender membranbegrenzter Spalten und Aussackungen (Tubuli), die eine Art Labyrinth im Zytoplasma bilden. Die Membran trennt dieses Röhrensystem vollständig vom Grundplasma ab. Der Zweck dieser Trennung ist die Regelung der Transportvorgänge an den Membranen des ER, die Beförderung verschiedener Stoffe und die Vergrößerung der Membranoberfläche. Dieses sogenannte Kommunikationssystem verbindet den Zellkern mit den im Zytoplasma liegenden Mitochondrien, dem Golgi-Apparat, der äußeren Zellmembran und dem extrazellulären Raum.

Endoplasmatisches Retikulum

Aufgabe des ER ist es, verschiedene Stoffe – Stoffwechselprodukte innerhalb der Zelle zu befördern. Dieses Röhrensystem ist also nichts anderes als ein Transportweg von einem Ort der Zelle zu einem anderen.

Durch die Arbeitsteilung innerhalb der Zelle müssen Stoffe vom Ort der Synthese z. B. an den Ort des Verbrauchs transportiert werden.

Eine besondere Eigenschaft des ER ist es, Proteine zu synthetisieren und diese bei Bedarf selbst zu verwenden oder nach außen abzugeben.

Man unterschiedet zwei Formen des ER, das rauhe Endoplasmatische Retikulum und das glatte ER.

Das rauhe ER ist an der Doppelmembran mit Ribosomen besetzt. Dabei handelt es sich um Strukturen, die für die Synthese von Proteinen notwendig sind. Ribosomen sind die Orte der Eiweißbildung. In Zellen, die große Mengen Proteine synthetisieren, z. B. Kollagen oder Zellen des Darmtraktes, die Enzyme produzieren, findet man ein besonders gut entwickeltes rauhes ER.

Das glatte ER unterscheidet sich von dem rauhen durch das Fehlen der Ribosomen. Es dient der Leitung von Substanzen, der Speicherung verschiedener Stoffe wie Lipide, Proteine und Glykogen, der Synthese von Steroidhormonen und der Entgiftung von Arzneimitteln. Die Funktionen des glatten ER sind vielseitig; angefangen von der Synthese der Kohlenhydrate bis hin zur Produktion der Sexualhormone. Letztere findet im glatten ER der Zwischenzellen der Hoden statt.

Ribosomen

Ribosomen sind nicht nur an das rauhe ER angelagert, sondern liegen auch frei im Zytoplasma.

Erwähnt wurde bereits, daß Ribosomen eine wesentliche Rolle bei der Proteinbiosynthese spielen.

Ribosomen, die dem ER aufsitzen, synthetisieren in erster Linie Proteine, die außerhalb der Zelle benötigt werden, während die frei im Plasma vorkommenden für die Produktion zelleigener Proteine verantwortlich sind.

Mitochondrien

Jede Zelle besitzt Mitochondrien. Als Hauptstätte der Energiegewinnung sind sie die „Kraftwerke" der Zelle. Die Zahl der Mitochondrien pro Zelle ist vom Zelltyp und der Zellfunktion abhängig. So findet man in stoffwechselaktiven Zellen, wie der Leberzelle, bis zu 5000 Mitochondrien.

Mitochondrien sind von einer Doppelmembran umgeben. Die äußere Membran – Hüllmembran – trennt die Mitochondrien vom Zytoplasma; die innere Menbran bildet faltige Einstülpungen, so daß die innere Oberfläche durch diese Faltenbildung vergrößert wird.

Diese faltige Einstülpung nennt man Cristae, daher diesen Mitochondrientyp den Cristae-Typ. In einigen Zellen findet man statt Faltenbildung eine innere Membran in Form von Röhren.

Diesen Mitochondrientyp bezeichnet man als Tubuli-Typ, vorkommend z.B. in endokrinen Drüsen und den Follikelzellen des Ovars.

Die Umhüllung der Mitochondrien durch eine Doppelmembran lassen im Inneren zwei Räume entstehen; der Raum zwischen den beiden Membranen und den von der inneren Membran begrenzten Matrixraum.

In den Mitochondrien sind die Stoffwechselprozesse konzentriert, die der Zelle Energie liefern: der Endabbau der Kohlenhydrate, der Lipide und der Proteine.

Zytoplasma

Im Zytoplasma abgebaute Nährstoffe werden auf der Stufe von Stoffwechselzwischenprodukten in die Mitochondrien transportiert. Hier findet dann die Endoxidation statt. Die so gewonnene Energie wird nicht unbedingt gleich von der Zelle verbraucht; überschüssige Energie kann sogar gespeichert werden. Eine als Energiespeicher wirkende Verbindung ist das Adenosintriphosphat ATP. Für energieverbrauchende Reaktionen entlädt sich das ATP: es gibt energiereiches Phosphat ab und wird zum AMP Adenosinmonophosphat.

Später wird dann das „leere" ATP – in dem Fall chemisch als AMP bezeichnet – wieder erneut mit Energie aufgeladen.

Golgi-Apparat

Der Golgi-Apparat ist Bestandteil jeder Zelle. Er besteht aus scheibenförmig übereinandergelagerten Membranen, die ein Lamellen- bzw. Zisternensystem bilden. Über seine Aufgaben innerhalb der Zelle ist sehr wenig bekannt; vermutet wird, daß der Golgi-Apparat eine Art Umschlagplatz für verschiedene in der Zelle gebildete Stoffe darstellt, z.B. für proteinhaltige Sekrete.

Lysosomen

Lysosomen, von einer Membran umhüllt, enthalten zahlreiche Enzyme, vor allem saure Hydrolasen und Phosphatasen.

Die Aufgabe der Lysosomen liegt in der intrazellulären Verdauung. Bakterien und Fremdkörper, die von der Zelle aufgenommen werden, können mit Hilfe der lysosomalen Enzyme abgebaut und verdaut werden. Auch zelleigene Stoffe, die nicht mehr benötigt werden, werden von den Lysosomen verdaut und in Bläschen gehüllt aus der Zelle befördert. Da die Lysosomen zellzerstörende Enzyme enthalten, ist es besonders wichtig, daß sie von einer Membran umschlossen sind. Enzyme können nicht zwischen zelleigenen und zellfremden Stoffen unterscheiden; die eigene Zelle würde verdaut und vernichtet.

Kortison, ein Hormon der Nebennierenrinde, drosselt die Produktion der lysosomalen Enzyme und festigt die Lysosomenmembran. Somit schützt dieses Hormon die Zelle vor der Selbstverdauung. Bei der Behandlung entzündlicher Erkrankungen kann man sich diese Eigenschaft des Kortisons zu Nutze machen.

Zellkern

Der Zellkern wird vom Zytoplasma durch eine Kernhülle abgetrennt. Diese Doppelmembran, die von zahlreichen Poren durchsetzt ist, macht einen Austausch zwischen Kerninhalt und Zytoplasma möglich. Als Träger der genetischen Information stellt der Kern das Regulationszentrum – die sogenannte Kommandozentrale – der Zelle dar. Seine Aufgabe ist es, nicht nur die in seiner Erbsubstanz manifestierten Programme zu verwirklichen, sondern diese auch an die Tochterzellen weiterzugeben. Jede einzelne Zelle ist durch Teilung schon bestehender Zellen entstanden, dabei mußte die Erbsubstanz durch Teilung der Mutterzelle an die Tochterzellen weitergegeben werden.

Erbsubstanz

Die genetische Information – die Erbsubstanz – ist im Zellkern in Form der Desoxyribonucleinsäure, DNS in den Chromosomen verpackt.

Der Mensch besitzt 46 Chromosomen, die immer paarweise angeordnet sind. 22 Paare bestimmen die nicht geschlechtsgebundenen Eigenschaften des Organismus – man nennt sie die „Autosomen".

Geschlechtsgebundene Merkmale werden nur von einem Chromosomenpaar, den Geschlechtschromosomen kontrolliert. Bei der Frau sind die beiden Geschlechtschromosomen gleichartig (XX); beim Mann sind sie ungleich (XY), wir haben hier ein X und ein Y Chromosom.

Die Zellvermehrung durch Teilung der Zellen wird an anderer Stelle näher erläutert.

Membrantransport

Jede Zelle ist von einer elastischen Membran, der Zellmembran umgeben. Diese besteht aus Lipid- und Proteinmolekülen. Auch als Elementarmembran bezeichnet, erscheint sie elektronenmikroskopisch dreischichtig. Innere und äußere Zellmembran werden von Proteinen gebildet, während die mittlere aus einem Fettfilm, den Phospholipiden, besteht.

Zellmembran

Die Proteinmoleküle sind in diesen Film eingelagert und steuern die verschiedenen Funktionen der Membran.

Von außen ist die Zellmembran mit einer dünnen Schicht aus Polysacchariden bedeckt. Diese sind mit den Lipid- und Proteinmolekülen verbunden, man bezeichnet sie als Glykokalix.

Zu den Aufgaben der Zellmembran gehören: Stofftransport und Aufbau (Synthese) von membrangebundenen Enzymen, die hier direkt zur Wirkung gelangen.

Die o.g. Proteine erfüllen auch Aufgaben als Rezeptoren, z.B. für die Übertragung von chemischen Signalen.

Die Lipidmoleküle in der Membranmitte bilden einen flüssigen Film, in dem die Moleküle sich bewegen können. Die Membran ist von daher kein starres Gebilde; sie bewegt sich ständig. Eine Faltenbildung kann die Membranoberfläche vergrößern und somit die Stoffaustauschvorgänge zwischen Zelle und Umgebung erhöhen.

Die Zellmembran muß durchlässig sein, sonst könnte die Zelle keine Nahrungsstoffe aus der Umgebung aufnehmen und keine Stoffwechselprodukte an die Umgebung abgeben.

Der Stoffaustausch zwischen intra- und extrazellulärem Raum erfolgt entweder durch Permeation oder durch Zytose.

Permeation

Permeation (molekularer Transport): Elektrolyte und Wasser passieren die Membran entweder passiv aufgrund von Konzentrationsunterschieden durch Diffusion und Osmose, oder aktiv, d.h. gegen ein Konzentrationsgefälle.

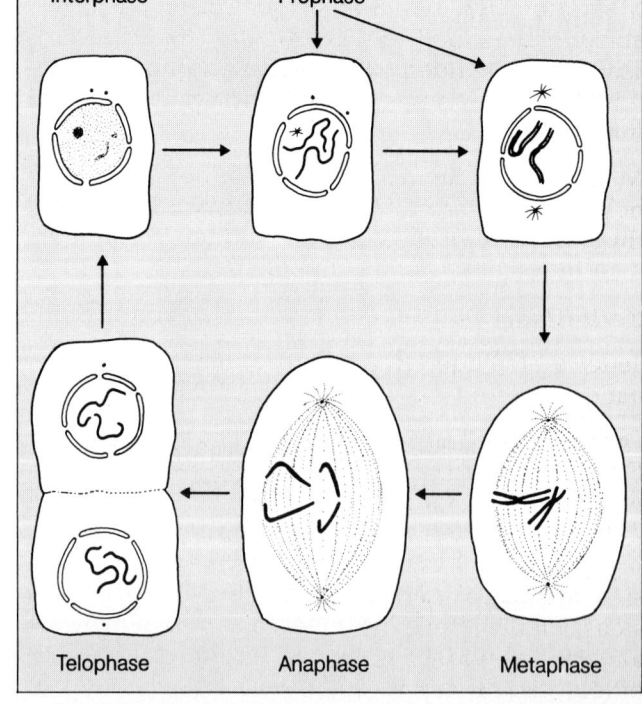

Abb. 2: *Zellteilung (Mitose).* Schema des Verlaufs. Es werden zwei verschiedene Phasen der Prophase dargestellt: Links ohne polar angeordnete Zentralkörperchen, rechts mit polarer Anordnung von Zentralkörperchen (aus: Beske, Lehrbuch für Krankenpflegeberufe, Thieme-Verlag, Stuttgart).

(Diffusion = Wanderung der Teilchen vom Ort höherer Konzentration zum Ort niedriger Konzentration; Osmose = Wanderung der Teilchen durch eine Membran).

Ein aktiver Transport ist immer auch ein energieverbrauchender Transport.

Beim Transport größerer Partikel, die die Membran nicht passieren können, bedient sich die Membran eines anderen Transportmechanismus, der Zytose.

Zytose
vesikulärer
Transport

Dabei unterscheidet man das Einschleusen von außen in die Zelle, die Endozytose; und das Ausstoßen von Stoffen aus der Zelle, die Exozytose.

Sollen größere Partikel, wie Bakterien, Fremdkörper in die Zelle gelangen, so haften sie zunächst an dieser Stelle der Zellmembran. Hier bildet die Membran eine bläschenartige Einstülpung, der aufzunehmende Stoff wird von der Membran umschlossen, es bilden sich Vesikel (Bläschen), diese schnüren sich ab und die Substanz gelangt in das Innere der Zelle.

Man nennt diesen Vorgang Phagozytose. Die Pinozytose ist der gleiche Prozeß nur für kleinere flüssige Substanzen.

Zellteilung

Jeder vielzellige Organismus nimmt seinen Ausgang von einer einzigen Zelle, der Eizelle.

Durch Zellteilung entsteht aus der befruchteten Eizelle der Organismus. Seine Organe bzw. Gewebe wachsen, indem sich die Zellen teilen. Einige Zellarten vermehren sich nur während der Embryonalzeit z.B. Nervenzellen, andere vermehren sich das ganze Leben hindurch. Diese erneuern sich laufend; ältere Zellen sterben ab und werden abgestoßen. So ist der menschliche Organismus in einem ständigen Auf- und Abbau.

Während der Zellteilung (Mitose) durchläuft die wachsende Zelle bis zur endgültigen Teilung in zwei Tochterzellen eine Reihe von physiologisch unterschiedlichen Phasen.

Vor der Teilung verdoppelt sich die im Kern befindliche DNA, so daß diese zweimal vollkommen identisch vorhanden ist. Da, wie bereits erwähnt, auf der DNA die genetische Information – die Erbsubstanz – lokalisiert ist, muß sich diese vor der Teilung verdoppeln. Es handelt sich also bei der Mitose um nichts anderes, als die gleichmäßige Verteilung des verdoppelten DNA-Materials auf beide Tochterzellen.

Gewebe als Verband verschiedener Zellen

Ein Gewebe besteht aus einem Verband gleichartig differenzierter Zellen.
Einteilung der Gewebe:
1. Epithelgewebe
   a) Oberflächenepithel
   b) Sinnesepithel
   c) Drüsenepithel
2. Muskelgewebe
3. Nervengewebe
4. Binde- und Stützgewebe

Epithelgewebe Epithelzellen liegen dicht aneinander.

Sie bedecken schützend gegenüber der Umwelt innere und äußere Oberflächen (Haut, Schleimhaut). Oberflächen bedeckende Epithelien sind zu finden im Mund, Bronchialraum und in der Darmschleimhaut.

Hochspezialisierte Sinnesepithelien, die durch Reizbarkeit mit der Umwelt in Verbindung stehen, sind an den Sinnesorganen zu finden.

Muskelgewebe Ein Verband von Muskelzellen dient der Bewegung des Skelettes und einiger Organe. Nach Bau und Funktion unterscheidet man glattes und quergestreiftes Muskelgewebe.

Eine Sonderstellung nimmt die Herzmuskulatur ein.

1. Glattes Muskelgewebe

Der Name rührt daher, daß dieses Gewebe unter dem Mikroskop keine Querstreifung zeigt. Glattes Muskelgewebe bildet die Wand von verschiedenen Organen (Darm, Gallenblase, Blutgefäße, Geschlechtsorgane, harnableitende Wege).

Die Bewegung dieser Muskulatur ist unwillkürlich, d.h. sie wird vom autonomen Nervensystem geführt.

2. Quergestreiftes Muskelgewebe

Die histologische Struktur läßt im Mikroskop eine Querstreifung erkennen. Die Bewegung der quergestreiften Muskulatur erfolgt willkürlich. Sie kommt vor als Muskulatur des Bewegungsapparates (Skelettmuskulatur), aber auch in Gesicht, Zunge, Schlund, Auge, Kehlkopf und Beckenboden.

3. Herzmuskulatur

Dabei ist das Herzmuskelgewebe eine besondere Form der quergestreiften Muskulatur. Das Herzmuskelgewebe unterscheidet sich in erster Linie von der Skelettmuskulatur durch die Lage der Muskelzellen zueinander. Bedingt durch ihre Aufgabe, sind im Herzmuskel die benachbarten Muskelzellen immer von End zu End miteinander verbunden. Der Herzmuskel wird von einem eigenständigen Nervensystem versorgt, unterliegt aber zusätzlich dem vegetativen Nervensystem.

Nervengewebe

Im Nervensystem wird durch spezialisierten Bau der Nervenzelle die Erregung (Reizleitung) rasch über weite Strecken geleitet.

Die einzelnen Nervenzellen sind durch ihre Zellfortsätze miteinander verbunden und damit hintereinander geschaltet. Sie haben die Eigenschaft der Reizverarbeitung und der Reizleitung.

Durch Übertragung von Reizen und Impulsen sorgt das Nervensystem für das Zusammenwirken aller Körperfunktionen.

Binde- und Stützgewebe

Grundbestandteil aller Organe ist das Bindegewebe; es dient dabei der Umhüllung der Organe. Auch Nerven und Blutgefäße liegen eingebettet in Bindegewebe.

Stoffwechsel, Wasserhaushalt und Abwehr gehören zu den wesentlichen Aufgaben des Bindegewebes.

Demnach sind Bindegewebszellen chemisch sehr aktiv.

Auch das Fettgewebe muß als besondere Form des Bindegewebes angesehen werden. Das Fettgewebe, als Wärmeschutz und Kaloriendepot dienend, gilt als eine besondere Speicherform des Bindegewebes.

Aus dem Bindegewebe bilden sich auch die Stützgewebe, Knorpel und Knochen.

Knorpelgewebe

Die wasserreichen Knorpelzellen liegen zu kleinen Gruppen in den Hohlräumen der Knorpelgrundsubstanz.

Diese Grundsubstanz enthält neben Mukopolysacchariden unterschiedliche Faseranteile.

Knorpelgewebe ist druck- und bindungselastisch und zeigt eine hohe Widerstandsfähigkeit.

Nach Beschaffenheit der Zwischensubstanz und der darin befindlichen Faseranteile unterscheidet man:

1. hyaliner Knorpel

vorkommend als: Kehlkopfknorpel, Gelenkknorpel, Luftröhren- und Bronchialknorpel.

2. elastischer Knorpel

vorkommend in der Ohrmuschel und im Kehldeckel.

3. fibröser Knorpel

vorkommend in den Zwischenwirbelscheiben und im Kniegelenk.

Der Knochen ist die härteste Substanz des Körpers. **Knochengewebe**
Die Härte beruht auf der Einlagerung von Kalksalzen (99 % des Körpercalziumbestandes und 55 % des Phosphates sind im Knochen enthalten). Man kennt zwei verschiedene Entstehungsarten für Knochengewebe.

1. Entstehung aus Bindegewebe – desmale Ossifikation.

Hierbei geht der Knochen unmittelbar aus dem Bindegewebe hervor. Beispiele: Knochen der Schädeldecke, Knochen des Gesichtes, das Schlüsselbein.

2. Entstehung aus Knorpel – chondrale Ossifikation

Hierbei entsteht der Knochen aus einem knorpeligen Skelett. Beispiel: alle übrigen Knochen des Skelettes.

Die Knochenhaut (Periost) umhüllt den Knochen. **Knochenhaut**
Sie ist reich an Blutgefäßen und Nerven. Die Knochensubstanz im Inneren des Knochens ist ein aus feinen Knochenbälkchen aufgebautes Gerüstwerk. Die Hohlräume des Knochens werden mit Knochenmark ausgefüllt.

Physiologie des Alterns

Hauptaufgabe der gerontologischen Forschung ist die Klärung der Zusammenhänge zwischen der Physiologie und der Pathologie des Alterns. Unter

Altern ist eine irreversible Veränderung der Lebenssubstanz zu verstehen.

Man kann davon ausgehen, daß alle Lebensäußerungen (Funktionen und Strukturen) im Überfluß angelegt sind und nur so eine Adaption an Mehrleistung und Mehrfunktion gewährleistet ist.

Alle biologischen Lebensfunktionen weisen Reparaturmechanismen auf, mit deren Hilfe begrenzt Schäden (Krankheiten) beseitigt werden können.

Altern bedeutet in diesem Zusammenhang eine Einschränkung der Adaptionsreserve und eine Verminderung der Reservekapazität.

Altersveränderung

Altersveränderungen können nicht nur einzelne Organe betreffen, sondern den gesamten Organismus.

Die Haut des älteren Menschen wird pergamentartig durchscheinend, dünn, schlaff und ist in Falten gelegt. In der Altershaut sind sowohl Zwischensubstanz als auch die Kollagentypen verändert.

In der Leber ist die Zahl der zum Wachstum befähigten Zellen verringert. Ältere Menschen haben eine verzögerte Entwicklung des Granulationsgewebes, was bedeutet, daß die Wundheilung langsamer verläuft, die Knochenheilung bei Frakturen verzögert ist.

Im Senium findet sich eine Ausweitung der Arterien, der muskuläre Anteil der Arterienwände verringert sich, Kollagenfasern treten vermehrt auf.

Altersbedingte Programmstörungen am Immunsystem führen vermutlich zu einem gehäuften Auftreten von Autoimmunerkrankungen in hohem Lebensalter.

Altersbedingte Bildungsfehler konnten bei verschiedenen Enzymen nachgewiesen werden.

Eine geringe Abnahme der Nervenzahl im Gehirn ist erst ab dem 60. Lebensjahr feststellbar.

Altersveränderungen im Gehirn werden durch Veränderungen der kleinen Gefäße und durch das Auftreten von fibrillären „Niederschlägen" in der Rindensubstanz erklärt.

Unter pathologischem Altern versteht man das vorzeitige Auftreten von Veränderungen. Diese vorzeitige Alterung ist genetisch programmiert und kann den ganzen Körper betreffen.

Alterskrankheiten

Alterskrankheiten sind Erkrankungen, die auf verschiedene Weise mit dem Alter verknüpft sind: Zum einen handelt es sich um Krankheiten, die direkt mit Auswirkungen von Altersvorgängen entstanden sind, zum anderen sind es Erkrankungen, die auch bei jüngeren Menschen vorkommen, aber im Alter häufiger auftreten.

Die Frage nach den Ursachen des Alterns bleibt unbeantwortet.

Wiederholungsfragen

1. Welche Zellorganellen finden sich in jeder Zelle?
2. Welche Aufgabe hat der Zellkern?
3. Wie findet der Stoffaustausch an der Zellmembran statt?
4. Was geschieht in der Zelle, bevor diese sich teilt?
5. Wo findet man glatte Muskulatur?
6. Wodurch erhält die Knochensubstanz ihre Härte und Festigkeit?

Brustorgane

Anatomie und Physiologie der Lungen

Hauptaufgabe der Atmung ist der Gasaustausch zwischen Organismus und Umwelt. Durch die „äußere" Atmung atmen wir Sauerstoff aus der Luft ein und geben bei der Ausatmung das bei der Verbrennung der Nahrungsstoffe im Organismus entstandene Kohlendioxid ab.

Die Einatmung geschieht durch Nase und Mund, den Rachen, die Luftröhre, die Bronchien und die Lungen. Das Kohlendioxid wird auf dem selben Wege in umgekehrter Richtung durch die Ausatmung abgegeben.

Ein Austausch der Atemluft findet in den Alveolen der Lungen statt. Zum Atmungssystem gehören demnach:

Luftwege

die zuführenden Luftwege
1. die oberen Luftwege (Nase, Rachen)
2. die unteren Luftwege (Kehlkopf, Luftröhre, Bronchien)

und die Lungen.

Die Brustorgane betreffend, sollen hier nur die unteren Atemwege besprochen werden.

Kehlkopf (Larynx)

Der Kehlkopf, ein röhrenförmiges Gebilde, verbindet die oberen Luftwege mit den unteren. Das gesamte Kehlkopfskelett besteht aus 4 Knorpeln: dem Ringknorpel, Schildknorpel, Kehldeckelknorpel und den paarigen Stellknorpeln.

Der Ringknorpel ist die knorpelige Basis des Kehlkopfes, auf dem die anderen Knorpel ruhen. Der Schildknorpel legt sich hufeisenförmig vorne um den Ringknorpel und ist beim Mann infolge stärkeren Wachstums als sogenannter „Adamsapfel" tastbar. Der Kehldeckel zieht vom Schildknorpel ausgehend nach oben. Während des Schluckaktes zieht sich der Kehlkopf hoch und der Kehldeckel verschließt den Kehlkopfeingang. Das knorpelige Gerüst des Kehlkopfes ist durch Muskeln und Bänder miteinander verbunden, um die Röhrenform, wie sie auch in der Trachea zu finden ist, beizubehalten.

Die Hauptfunktion des Kehlkopfes liegt darin, die Atemwege reflektorisch zu verschließen, um sie vor einem Eindringen von Fremdkörpern zu schützen. Bei Verschließen des Kehlkopfes durch den Kehldeckel werden die Atemwege luftdicht abgeschlossen, so daß keine Speiseteile in die Luftröhre gelangen. Geraten trotzdem Fremdkörper in den Kehlkopf, so werden sie mittels Hustenreflex nach außen befördert.

Stimmbildung

Eine zweite, sehr wichtige Aufgabe des Kehlkopfes ist die Stimmbildung. Der Luftstrom aus der Lunge versetzt die Stimmbänder in Schwingungen; es erfolgt die Lautbildung, dadurch entsteht die Stimme.

Luftröhre (Trachea)

Die Luftröhre schließt an den Kehlkopf an und bildet mit den Stammbronchien die unteren Luftwege.

Mit einer Länge von 15 cm und einer Weite von 2 cm ist sie ein röhrenförmiges Gebilde. 15 bis 20 hufeisenförmige Knorpelspangen verstärken die Wand. Die Innenwand der Luftröhre besteht aus Schleimhaut und Flimmerepithel. Der in den Becherzellen der Schleimhaut produzierte klebrige Schleim hält Fremdstoffe der Einatmungsluft fest. Das Flimmerepithel befördert den mit dem Staub vermengten Schleim zurück in den Kehlkopf, wo er durch einen Hustenreiz ausgeworfen wird.

Die Luftröhre verzweigt sich in die beiden Bronchialäste (Stammbronchien), die dann nach nochmaliger Aufzweigung in den Lungen enden.

Lungen (Pulmones)

Die Lungen sind paarige Organe, d.h. man unterscheidet einen rechten und einen linken Lungenflügel. Der rechte Lungenflügel besteht aus drei Lappen: Oberlappen, Mittellappen, Unterlappen; der linke Lungenflügel besteht aus zwei Lappen: Oberlappen und Unterlappen. Die Lungenspitze, der oberste Rand der beiden Lungenflügel, ragt über das Schlüsselbein hinaus und kann im Bereich des Halsdreiecks durch Beklopfen (Perkussion) und Abhorchen (Auskultation) untersucht werden. Der Lungenhilus oder die Lungenwurzel ist das Zentrum der Lunge. Die hier ein- und austretenden Bronchien und Gefäße werden in ihrer Gesamtheit als Lungenwurzel bezeichnet.

Lungenlappen

Die Lungenbasis ist der untere Teil der Lunge, der dem Zwerchfell aufliegt. Die Aufzweigungen der Trachea erfolgen – wie schon erwähnt – in die rechten und linken Stammbronchien. Der rechte teilt sich wiederum in drei Lungenbronchien ab, der linke in zwei, entsprechend der Anzahl der Lungenlappen.

Die kleinsten Aufzweigungen der Lungenbronchien sind die Bronchiolen, die über die Alveolengänge dann in den Lungenbläschen (Alveoli) enden. Die Knorpelringe der Bronchien verlieren sich allmählich in den feinen Verzweigungen. Die Schleimhaut der Bronchien setzt sich in den Lungen fort.

Alveolen

Alveolen sind Hohlräume mit halbkugelförmiger Aussackung. Hier findet der Gasaustausch statt. Alveolen haben einen Durchmesser von etwa 0,2–0,3 mm. Beide Lungen zusammengerechnet haben etwa 300 Mio. Lungenbläschen; daraus ergibt sich eine Atmungsoberfläche von etwa 150 m².

Abb 3: *Mechanik der Atmung.* a Frontalschnitt der Lungen in Ein- und Ausatmungsstellung. 1 Entfalteter Spaltraum zwischen Zwerchfell und Brustwand, 2 Brustfell, 3 Lungenfell, 4 von Flüssigkeitsfilm gefüllter Pleuraspalt (Verschiebespalt), 5 Zwerchfellkuppel. b Vergleich der Lungen mit einem Blasebalg. Wird der Rauminhalt vergrößert, so strömt Luft ein; wird der Rauminhalt verkleinert, so wird Luft ausgepreßt (aus: Faller, Der Körper des Menschen, Thieme-Verlag, Stuttgart).

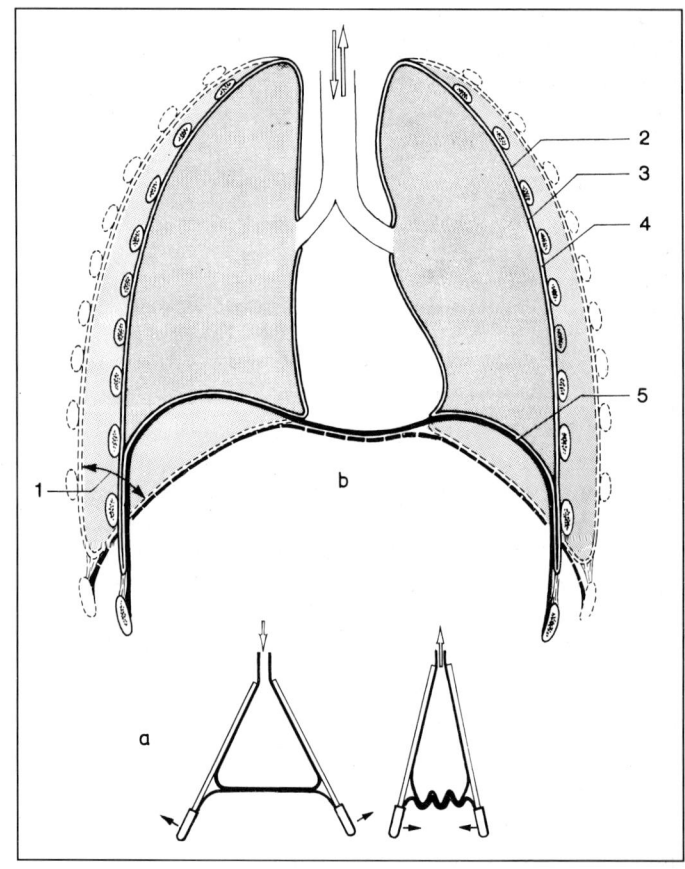

Die Pleura, das Brustfell, überkleidet die Lungen und spielt bei der Atembewegung eine wichtige Rolle.

Atmungsprozeß

Der Atmungsprozeß umfaßt: den Transport von Sauerstoff aus der Umgebung zu den Körperzellen (Einatmung), sowie den Abtransport des Kohlendioxids von den Zellen zurück in die umgebende Atmosphäre (Ausatmung). Für die O_2-Aufnahme im Blut und die CO_2-Abgabe aus dem Blut muß eine große Oberfläche vorhanden sein. Diese Oberfläche wird gebildet durch die Kapillaren in den Lungenbläschen. Der Gasaustausch in den Alveolen erfolgt durch den Prozeß der Diffusion. Diesen Gasaustausch bezeichnet man als „innere Atmung".

Gasaustausch

Pro Atemzug nimmt der Erwachsene etwa 0,5 Liter Einatmungsluft auf; diese ist erforderlich, um einen wirkungsvollen Austausch von O_2 und CO_2 über die Austauschfläche zu erreichen. Dabei gelangt nicht die gesamte Einatmungsluft in die Lungen. Die Luft von der Nasenöffnung bis zu den Bronchien nimmt am Gasaustausch in den Lungen nicht teil; sie wird als Totraum bezeichnet.

Wichtige Maßstäbe für die Atmung sind die Atemtiefe und die Atemfrequenz. Atemtiefe ist die Differenz zwischen höchster Einatmung und tiefster Ausatmung. Die Lunge kann bestimmte Luftmengen aufnehmen, die sich unterschiedlich aufgliedern:

Atemtiefe

Die Luftmenge, die von der maximalen Einatmung bis zur tiefsten Ausatmung aus der Lunge entweicht, bezeichnet man als Vitalkapazität. Sie beträgt beim männlichen Erwachsenen 4,5 Liter, bei Frauen etwa 3,5 Liter.

Die Atemfrequenz ist die Häufigkeit der Ein- und Ausatmung pro Minute. Sie beträgt etwa 15 bis 20 Atemzüge in der Minute. Bei ruhiger Atmung werden etwa 500 ml Luft in den Brustraum eingezogen und wieder abgegeben. Die Atmung vollzieht sich größtenteils automatisch, gesteuert durch das Atemzentrum im Hirnstamm. Über dieses Zentrum erhalten Zwerchfell und Zwischenrippenmuskulatur die Impulse für die Kontraktion. Während der Einatmung kontrahieren sich das Zwerchfell und Zwischenrippenmuskulatur.

Atemfrequenz

Der Brustraum erweitert sich, die Lungen und Pleurahöhlen dehnen sich aus. Bei der Ausatmung

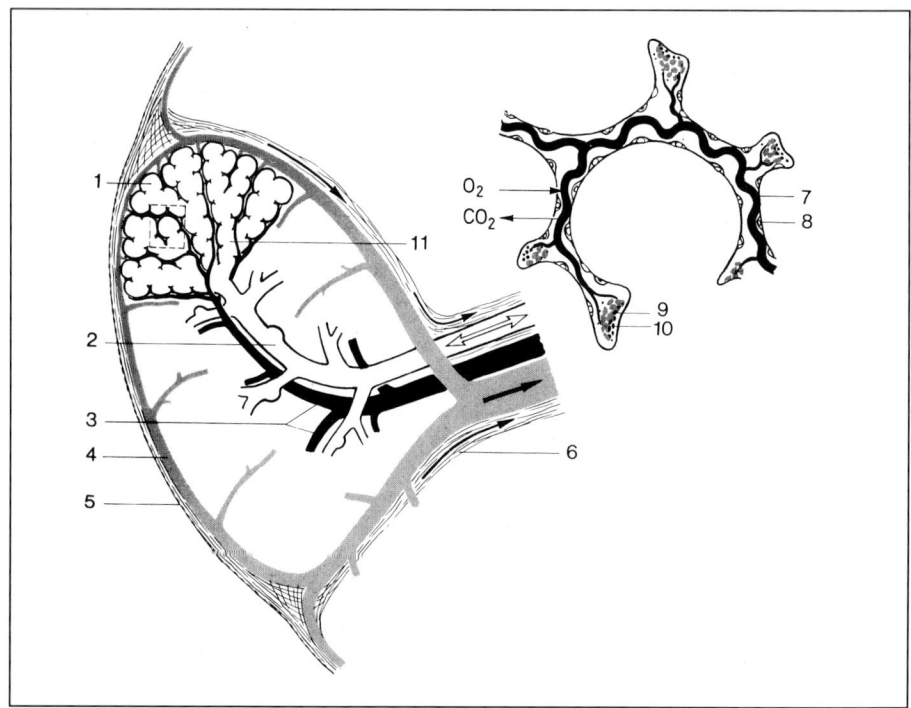

Abb. 4: *Vereinfachte Darstellung eines Lungenläppchens mit vergrößerter Darstellung eines Lungenbläschens.* 1 Lungenbläschen, 2 letzte Verzweigung des Bronchialbaumes, 3 Ast der Lungenschlagader, 4 die aus dem Läppchen herausführenden Lungenvenen, 5 Lungenfell, 6 bindegewebige Scheidewand; der Pfeil gibt die Richtung der abströmenden Lymphe an, 7 Kapillarnetz benachbarter Alveolen, 8 Nischenzellen der Alveolenwand, 9 Querschnitte der elastischen Ringfasern am Alveoleneingang (Die elastischen Fasern der Alveolenwand sind nicht dargestellt.), 10 glatte Muskulatur am Alveoleneingang, 11 Alveolengang (Ductus alveolaris) (aus: Faller, Der Körper des Menschen, Thieme-Verlag, Stuttgart).

ziehen sich die Lungen wieder zusammen, das Zwerchfell und die Zwischenrippenmuskeln erschlaffen: der Lungeninnenraum wird dadurch verkleinert. Bei körperlicher Anstrengung und bei bestimmten Krankheiten, z.B. Asthma, werden Hilfsatemmuskeln eingesetzt. Dieses sind hauptsächlich die Muskeln, die vom Brustkorb zum Arm, zum Hals und zum Kopf ziehen, aber auch die Rückenmuskulatur. Patienten mit erheblichen

Atembeschwerden stützen oft, eher unwillkürlich die Arme auf. Dadurch wird die Wirkung der kleinen Brustmuskeln auf die Atmung verstärkt.

Anatomie und Physiologie des Herzens

Das Herz (Cor) stellt eine Saug- und Druckpumpe dar. Es sorgt für die Strömung des Blutes in den Gefäßen. Die Blutgefäße werden in Arterien (d.h.

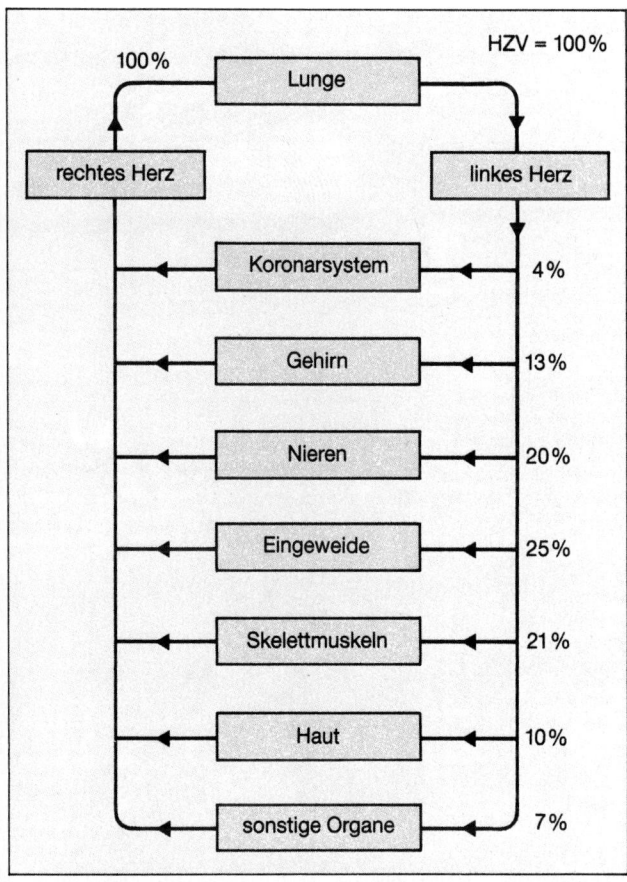

Abb. 5: *Schema des Kreislaufs.* Die Prozentzahlen gelten für körperliche Ruhe (aus: Beske, Lehrbuch für Krankenpflegeberufe, Thieme-Verlag, Stuttgart).

Gefäße, die das Blut vom Herzen wegführen) und in Venen (Gefäße, die das Blut zum Herzen hinführen) eingeteilt.

Arterien

Arterien führen meistens sauerstoffreiches, helles Blut (arterielles), die Venen kohlensäurereiches, dunkles Blut. Eine Ausnahme bilden hier die Lungengefäße. Die Lungenvenen führen arterielles Blut, die Lungenarterien dagegen venöses Blut.

Die Wand der Arterien ist elastisch und muskulös. Sie ist dreischichtig und daher dicker als die Wand der Venen. Die Wand der Venen ist dünner, enthält auch reichlich elastische Elemente und als Beson-

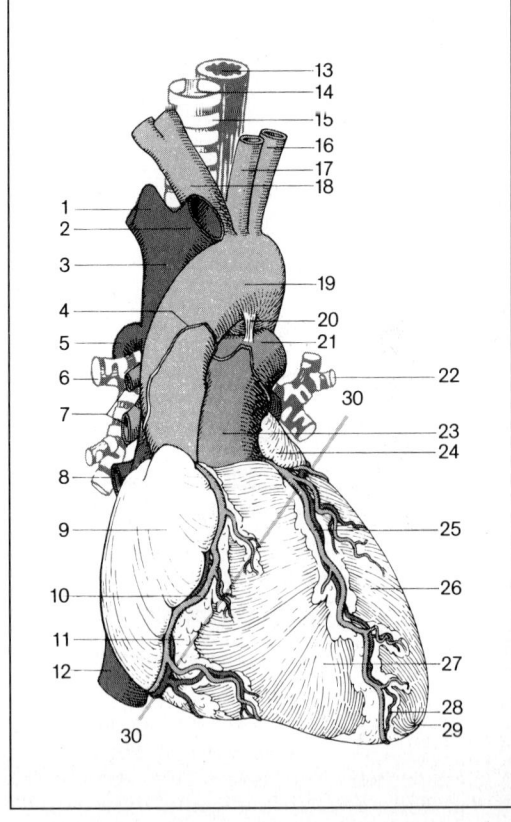

Abb 6: *Vorderansicht von Herz und großen Gefäßen.* 1 Vene aus dem Kopf- und Armgebiet rechts, 2 Vene aus dem Kopf- und Armgebiet links, 3 obere Hohlvene, 4 Umschlagslinie von Perikard in Epikard, 5 hintere Brustwandvene, 6 rechte Lappenbronchen im Lungenhilus, 7 rechte Lungenarterien, 8 rechte Lungenvenen, 9 rechtes Herzohr, 10 Kranzgefäße der rechten Seite, 11 Fettgewebe in der Kranzfurche, 12 Brustteil der unteren Hohlvene, 13 Speiseröhre, 14 Rückwand der Luftröhre, 15 Knorpelspange der Luftröhre, 16 linke Unterschlüsselbeinarterie, 17 linker Karotisstamm, 18 gemeinsamer Stamm für die rechte Carotis und die rechte Unterschlüsselbeinarterie, 19 Aortenbogen, 20 Arterienligament, 21 linker Ast der Lungenschlagader, 22 linke Lappenbronchen im Lungenhilus, 23 Stamm der Lungenschlagader, 24 linkes Herzohr, 25 absteigender Ast der linken Kranzarterie, 26 linke Herzkammer, 27 rechte Herzkammer, 28 Ast einer Kranzvene, 29 Herzspitze mit Wirbel (Vortex) der Herzmuskelfasern, 30 Ventilebene des Herzens (aus: Faller, Der Körper des Menschen, Thieme-Verlag, Stuttgart).

derheit sogenannte Venenklappen, die ein Zurückfließen des Blutes verhindern sollen.

Herz (Cor)

Das Herz liegt von dem Herzbeutel umschlossen
im Brustraum. Die äußere Form des Herzens ist
kegelförmig. Die Herzbasis liegt nach rechts oben,
die Herzspitze liegt der vorderen Brustwand zu-
gekehrt, meist von der Lunge überlagert. Die untere und hintere Fläche des Herzmuskels sind ab-
geflacht und liegen teilweise dem Zwerchfell auf.
Der Herzmuskel teilt sich in vier Hohlräume auf:
zwei Vorhöfe und zwei Kammern. Die Herzwand
besteht aus drei Schichten:

Herzinnenhaut (Endokard)
Herzmuskel (Myokard)
äußere Herzhaut (Perikard).

Das Myokard ist in den Vorhöfen schwach, in den **Herzmuskel**
Kammern kräftiger ausgebildet; und zwar in der
linken bedeutend stärker als in der rechten, da
diese das Blut in den großen Kreislauf treibt, den
Körperkreislauf, und dabei mehr Arbeit leistet.

Die Scheidewand (Septum) teilt das Herz in eine
linke und eine rechte Herzhälfte. Beide sind unterteilt in einen Vorhof (Atrium) und eine Herzkam-
mer (Ventrikel). Vorhof und Kammer stehen durch
Klappen miteinander in Verbindung. Diese Klap-
pen sind wie Ventile: sie öffnen sich nach einer
Richtung und lassen in die Gegenrichtung kein
Blut durch. Auf Grund ihrer Form nennt man diese
Klappen Segelklappen oder Segelventile. Aus **Herzklappen**
dem rechten Vorhof fließt das Blut in die rechte
Kammer. Zwischen rechtem Vorhof und rechter
Kammer befindet sich eine dreizipfelige Segel-
klappe, die Tricuspidalklappe. Zwischen linkem
Vorhof und linker Kammer befindet sich eine
zweizipfelige Klappe, die sog. Bicuspidal- oder
Mitralklappe. Aus der linken Kammer entspringt
die Aorta. Sie führt das Blut in den großen Kreis-

Anatomie und Physiologie des Herzens

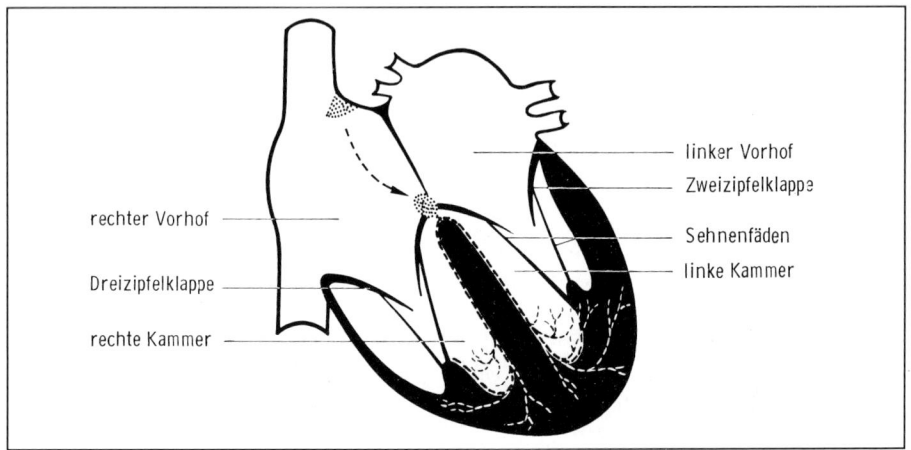

Abb. 7: *Schematische Zeichnung der Herzklappen und Sehnen*
(aus: Faller, Der Körper des Menschen, Thieme-Verlag, Stuttgart).

lauf, den Körperkreislauf. Auch hier verhindern Taschenklappen ein Zurückfließen des Blutes in die Kammer.

Aus der rechten Kammer gelangt das Blut über die Lungenarterie in den kleinen Kreislauf, den sogenannten Lungenkreislauf. Auch hier verhindern Taschenklappen ein Zurückfließen. Die Herzkranzgefäße legen sich um den Herzmuskel und **Herzkranz** versorgen diesen mit Blut. Wie jeder andere Muskel, kann sich auch der Herzmuskel zusammenziehen (kontrahieren) und erschlaffen. Durch die Kontraktion entleert sich der betreffende Herzabschnitt = Systole; in der Erschlaffungsphase wird er wieder gefüllt = Diastole.

Die Systole der beiden Vorhöfe findet gleichzeitig statt, ebenso die Systole der beiden Kammern. Auf die Systole der Vorhöfe bei gleichzeitiger Diastole der Kammern folgt die Systole der Kammern bei gleichzeitiger Diastole der Vorhöfe. Jede Kontraktion wirft zwischen 70 und 100 ml Blut in die Aorta bzw. Lungenarterie. Bei einer Pulsfrequenz von 60–80/min ergibt das eine Förderleistung von 6–7

Litern Blut/min. Die in den Arterien fortlaufende Blutwelle während einer Systole ist als Puls fühl- und meßbar.

Herztöne sind physiologisch bedingte Herzgeräusche. Der 1. Herzton ist ein Muskelton zu Beginn der Kammersystole und entsteht durch Schwingungen der Ventrikelwand. Der 2. Herzton ist ein heller Klappenton am Systolenende durch Verschluß der Aorten und Pulmonalklappe.

Herztöne

Das Herz hat ein eigenes Reizleitungssystem, d.h. die Herztätigkeit verläuft weitgehend unabhängig vom Gehirn. Von einem im rechten Vorhof gelegenen Nervenbündel (Sinusknoten) erfolgt die Erregungsleitung und wird von hier in die einzelnen Herzabschnitte weitergeleitet. Von hier aus geht die Erregung weiter über ein zweites Erregungsbildungszentrum, den Atrio-Ventrikularknoten AV-Knoten und zieht über ein zwischenkeliges Bündel, das Hiss'sche Bündel, in die Herzspitze. Die im Reizleitungssystem erzeugten bio-elektrischen Potentiale (bzw. Potentialdifferenzen) werden als Kurvenbild im Elektrokardiogramm (EKG) registriert.

Zusätzlich greift das vegetative Nervensystem in die Herzfunktion ein.

Das gesamte Kreislaufsystem umfaßt das Herz, die Gefäße, Blut und Lymphe. An Blutgefäßen unterscheidet man:

1. Arterien (vom Herzen ausgehend)
2. Venen (zum Herzen führend)
3. Kapillaren (kleinste Haargefäße)

Blutgefäße

Die Hauptaufgabe des Kreislaufs ist es, Gewebe und Zellen mit Sauerstoff (innere Atmung) und Nährstoffen zu versorgen. Der große Kreislauf (Körperkreislauf) geht von der linken Herzkammer aus. Sauerstoffhaltiges Blut wird durch die Arterien in die kleinsten Kapillaren gepumpt.

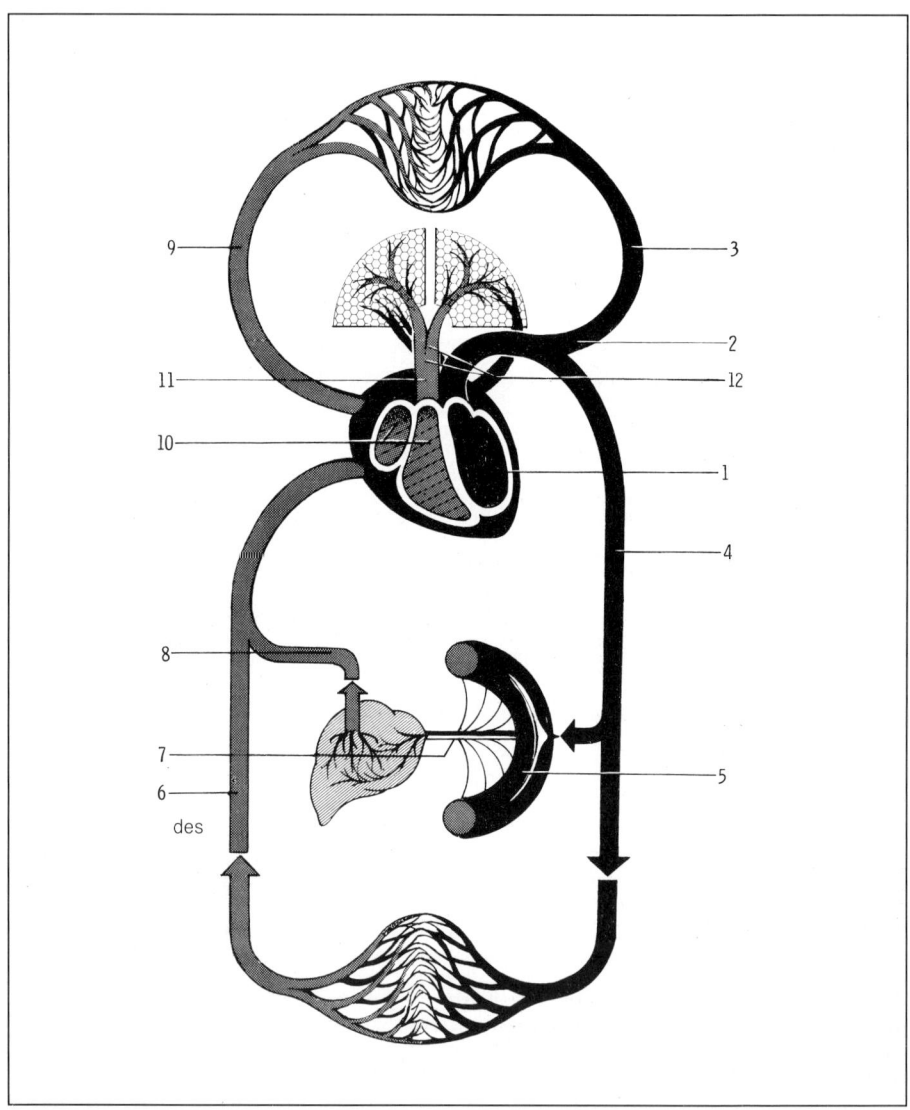

Abb. 8: *Schema des Blutkreislaufes.* 1 linke Herzkammer, 2 Aorta, 3 Arterien für die Versorgung von Kopf und Armen, 4 absteigende Aorta, 5 Darmabschnitt als Symbol für die Eingeweideorgane, 6 untere Hohlvene, 7 Pfortader, 8 Lebervene, 9 obere Hohlvene, 10 rechter Herzabschnitt mit Vorhof und Kammer, 11 Lungenarterie, 12 Lungenvenen, die in den linken Vorhof münden, der in diesem Schema nicht sichtbar ist (aus: Krankenpflegehilfe, Thieme-Verlag, Stuttgart).

40

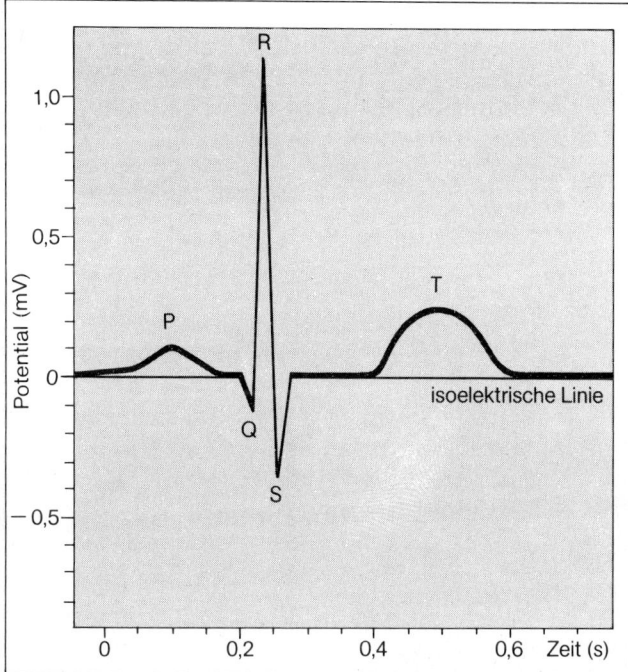

Abb. 9: *Beispiel eines typischen Elektrokardiogramms (EKG) bei normalem Erregungsablauf im Herzen.* Die einzelnen Abweichungen von der sog. *Null-* oder *Isoelektrischen Linie* bezeichnet man als *Zacken* und die Linien dazwischen als *Strecken* bzw. Segmente. Den Zacken sind die Buchstaben P, Q, R, S, T zugeordnet. Die *P-Zacke* ist Ausdruck der sich ausbreitenden *Vorhoferregung* (Vorhofdepolarisation). Die Zeit, die die Erregung braucht, um vom Sinusknoten über Vorhof und AV-Knoten in die Kammer zu gelangen, wird als das PQ-*Intervall* oder als die *Überleitungszeit* bezeichnet (gemessen vom Beginn der P-Zacke bis zum Beginn des QRS-Komplexes). Die *Q-, R- und S-Zacken* (QRS-Komplex) entstehen durch die *Depolarisation* (Erregungsausbreitung) der Kammer, während die *T-Zacke* der elektrische Ausdruck der Kammer-*Repolarisation* (Erregungsrückgang) ist (aus: Faller, Der Körper des Menschen, Thieme-Verlag, Stuttgart).

Nach O_2-Abgabe in das Gewebe und CO_2-Aufnahme gelangt dieses Blut in den rechten Vorhof. Von dort fließt es in die rechte Kammer und gelangt von hier über die Lungenschlagader in die

Lungen. Auch hier erfolgt ein Gasaustausch nach Aufzweigung in die kleinsten Kapillaren. Mit O_2 beladenes Blut gelangt von der Lunge über den linken Vorhof zur linken Kammer und kann dann in den Körperkreislauf gelangen.

Blutdruck

Ursache für die Kreislaufbewegungen sind die Druckunterschiede in den Gefäßen, die man als Blutdruck messen kann. Dieser hängt von der Kraft des Herzens in der Systole und von den Gefäßwiderständen ab.

Blut und Lymphe

Als Träger und Vermittler von Stoffen ist das Blut ein wichtiger Baustein des Körpers. Bestandteile des Blutes sind:
die roten Blutkörperchen (Erythrozyten). Ihre Hauptaufgabe ist der Transport von Sauerstoff.

Die weißen Blutkörperchen (Leukozyten) dienen dazu, körperfremde Stoffe, Krankheitskeime abzuwehren. Nach ihrer Form werden sie weiter unterteilt in Lymphozyten und Granulozyten. (s. Kap. Immunologie)

Lymphe

Das Lymphsystem ist ein eigenständiges Gefäßsystem. Es hat seinen Ursprung in den Spalträumen der Gewebe und Organe. Hier nimmt die Lymphe Abbauprodukte des Zellstoffwechsels auf. Kleinste Lymphkapillaren erweitern sich zu Gefäßen und gelangen in den Lymphknoten. Hier wird die Lymphe filtriert, d.h. von schädlichen Stoffen gereinigt. Danach sammelt sich die Lymphe in größeren Gefäßen und mündet in das venöse Blutsystem.

Erkrankungen der Brustorgane

Insuffizienzen der Lunge

Von einer Lungeninsuffizienz (respiratorische Insuffizienz) spricht man, wenn der Wirkungsgrad der Atmung so reduziert ist, daß es zu erheblichen

Blutgasveränderungen kommt. Insuffizienz bedeutet immer Funktions- bzw. Leistungsstörung. Eine Lungeninsuffizienz beinhaltet daher:

Störungen der Lungenbelüftung (Ventilation), des Gasaustausches (Diffusion) oder Störungen der Blutzirkulation.

Lungeninsuffizienzen teilen sich auf in

1. obstruktive Störungen – beinhaltet eine Verengung des Bronchialraumes (Chron. Bronchitis, Asthma, Emphysem)
2. restriktive Störung – liegt vor bei einem physiologischen Gewebsmangel (Fibrosen, Pneumokoniosen)

Obstruktive Störungen, chronische Bronchitis.

Chronische Bronchitis

Die ursächlichen Schäden sind nicht einheitlich; so können mehrere Ursachen für eine chronische Bronchitis in Frage kommen:

– Einatmung von Berufsstäuben, Luftverunreinigungen, Rauchen
– Allergien
– Infekte im Bereich der Lungen oder der Nasennebenhöhlen
– Lungenstauungen und Stauungsbronchitis bei Linksherzinsuffizienz
– erblich bedingte Anfälligkeit, d.h. konstitutionelle Schwäche.

Die chronische Bronchitis ist immer durch eine übermäßige Schleimproduktion des Bronchialraumes mit Husten und Auswurf gekennzeichnet. Sputumuntersuchungen dienen nicht nur zur Unterscheidung verschiedener Erreger, sondern auch zur Bestimmung von Krebszellen, beispielsweise bei Bronchialkrebs.

Sputum

Zähes Sputum wird meistens morgens abgehustet. Die Art des Sputums, ob schleimig oder schleimig eitrig, ist wichtig für die Diagnose. Bei der Auskultation hört man die Ansammlung von Schleim

43

als Rasselgeräusche. Folgen einer chronischen Bronchitis sind Entartungen der Schleimhaut und Schädigungen des Flimmerepithels.

Tiefergreifende Schädigungen können zu Bronchiektasien und einem Emphysem führen. Die Therapie richtet sich nach der Ursache. Nach Ausschaltung der Noxen kommen als Therapie Inhalationen, Atemgymnastik und Sekretolytika in Frage. Die chronische Infektbronchitis wird mit Antibiotika behandelt.

Asthma bronchiale

Beim Asthma bronchiale kommt es anfallsweise zu Atemnot. Man unterscheidet zwei Formen des Asthmas

1. das allergische Asthma

Hier liegt eine Überempfindlichkeitsreaktion zugrunde. Blütenstaub, Tierhaare, Hausstaub u.a. Allergene sind Ursache für Infekte der Luftwege, auf die der Patient mit Asthma reagiert. Die Krankheit beginnt häufig schon im Kindesalter und wird vererbt.

2. das nicht allergische Asthma

Hierfür läßt sich weder eine familiäre Disposition noch eine allergische Reaktion nachweisen. Ursache für das nicht allergische Asthma könnte eine Fehlsteuerung des vegetativen Nervensystems sein, die zur Überreaktion der Luftwege führt. Als auslösende Faktoren werden hier unspezifische Reize wie Kälte, überfeuchte Luft (Nebel) und psychische Erregung diskutiert. Das Asthma wird häufig mitbestimmt von der Persönlichkeit des Asthmatikers. Individuelle Konflikte wie Ängste, mangelnde Zuwendung spielen als Auslöser für die asthmatischen Beschwerden eine Rolle.

Der asthmatische Patient sitzt bei einem akuten Anfall mit keuchender Atmung und stützt die Arme ab. Ängstlich und angespannt atmet er unter Inanspruchnahme der Atemhilfsmuskeln. Im Ge-

gensatz zur Bronchitis wird nur wenig zäher **Bronchien**
Schleim ausgeworfen. Dieser zähe Schleim und die
Verkrampfung der Bronchialmuskulatur führen zu
einer Verengung der Bronchien. Bei einem länger
anhaltenden Anfall (über Stunden oder Tage)
spricht man von einem Status asthmatikus. Dieser
kann lebensbedrohlich sein und verursacht gleichzeitig eine Herzüberlastung. Charakteristisch für
das Asthma bronchiale sind völlig beschwerde-
freie Intervalle.

Auskultatorisch sind trockene Rasselgeräusche
und ein Giemen und Pfeifen zu hören. Beim
Asthma bronchiale handelt es sich um einen Verschluß der Atemwege, der spontan oder durch eine
Therapie rückbildungsfähig ist.

Beim allergischen Asthma steht therapeutisch
eine totale Ausschaltung des Allergens an erster
Stelle. Zusätzlich kann heute eine Desensibilisie-
rung stattfinden; dieses wird bereits bei Heu-
schnupfenallergikern mit gutem Erfolg durchgeführt.

Sedativa, Bronchospasmolytika, Atemübungen
und evtl. eine Psychotherapie kommen als weitere
Therapiemaßnahme in Frage.

Bei der chronischen Bronchitis oder auch beim **Lungenemphysem**
Asthma bronchiale kann die Luft durch die Verkrampfung der Bronchialmuskulatur nicht unge-
hindert einströmen. Diese Verengung der Atemwege führt zur Entstehung eines Lungenemphy-
sems (= obstruktives Emphysem).

Eine andere Ursache, die oft im Alter auftritt und
von daher auch als Altersemphysem bezeichnet
wird, ist ein Elastizitätsverlust der Lunge durch
Verminderung der elastischen Fasern. Dieser Elastizitätsverlust der Lunge führt zu einer Überblä-
hung der Alveolen. Die Alveolenwände reißen, die
Atemoberfläche verkleinert sich und der Gasaustausch in der Lunge wird mit der Zeit ungenügend.

45

Diese Lungenüberblähung zeigt sich auch äußerlich; der Emphysempatient hat einen sogenannten Faßthorax. Der Thorax (Brustkorb) wird starr, zwischen Ein- und Ausatmung besteht nur eine kleine Differenz des Brustumfangs.

Atemnot

Der Patient hat bei Krankheitsbeginn nur Atemnot während körperlicher Anstrengungen, später auch in Ruhe. Die Kurzluftigkeit ist bedingt durch die Atemnot, wobei vor allem die Ausatmung erschwert ist.

Subjektive Krankheitszeichen sind Kurzatmigkeit, Husten mit Auswurf, Kopfschmerzen und Schwindel. Klinisch äußerliche Krankheitszeichen sind Trommelschlegelfinger (rundliche Auftreibung der Nägel) und – infolge einer Rechtsherzbelastung – eine Zyanose, d.h. eine Blaufärbung der Haut.

Beim Altersemphysem müssen zusätzliche Belastungen der Lunge z.B. durch eine Pneumonie oder Bronchitis vermieden werden. Der weitere Krankheitsverlauf nimmt nur langsam zu; alte Menschen passen sich in ihrer Lebensweise oft gut der mangelnden Lungenfunktion an. Bei dem obstruktiven Lungenemphysem muß in erster Linie die Ursache behandelt werden, d.h. Behandlung oder Vermeiden einer chronischen Bronchitis, Verhütung von Asthmaanfällen. Meistens verläuft ein obstruktives Emphysem chronisch, sich verschlimmernd. Der weitere Krankheitsverlauf ist abhängig von der Behandlung der zugrundeliegenden Krankheit. Bei Verschlimmerung des Krankheitsverlaufs ist immer mit Rechtsherzvergrößerung und Rechtsherzinsuffizienz zu rechnen.

Bronchiektasien

Bronchiektasien sind sackförmige Erweiterungen der Bronchien. Ursachen sind zum einen angeborene strukturelle Defekte der Bronchialschleimhaut, andererseits spielen frühkindliche Infekte wie Keuchhusten, Masern und Tuberkulose für die

46

Entstehung der erworbenen Bronchiektasien eine wesentliche Rolle. Bronchialwandschäden mit Vernarbung führen hier zu Bronchiektasien.

Hauptsymptom ist das „maulvolle" morgendliche Abhusten von Schleim. Dieser ist schaumig, trüb bis eitrig, gelegentlich auch hämorhagisch. Die Tagesauswurfmenge an Sputum kann bis zu 300 ml betragen. Patienten neigen häufig zu Trommelschlegelfingern und -zehen.

Auskultatorisch sind mittel- bis grobblasige Rasselgeräusche zu hören. Eine auftretende Zyanose ist ein Hinweis auf eine Rechtsherzbelastung. Häufigste Komplikationen beim weiteren Verlauf der Erkrankung: chronische Bronchitis, Pneumonien, Cor pulmonale (Rechtsherzvergrößerung infolge übermäßiger Druckbelastung, die wiederum die Funktion der Lungen verändert) und Hirnabzesse.

Rasselgeräusch

Therapeutische Maßnahmen sind Inhalationen und Atemgymnastik. Dem Patienten wird das Abhusten von Sputum durch die Knie-Ellenbogenlage erleichtert. Eine antibakterielle Therapie und Gabe von Sekretolytika ist zur Behandlung von Infekten erforderlich. Eine operative Therapie kann bei noch ausreichender Lungenfunktion und wenn es das Alter des Patienten erlaubt, in Erwägung gezogen werden.

Bei der Lungenfibrose handelt es sich um eine herdförmige Lungengerüsterkrankung. Die Lungendehnbarkeit wird durch neugebildetes Bindegewebe herabgesetzt.

Lungenfibrosen

Hauptsymptome sind trockener Reizhusten und Schmerzen in der Brust. Der Patient ist zyanotisch mit Trommelschlegelfingern und zeigt unter Belastung eine gestörte, erschwerte Atmung (Dyspnoe). Eine beschleunigte Atmung (Tachypnoe) tritt in fortgeschrittenen Fällen in Ruhe auf, verbunden mit einem plötzlichen Atemstopp bei tiefster Einatmung. Lungenfibrosen entstehen durch die Einwirkung verschiedener Krankheitsverursacher (Noxen), wie Stäube, Medikamente und durch die Einwirkung von Strahlen; aber auch allergische Vorgänge kommen als Entstehungsursache in Frage.

Lungenfibrosen werden oft mit Corticoiden, Antibiotika und evtl. mit Zytostatika behandelt, wenn auch nicht immer erfolgreich.

Eine Sauerstofftherapie und Gabe von Herzglykosiden sind bei fortgeschrittener Erkrankung notwendig. Zusätzlich können Klimakuren, Atemgymnastik und an erster Stelle körperliche Schonung therapeutisch wirksam sein.

Pneumokoniosen

Pneumokoniosen sind Lungengerüsterkrankungen, verursacht durch Inhalation von Stäuben. Nach der Art der eingeatmeten Stäube unterscheidet man:

Silikosen
Asbestosen
Berylliosen
Siderosen
Aluminiumlunge

Sie gehören bei nachgewiesener Exposition in den Bereich der Berufserkrankungen. Die eingeatmeten Staubpartikel verursachen durch die Reizwirkung eine strukturelle Veränderung der Lunge, oft unter Beteiligung einer Funktionseinschränkung der Lungen.

Insuffizienzen des Herzens

Der Begriff „Herzinsuffizienz" beinhaltet eine Aussage über den krankhaften Funktionszustand des Herzens ohne Berücksichtigung der zugrundeliegenden Erkrankung.

Das insuffiziente Herz erfüllt dabei nicht mehr die geforderte Leistung. Durch ungenügende Förder-

leistung des Herzens entsteht eine Minderdurchblutung des Gesamtorganismus. Ursachen für eine
Herzinsuffizienz sind Herzmuskelschäden, Rhythmusstörungen und zu große Blutdruck- und Blut-
volumenbelastungen.

**Einteilung der
Insuffizienzen**

Klinisch wird die Herzinsuffizienz unterteilt in:

a. Ruheinsuffizienz

Patienten zeigen bereits im Ruhezustand Insuffi-
zienzsymptome. Da diese Symptome bei körperlicher Belastung zunehmen, sind diese Patienten
nicht in der Lage, körperliche Aktivitäten durchzuführen.

b. Belastungsinsuffizienz

Der Patient zeigt in Ruhe keine Beschwerden.
Leichte körperliche Aktivitäten führen zu rascher
Ermüdung, Herzklopfen und Angina pectoris-
ähnlichen Beschwerden.

c. Linksinsuffizienz

Man spricht von einer Linksinsuffizienz, wenn die
linke Herzhälfte versagt, d.h. das Schlagvolumen
geringer ist als beim rechten Herz. Ursachen für
ein Linksherzversagen sind: Hypertonie, Klappenfehler und ein Infarkt. Die Folge einer Linksherzinsuffizienz ist eine Stauung im kleinen Lungenkreislauf.

d. Rechtsinsuffizienz

Das Rechtsherzversagen bei intaktem Linksherz
führt zu Stauungen im „großen" Körperkreislauf;
dabei staut sich das Blut zurück in die Venen des
großen Kreislaufs. Ursachen für ein Rechtsherzversagen können sein: chronisches Emphysem,
Lungenfibrose, angeborene Herzfehler und Deformationen des Brustkorbs.

Hauptsymptome einer Linksherzinsuffizienz sind
erschwerte Atmung (Dyspnoe) mit Husten als Zeichen einer Stauungsbronchitis und Zyanose.

**Linksherz-
insuffizienz**

Bei der Atemnot müssen drei Schweregrade unterschieden werden:

1. Atemnot nur bei körperlicher Belastung
2. Atemnot schon bei Ruhe im fortgeschrittenen Stadium der Insuffizienz
3. Atemnot im Liegen, so daß der Patient sich aufrichten muß, um wieder Luft zu bekommen

Weitere wesentliche Symptome einer Linksherzinsuffizienz sind schnelle Ermüdung, Schwäche und Nykturie. Nächtliche Ausschwemmungen von Ödemflüssigkeit, die sich während des Tages angesammelt hat, führen zur Nykturie (nächtlichem Wasserlassen). Ein Lungenödem, verursacht durch die Stauung des Lungenkreislaufes mit schwerster Atemnot, führt zum Asthma cardiale. Durch die Stauung wird der Druck in den Gefäßen so groß, daß Flüssigkeit aus den Gefäßen austritt und in das Lungengewebe, genauer in die Alveolen gelangt. Der Patient wird blau, gerät in Schweißausbrüche und klagt über große Atemnot (Lufthunger).

Bei einer Linksinsuffizienz ist der Puls beschleunigt und unregelmäßig; ein 3. Herzton kommt vor. Das Röntgenbild zeigt eine deutliche Vergrößerung des Herzens und meistens einen Zwerchfellhochstand.

Anhand des EKG kann die Vergrößerung der linken Herzhälfte (Linksherzhypertrophie) festgestellt werden. Therapiert wird die Linksherzinsuffizienz mit Digitalis und Diuretika.

Rechtsherz-insuffizienz

Ein Rechtsherzversagen führt, wie bereits erwähnt, zu Stauungen im großen Körperkreislauf. Diese Stauungen betreffen:

– Einflußstauungen in den Hals- und Armvenen; bei Anheben des Armes findet kein Abfließen über der Horizontalen statt
– Nierenstauungen

– Leberstauungen mit Lebervergrößerung und Druckschmerz.

Als Folge des erhöhten Venendruckes tritt außerdem eine Stauungsgastritis auf, mit Schmerzen im rechten Oberbauch, Übelkeit und Brechreiz. Patienten mit Rechtsherzinsuffizienz haben Ödeme im Bereich der unteren Extremitäten, sogenannte „dicke Füße". Durch Eindrücken des ödematösen Gewebes gegen einen Knochen können Ödeme nachgewiesen werden. Es entsteht eine Delle durch das Wegpressen der Flüssigkeit. Die Ausschwemmung der Ödeme erfolgt vornehmlich nachts durch die Entlastung des Herzens, der Patient leidet unter Nykturie.

Die Röntgenaufnahme zeigt eine Vergrößerung des rechten Vorhofs und des rechten Ventrikels. EKG-Befunde entsprechen einer deutlichen Rechtsherzvergrößerung (Hypertrophie). Eine Rechtsherzinsuffizienz wird in erster Linie heute nur mit Diuretika behandelt.

Arterielle Durchblutungsstörungen stellen heute **Angina pectoris** die häufigste Todesursache dar. In den meisten Fällen liegt diesen Durchblutungsstörungen eine Arteriosklerose zugrunde. Sie ist gekennzeichnet durch eine Enge, Verhärtung und einen Elastizitätsverlust der Gefäße. Ursachen dafür sind unter anderem Ablagerungen von Cholesterin und Neutralfetten an der Gefäßwand; betroffen davon sind in erster Linie die Herzkranzgefäße. Eine Unterversorgung des Herzmuskels mit Sauerstoff führt dazu, daß das zu versorgende Gewebe abstirbt; es entsteht eine Nekrose. Dabei werden abgestor- **Nekrosebildung** bene Zellen durch Bindegewebe ersetzt, es bildet sich Narbengewebe. Folgen der Narbenbildung sind Funktionsausfälle des betroffenen Gebietes. Diese Gewebsnekrose ist dann der Herzinfarkt.

Mangelhaftes Sauerstoffangebot an den Herzmuskel beinhaltet eine Mehrbelastung des Herzmuskels. Bei dieser Mehrbelastung kommt es zu

Schmerzanfällen, die unter dem Begriff Angina pectoris bekannt sind.

Auslösende Faktoren für einen Angina pectoris Anfall sind: körperliche Anstrengung, psychische Belastung (Angst, Trauer), üppige Mahlzeiten und Kälte.

Klinische Symptome eines Angina pectoris Anfalls sind stechende Schmerzen hinter dem Brustbein (Sternum), die in den Halsbereich und in den linken Arm ausstrahlen. Die Patienten leiden unter großer Angst, dem Vernichtungsgefühl, („Es geht zu Ende") und einem Gefühl des Eingepreßtseins, verbunden mit Atemnot.

Klinische Symptome

Schweißausbrüche, blasse Haut, Tachykardie mit Blutdruckanstieg und starkem Harndrang sind wesentliche Symptome während eines Anfalls. Behandelt wird die Angina pectoris mit Nitroglyzerin, wodurch eine Druck- und Volumenentlastung des Herzens bewirkt wird. Die Blutzufuhr zum Herzmuskel wird vermindert, der O_2-Bedarf gesenkt und somit der Muskel entlastet. Der Patient nimmt während eines Anfalls eine Kapsel Nitroglyzerin oral, da dessen Resorption über die Mundschleimhaut erfolgt. Der Anfall kann dadurch gestoppt werden.

Herzinfarkt (Myokardinfarkt)

Wie bereits erwähnt, entsteht der Herzinfarkt durch die Gewebsnekrose, die durch den Teilverschluß der Herzkranzgefäße entstanden ist. Ursachen sind eine Arteriosklerose oder eine Thrombose.

Hypertonie, Nikotinabusus, Stoffwechselstörungen wie Diabetes mellitus, Fettstoffwechselstörungen und Streß gelten als Risikofaktoren für die Infarktanfälligkeit. Der Infarkt bedeutet eine akute Reduktion von größeren Bereichen des funktionstüchtigen Herzmuskelgewebes. Die

Infarktschmerz

Schwere des Infarktes ist abhängig von der Größe des betroffenen Gebietes.

Macht die inaktivierte Myokardwand etwa ein Viertel des linken Ventrikels aus, so kommt es zu einem Abfall der Pumpleistung, das Herz wird insuffizient. Der diagnostische Hinweis auf einen Infarkt wird häufig dadurch gegeben, daß der Patient bereits Beschwerden im Sinne einer Angina pectoris hatte. Der Infarktschmerz kann sowohl in Ruhe, als auch bei körperlicher Belastung auftreten. Er ähnelt dem anginösen Schmerz, ist aber insgesamt schwerer. Der Schmerz kann durch Ruhe nicht beseitigt werden und steigert sich kontinuierlich. Der Patient wird kreideweiß und wird unruhig umhergetrieben. Symptome wie Schwindelgefühle, Ohnmacht, Dyspnoe, Husten, Giemen, Übelkeit, Erbrechen und Bauchkrämpfe können einzeln oder zusammen auftreten.

Kreislaufschock

Blässe, kalter Schweiß und abfallender Blutdruck bei schnellem, aber schwachem Puls sind Zeichen eines Kreislaufschocks. Dazu können Symptome einer akuten Herzinsuffizienz, häufig mit Lungenödemen auftreten. Das EKG zeigt in den meisten Fällen die Größe und Lage des Infarktes.

Enzymdiagnostische Befunde geben schon wenige Stunden nach einem frischen Infarkt für den Mediziner oft sehr hilfreiche Werte. Der Verlauf eines Infarktes ist sehr unterschiedlich. Er kann zu Rhythmusstörungen, aber auch zu einer bleibenden Herzinsuffizienz führen. Häufig besteht die Gefahr eines 2. Infarktes. 30% der Patienten sterben an einem akuten Infarkt. Während eines schweren Infarktes muß der Patient auf einer Intensivstation betreut werden.

Herzfehler

Herzfehler beinhalten sowohl erworbene als auch angeborene Herzklappenfehler. Klappenfehler führen zu physiologischen Störungen der Herzfunktion. Durch längeres Bestehen eines Klappenfehlers treten am Herzen Umbauvorgänge ein. Überlastete Herzteile werden erweitert, die Muskulatur hypertrophiert. Blutdruck und Puls geben

53

Je nach Lage unterscheidet man oberflächliche Beinvenen-Thrombosen und tiefe Thrombosen. Das betroffene Bein muß gewickelt werden. Wenn sich der Thrombus löst, besteht erhöhte Gefahr für eine Embolie. Bei einer tiefen Beinthrombose verspürt der Patient einen dumpfen Schmerz in dem betroffenen Bein. Die Spannung der Wade ist verstärkt, druckempfindlich, das Bein ist wärmer. Oft begleiten leichtes Fieber und schneller Puls das Krankheitsbild. Um die Gefahr einer Embolie zu verringern, muß der Patient einen Kompressionsverband anlegen; zusätzlich wird er mit Heparin behandelt.

Varizen

Krampfadern (Varizen) sind erweiterte Beinvenen. Das Blut fließt durch eine ungenügende Verschließung der Venenklappen stark verlangsamt zum Herzen zurück. Oberflächliche Krampfadern sind unter der Haut gut sichtbar. Der uber Schmerzen und schwere Beine klagende Patient findet Erleichterung, indem er das Bein hochlagert. Die schwerste Komplikation dieser Varizen sind die „offenen Beine" (Beingeschwüre). Die schlechte Ernährung der Haut läßt diese dünner werden; sie ist dann leicht verletzbar und reißt. Das Tragen von Stützstrümpfen und das Hochlagern der Beine verbessern den venösen Rückfluß.

Durch Verödung der Krampfadern oder durch Venenoperationen (Venen Stripping) kann die Gefahr eines Beingeschwürs herabgesetzt werden.

Embolie

Löst sich ein Teil des Thrombus von der Gefäßwand und fängt an zu wandern, dann besteht die Gefahr einer Embolie. Ein großer Thrombus der tiefen Bein- und Beckenvenen gelangt über die Hohlvene zum rechten Herzen und bleibt in der Lungenarterie stecken. Hierdurch wird die Blutzufuhr zur Lunge unterbrochen, es kommt zu einem Lungeninfarkt. (= Lungenembolie) Klinische Symptome einer Lungenembolie sind atemabhängige Schmerzen in der rechten oder linken Brust, schneller Puls, Atemnot und Zyanose. Verschließt der Embolus den Hauptast der linken oder rechten Lungenarterie, tritt der Tod ein.

Nach kleineren Embolien können sich die Patienten allerdings wieder erholen; es bleibt aber meistens eine Rechtsherzinsuffizienz zurück.

Die Hypertonie ist eine Druckerhöhung im arteriellen Teil des großen Kreislaufs. Dieser arterielle Blutdruck ist auch beim Gesunden nie konstant. Er steigt mit zunehmendem Lebensalter und reagiert auf bestimmte Reize. Körperliche und seelische Belastungen können zu einer Blutdruckerhöhung führen.

Bluthochdruck (Hypertonie)

Bei der Blutdruckmessung werden zwei Werte ermittelt. Der 1. Wert ist der systolische Druck, hörbar als erster Ton, er liegt höher als der zweite Wert und mißt die Herzleistung. Der 2. Wert ist der diastolische; dieser liegt deutlich unter dem ersten und mißt die Elastizität der Gefäßwand.

Druckmessung

Beim gesunden Menschen wird ein systolischer Blutdruck von 100–140 mm Hg und ein diastolischer Blutdruck von 60–80 mm Hg gemessen. Steigt der systolische Druck über 160 mm Hg und der diastolische über 95 mm Hg, spricht man von einem Bluthochdruck-Hypertonie.

Die arterielle Hypertonie läßt sich einteilen in:

1. primäre, essentielle Hypertonie
2. sekundäre Hypertonie.

Bei der primären Hypertonie ist die Entstehung ungeklärt; 80 % aller Fälle von arterieller Hypertonie sind dem Formenkreis der primären Hypertonie zuzuordnen. Die sekundäre Hochdruckform läßt sich auf ein Grundleiden z. B. auf eine Nierenerkrankung zurückführen.

Ursachen

Ursachen einer Hypertonie sind:

1. Herz- und Kreislauferkrankungen
   Bei einer Arteriosklerose verliert die Gefäßwand an Elastizität und der Blutdruck steigt an.
   Auch bei Herzfehlern (Aorteninsuffizienz) ist
   eine Hypertonie nachweisbar.
2. Schilddrüsenerkrankungen
   Für eine Überfunktion der Schilddrüse (Hyperthyreose) ist ein hoher Blutdruck typisch.
3. Nierenerkrankungen
   Erkrankungen der Nieren, Nierenentzündung,
   Nierentumore erhöhen den Blutdruck.

Bei vielen Menschen wird ein hoher Blutdruck oft
zufällig entdeckt. Spätere klinische Symptome
sind: Druckgefühl am Hinterkopf, Kopfweh, Ohrensausen, Herzklopfen und Schwindel. Ein dauerhafter hoher Blutdruck belastet die linke Herzhälfte: mit der Zeit tritt eine Linksherzinsuffizienz
auf. Die Arterien werden sklerotisch und es besteht die Gefahr eines Herzinfarktes oder eines
Hirninfarktes.

Durch den zu hohen Druck in den Gefäßen können
diese auf Dauer zerreißen. Dabei besteht die Gefahr einer Hirnblutung. Bei der Therapie der Hypertonie muß die Grundkrankheit, die Ursache für
den hohen Blutdruck ist, behandelt werden. Der
Blutdruck muß mit Medikamenten gesenkt werden, bevor Komplikationen eintreten. Wichtig für
den Patienten ist hierbei eine regelmäßige Tablet-
teneinnahme.

Hypotonie

Eine Hypotonie, sehr häufig psychisch bedingt,
führt zu Schwindel und Ohnmachtsneigung. Eine
symptomlose Hypotonie muß nicht behandelt
werden.

Regulationsstörungen am Herzen

**Rhythmus-
störungen**

Die Rhythmusstörungen teilen sich auf in die Er-
regungs- oder Reizbildungsstörungen und Erre-
gungs- oder Reizleitungsstörungen. In beiden Fäl-

len ist die rhythmische Aufeinanderfolge der Herzaktion gestört. Folgende Ursachen können dafür in Betracht kommen:

1. Entzündungen: Myokarditis, Endokarditis
2. Stoffwechselstörungen
3. Medikamente
4. Funktionelle Störungen: Überfunktion der Schilddrüse.
5. Verminderte O_2-Zufuhr: Herzinsuffizienz, Infarkt.

Gemessen und registriert werden diese Störungen des Herzmuskels mit dem Elektrokardiogramm EKG. Künstliche Herzschrittmacher finden bei den genannten Rhythmusstörungen Anwendung; künstliche Impulse regen hier die Herzaktion an.

Als häufigste Reizleitungsstörung soll hier nur der Atrioventrikulare Block, AV-Block, erwähnt werden. Die AV-Überleitungsblockierung führt dazu, daß einzelne Impulse der Reizleitung die Kammer nicht mehr erreichen.

AV-Block

Der Patient zeigt beim totalen AV-Block eine Pulsfrequenz um 40/min. Aufgrund der niedrigen Kammerfrequenz ist eine optimale Blutversorgung nicht mehr gewährleistet. Es kommt zu Bewußtlosigkeit und Krämpfen, dem sog. Adam Stoke'schen Anfall. Patienten neigen zu Erstickungskrämpfen; diese Anfälle sind meistens lebensbedrohlich.

Entzündliche Herzerkrankungen

Wichtigste Ursache für entzündliche Prozesse am Herzen sind Streptokokkenherde (Bakterien). Eine eher harmlos erscheinende Zahnwurzelentzündung, aber auch eine Mandelentzündung können diese Herzentzündungen hervorrufen. Auch rheumatische Erkrankungen, ein akuter Gelenkrheumatismus kann zur rheumatischen Karditis führen. In den meisten Fällen verläuft eine Herzentzündung bei geringen Beschwerden unbemerkt und kann oft erst viel später aus den Folgeerscheinungen diagnostiziert werden. Eingeteilt werden die entzündlichen Herzerkrankungen nach dem betroffenen Gebiet: Endokarditis, Myokarditis, Perikarditis.

Endokarditis

Bei der Endokarditis müssen wir je nach Ursache zwischen einer rheumatischen und einer bakteriellen Endokarditis unterscheiden. Die rheumatische Endokarditis entsteht nach einem akuten Gelenkrheumatismus. Sie gehört in den Bereich der Autoimmunerkrankungen.

Häufigste Erreger für eine bakterielle Endokarditis sind Streptokokken, gelegentlich auch Staphylokokken. Diese bakterielle Infektion ist in der Regel die Folge einer Atemwegsinfektion, aber auch einer Zahnwurzelerkrankung.

Die Bakterien siedeln sich im Bereich der Herzklappen an und vermehren sich hier. Während der akuten Form kommt es zur Zerstörung der betroffenen Herzklappe. Das oft sehr schwere Krankheitsbild ist gekennzeichnet durch hohes Fieber.

Symptome

Temperaturen ähnlich einer Sepsis liegen typischerweise morgens niedrig, abends sehr hoch. Allgemeinsymptome sind: Schüttelfrost, Nachtschweiß und allgemeine Erschöpfung. In einigen Fällen können Schmerzen in der Brust, aber auch in der Nierengegend auftauchen. Diese sind Ausdruck möglicher Bakterienembolien, die durch Verschleppung von Bakterien in die Blutbahn entstehen.

Unbehandelt führt die Endokarditis in wenigen Wochen zum Tod. Einziges therapeutisches Mittel ist hier eine hochdosierte Antibiotikagabe. Während des Verlaufs einer Endokarditis kommt es zu einer Klappenzerstörung. Man spricht in dem Zusammenhang von einem erworbenen Klappenfehler, im Gegensatz zu den angeborenen Klappenfehlern.

Myokarditis

Verschiedene Virusarten (Mumps, Diphtherie, Influenza) können die Ursache für eine Myokarditis sein. Symptome einer Myokarditis sind Tachykardy, Herz-Rhythmusstörungen und Zeichen einer beginnenden Herzinsuffizienz. Die Behandlung erfolgt mit Corticoiden. Eine zusätzliche Herzinsuffizienz muß symptomatisch behandelt werden.

Perikarditis

Die Perikarditis ist eine Entzündung des Herzbeutels (Perikard). Ursachen für diese Erkrankung sind Viren oder Bakterien, seltener auch Pilze.

Eine Perikarditis kann auch auftreten nach einem Myokardinfarkt, nach Lungenembolie, Ösophaguserkrankungen und nach Stoffwechselerkrankungen. Sie beginnt mit einer Pericarditis fibrinosa. Auflockerungen des Gewebes mit Fibrinauflagerungen bedingen ohrnahe Reibegeräusche (Lokomotivgeräusche). Der Patient hat Fieber und stechende Schmerzen in der Brustgegend, die nachlassen bei Übergang in die Perikarditis exsudativa. Die Reibegeräusche verschwinden durch einen Erguß, daß heißt eine vermehrte Blutansammlung im Herzbeutel, bedingt durch die Herzkompression. Dieses führt zur mechanischen Behinderung der Herzerschlaffung in der Diastole; man nennt den Zustand „Herzbeuteltamponade". Der Patient ist zyanotisch, hat eine Tachykardie und Atemnot. Tritt danach eine Heilungsphase ein, wird der Erguß resorbiert; es entsteht darauf eine Perikarditis produktiva. Diese führt zu Verwachsungen und Schwielenbildung am Perikard. Dadurch entsteht das sog. „Panzerherz".

Es ist gekennzeichnet durch Einflußstauungen und einen niedrigen Blutdruck. Die Therapie beinhaltet die Ursachenbekämpfung. Bei einem Erguß kommt auch eine Punktion in Frage.

Entzündliche Lungenerkrankungen
Pneumonien sind Entzündungen der Lungen, die sich entweder im lobulären oder im bronchialen

Bereich ausbreiten. Verursacher dieser Entzündungen sind Bakterien oder Viren.

Primäre Pneumonie

Eine primäre Pneumonie entsteht durch Mikroorganismen bei einer bisher intakten Lunge. Eine sekundäre Pneumonie ist immer eine Folgeerkrankung bei schon bestehenden Erkrankungen der Lungen, z.B. nach einer Bronchitis, einer Lungenstauung, bei Bronchiektasien. Kreislaufbedingt aber auch nach verschiedenen anderen Infektionskrankheiten (Grippe, Typhus, Keuchhusten).

Erreger

Die Erreger sind sowohl Bakterien (Pneumokokken, Staphylokokken) als auch Viren. Die Inkubationszeit beträgt bis zu 6 Tagen (es ist die Zeit zwischen Eindringen des Erregers bis zum Ausbruch der ersten Krankheitszeichen). Die Krankheit beginnt mit raschem Fieberanstieg, starkem Schüttelfrost und Husten mit Auswurf. Der Auswurf ist zum Teil rotbraun – daher der Name „Pflaumenbrühsputum". Der Patient leidet unter massiver Atemnot, die in schweren Fällen zum sogenannten „Nasenflügelatmen" führt.

Wichtige Untersuchungsbefunde sind die Röntgendiagnostik, Sputumuntersuchungen und Blutanalysen. Der Krankheitsverlauf ist oft schwer und gefährlich.

Säuglinge und alte Menschen sind besonders gefährdet.

Die Therapie muß mit gezielter Antibiotikagabe erfolgen. Je nach Schwere der Krankheit kann eine Sauerstofftherapie und eine medizinische Unterstützung des Herz-Kreislaufs wichtig sein. Eine Lungenentzündung kann auf die Pleura (Brustfell) übergreifen und zu einer eitrigen Brustfellentzündung (Pleuritis) führen.

Virale Pneumonie

Die virale Pneumonie unterscheidet sich bis auf den Erreger sehr wenig von der bakteriellen Entzündung. Die Patienten zeigen ähnliche Symptome.

Auch die virale Pneumonie wird mit Antibiotika behandelt, um sekundäre bakterielle Infekte zu verhindern.

Sekundäre Pneumonien sind nicht selten. Sie entstehen häufig nach einer chronischen Bronchitis, nach einer Lungenembolie und bei cardialen Stauungen.

Sekundäre Pneumonie

Die Lungentuberkulose ist eine infektiöse Lungenerkrankung. Die Ansteckung erfolgt über die Tröpfcheninfektion, d. h. der Kranke hustet Tuberkulose-Bakterien aus. Die Tuberkulose gehört zu den meldepflichtigen Infektionskrankheiten. Ihre Bekämpfung wird durch staatliche Vorsorgemaßnahmen unterstützt. Erreger der Tuberkulose sind Bakterien vom Typ Mykobakterium tuberculosis. Die Inkubationszeit beträgt 4–6 Wochen.

Lungen-tuberkulose

Klinisch wird unterschieden zwischen einer:
1. offenen, infektösen Form
   bei dieser Form kann der Erreger übertragen werden, ein Bakteriennachweis im Sputum ist möglich
2. geschlossene Form
   diese ist die inaktive Form, der Erreger wird nicht ausgeschieden
3. fakultativ offene Form
   d. h. hier werden nur gelegentlich Erreger nachgewiesen.

Offene und fakultativ offene Formen der Tuberkulose sind ansteckend.

Offene TB

Die Ausscheidung des Erregers erfolgt je nach Schweregrad und Sekundärbefall über Lunge (Husten), Niere (Harn) oder Darm (Stuhl). Der Nachweis für eine Tuberkulose erfolgt zum einen durch einen direkten Erregernachweis im Sputum und zum anderen durch den Hauttest (Intrakutantest).

Nach Verlaufsform kann unterschieden werden zwischen:

1. Erstinfektion (Primärinfekt)
2. Streuungs- bzw. Generalisationsphase
3. Isolierte Organtuberkulose

Erstinfektion

Tuberkelbakterien gelangen durch Tröpfcheninfektion in die Lungen. Es bildet sich ein sogenannter Primärkomplex aus. Röntgenologisch zeigt sich dieser als haselnußgroßer, bei fortschreitender TBC als verkäsender Herd. Verkäsende Lungenherde zeigen im histologischen Bild den für eine Tuberkulose typischen Aufbau. Von der Lunge aus gelangen die Erreger über die Lymphe in regionale Lymphknoten, die sich auch infizieren. Lungenherd und entzündete Lymphknoten ergeben den Primärkomplex.

Dieser Prozeß hat durch die Resorption des Erregers oder durch die Vernarbung mit „Verkalkung" gute Heilungschancen. Verkalkte Primärherde, röntgenologisch gut nachweisbar, enthalten abgekapselt ruhende Tuberkulose-Bakterien. Während dieser Primärtuberkulose bildet der Körper Abwehrstoffe, die als positive Tuberkulinprobe nachweisbar sind. Der Körper wird relativ immun; die gebildeten Abwehrstoffe (Antikörper) geben dem Körper Schutz vor einer Neuansteckung.

Klinisch zeigt sich die Erstinfektion mit geringem Unwohlsein, ähnlich einem grippalen Infekt. Relativ selten und nur bei schlechter Abwehrlage, streut der Primärherd in das Bronchialsystem.

Streuungs- und Generalisationsphase

Aufgrund einer schlechten Abwehrlage des Körpers entsteht die postprimäre Tuberkulose aus der Primärtuberkulose. Tuberkelbakterien streuen auf dem Blutwege und überschwemmen den Körper mit dem Erreger. Man bezeichnet diesen Vorgang als Generalisationsstadium. Zu diesem Zeitpunkt manifestiert sich, je nach Abwehrlage eine

TBC. Eine Besiedlung der Organe kann auch noch nach Jahrzehnten erfolgen.

Bei sehr schlechter Abwehrlage kann sich eine Miliartuberkulose entwickeln. Sie bildet sich nach massivem Einbruch der Erreger etwa 5–6 Monate nach Entstehung des Primärherdes. Betroffen davon sind vor allem Lunge, Leber und Milz. Bei extrem schlechter Abwehrlage des Körpers kann eine akute Miliartuberkulose zur tödlichen Tuberculosis acutissima innerhalb von Wochen führen. **Miliartuberkulose**

Die Organ-TBC befällt vorwiegend die Knochen, Nieren, Nebennieren, sowie die Geschlechtsorgane.

Die Primärtuberkulose verläuft häufig symptomlos. Der Beweis für eine durchgemachte Krankheit sind meistens nur der positive Tuberkulintest und Verschattungen im Röntgenbild.

Symptome der akuten Verlaufsform sind länger anhaltender Husten, Bluthusten mit hellrotem, schaumigen Blut, hohe Temperaturen, Nachtschweiß und Gewichtsverlust. **Symptome**

Früher versuchte man die Tuberkulose in erster Linie durch „Freiluftliegekuren" in Höhenluft zu heilen. Heute werden zur Behandlung Tuberkulostatika eingesetzt, die der Patient über einen längeren Zeitraum (2 Jahre) täglich einnehmen muß.

Tumore der Lunge

Ein Tumor ist allgemein eine Wucherung, die durch eine vermehrte Zellteilung zustande kommt. Der Begriff Tumor kann sowohl eine gutartige Zellvermehrung als auch eine bösartige Wucherung beinhalten. Karzinome, Neoplasma, Malignom sind Bezeichnungen für bösartige Tumore.

Unterschiede zwischen gut- und bösartigen Tumoren

	gutartige (benigne)	bösartige (maligne)
Wachstum Begrenzung	langsames Wachstum häufig genau begrenzt	schnelles Wachstum ziellose Wucherung in jede Richtung
Metastasen	keine	Metastasierung zur Bildung von Tochtergeschwülsten auf dem Lymph- oder Blutweg
Allgemeinzustand	meistens gut Ausnahme b. Hirntumor	schlecht – starke Schmerzen, Fieber, Abmagerung
Therapie	chirurgische Entfernung	chirurgische Entfernung je nach Lage des Tumors, Strahlentherapie und Zytostatika

Ursachen

Entstehungsursachen für bösartige Tumore:
1. chemische Stoffe, Umweltchemikalien, Teer im Zigarettenrauch, radioaktive Strahlen, Asbest
2. Tumoranfälligkeit ist genetisch bedingt und evtl. geschlechtsspezifisch
3. Entstehung von Tumoren als Folgeerscheinung anderer Grunderkrankungen, z.B. chronische Gastritis, kann in ein Magengeschwür übergehen. Dieses kann so entarten, daß ein Magenkarzinom entsteht.

Die bösartige Tumorbildung geht vom Schleimhautepithel eines Bronchus aus. Als Entstehungsursachen werden unter anderem starkes Zigarettenrauchen, Inhalation chemischer Stäube oder Lösungen diskutiert. Klinisches Zeichen ist sehr häufig ein über mehrere Wochen anhaltender trockener Husten „Raucherkatarrh". Dieser über 3 Wochen anhaltende Husten sollte ab einem gewissen Alter immer Anlaß zu einer Röntgenkontrolle sein.

Röntgenbefunde, Laboruntersuchungen und eine Sputumzytologie können diagnostisch ein Karzinom von anderen Lungenerkrankungen abgrenzen.

Zusammengefaßt werden die Symptome unter der sogenannten „Trias": Gewichtsverlust – Raucheranamnese – Erkältung.

Im weiteren Verlauf der Erkrankung kommt es zu Husten mit blutigem Auswurf, evtl. zu Atemnot und einer Lungen- oder Brustfellentzündung.

Schon sehr früh bilden sich beim Bronchialkarzinom Tochtergeschwülste. Auf dem Lymphweg bilden sich Metastasen entlang der Trachea bis zu den Halslymphdrüsen. Der Lymphknoten vergrößert sich, wird hart und druckempfindlich. Durch die Metastasierung auf dem Blutweg entstehen Lebermetastasen, Metastasen im Gehirn und an der Skelettmuskulatur.

**Bronchial-
karzinom**

Je früher ein Karzinom erkannt wird, desto besser sind die Heilungschancen.

Die wirksamste Therapie ist die chirurgische Entfernung. Dieses setzt allerdings voraus, daß

1. der Tumor noch relativ klein ist
2. keine Metastasierung stattgefunden hat
3. der Allgemeinzustand des Patienten gut ist.

Inoperable Tumoren werden entweder bestrahlt oder mit Zytostatika behandelt.

Wichtig für einen Tumorpatienten ist die psychologische, vertrauensvolle Betreuung.

1. Was ist eine Systole, was eine Diastole?
2. Beschreiben Sie den Lungen- und den Körperkreislauf.
3. Wie verläuft die Erregungsleitung am Herzen?
4. Was sind die Ursachen für eine chronische Bronchitis?
5. Was sind die Hauptsymptome bei Bronchiektasien?
6. Wie werden die Herzinsuffizienzen unterteilt?

Wiederholungsfragen

7. Was ist eine Nykturie und wodurch entsteht sie?

8. Welche Symptome ergeben sich bei einer Linksherzinsuffizienz?

9. Wie sind die Symptome des akuten Herzinfarktes?

10. Warum kann eine Tonsillitis das Herz gefährden?

11. Welche Gefahren bestehen bei einer Thrombose?

12. Welche Gefahren bestehen bei einer Hypertonie?

13. Was sind die klinischen Symptome einer Pneumonie?

14. Wo wird der Erreger der Lungentuberkulose ausgeschieden?

15. Wodurch unterscheiden sich gutartige und bösartige Tumore?

Blut- und Lymphatisches System

Anatomie und Physiologie

Das Blut muß als großes zirkulierendes Organ angesehen werden, denn mit dessen Hilfe werden Sauerstoff, Kohlendioxid, aber auch Nährstoffe, Vitamine, Enzyme, Hormone und alle Endprodukte des Zellstoffwechsels durch sämtliche Körperregionen bewegt.

Es erfüllt somit wichtige Aufgaben als Transportmittel.

Gleichzeitig befinden sich im Blut eine Vielzahl von Abwehrsystemen, welche es dem Menschen erlauben, in einer von Krankheitserregern besiedelten Umwelt zu überleben.

Abwehrsystem

Eine andere, sehr wichtige Aufgabe des Blutes ist die Wärmeregulation. Durch das Blut wird die im Stoffwechsel gebildete Energie verteilt, somit kann eine konstante Körpertemperatur aufrechterhalten bleiben.

Etwa 7% des Körpergewichtes fallen beim erwachsenen Menschen auf das Blutvolumen; das entspricht etwa 6–7 Liter Blut.

Etwa 40–50 Vol.% des Blutes entfallen auf Blutzellen, den größten Anteil machen davon die Erythrozyten aus.

Erythrozyten

Reife Erythrozyten sind kernlos, meistens fehlen auch die übrigen Zellorganellen.

Der Erythrozyt hat die Form einer eingedellten, abgeplatteten Scheibe; sein Volumen besteht zu 35% aus einer Hämoglobinlösung.

Gebildet werden die Erythrozyten im Knochenmark, angeregt durch das Hormon Erythropoetin.

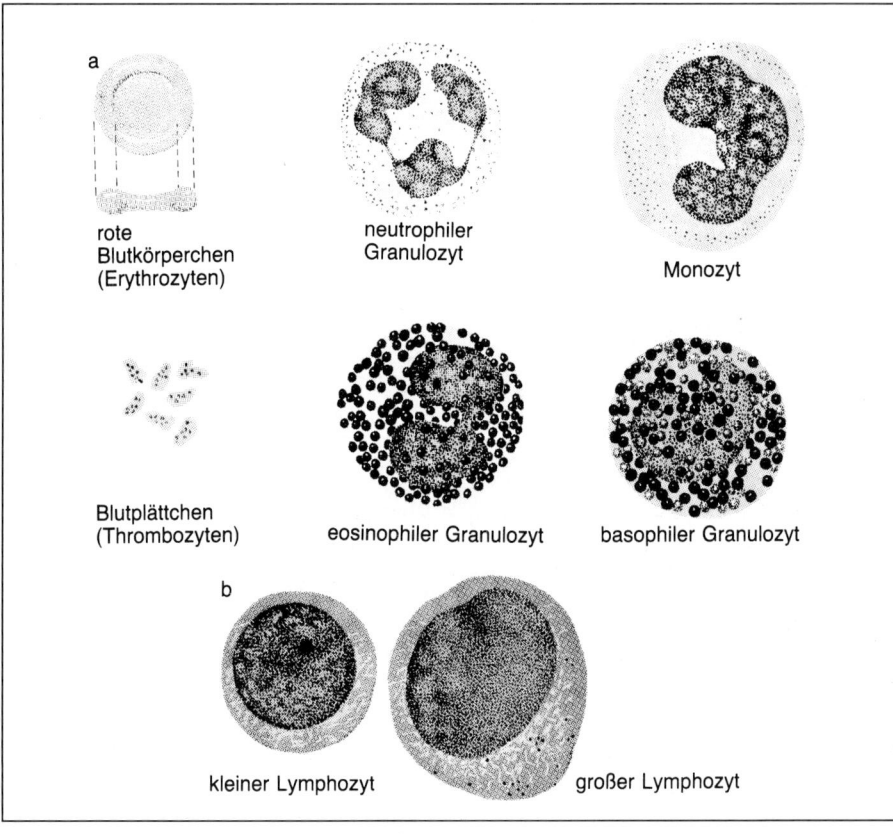

Abb. 10: *Blutzellen.* a Abkömmlinge des Knochenmarkes sind die Erythrozyten, die Granulozyten, die Monozyten (teilweise) und die Blutplättchen. b Abkömmlinge der lymphatischen Organe sind die kleinen und die großen Lymphozyten (aus: Faller, Der Körper des Menschen, Thieme-Verlag, Stuttgart).

Die Menge der Erythrozyten ist geschlechtsspezifisch: Männer haben 4,6–6 Millionen / Frauen 4–5 Millionen.

Der Wert der Erythrozyten in Prozent ausgedrückt wird Hämatokrit genannt. Bei bestimmten Krankheiten ist die Anzahl der roten Blutkörperchen erhöht, z.B. bei Herzfehlern, aber auch bei Höhenaufenthalten, verbunden mit einem Sauerstoffmangel nimmt die Zahl der Erythrozyten zu.

Hauptaufgabe der Erythrozyten ist der Atemgastransport bedingt durch die hohe O_2-Bindungskapazität.

Das Hämoglobin, ein Eiweiß, dient zum Transport von O_2 und CO_2 zwischen Lunge und Gewebe. **Hämoglobin**

Erythrozyten haben eine Lebensdauer von 120 Tagen; danach werden sie in der Milz eliminiert und von den Makrophagen abgebaut.

Das dabei durch Hämolyse freiwerdende Häm wird zu Bilirubin abgebaut. Das Hämoglobin enthält als Zentralatom Eisen. Nur mit dessen Hilfe ist eine Sauerstoffbindung möglich.

Bei Verminderung der Erythrozyten oder des Hämoglobins spricht man von einer Anämie.

Durch chronische Blutverluste, Schwangerschaften, Resorptionsstörungen, Infekte können Blutungsanämien und Eisenmangelanämien entstehen.

Kernhaltige weiße Blutzellen sind die Leukozyten. **Leukozyten** Zu ihnen gehören die Lymphozyten, die Granulozyten und die Monozyten.

Leukozyten haben die Fähigkeit zur Phagozytose sowie zur Sekretion von Wirkstoffen (Histamin) und Enzymen.

Im Blut des Gesunden sind etwa 4000–10000 Leukozyten enthalten. 25–40 % der Leukozyten sind Lymphozyten, 67 % Granulozyten und nur 6 % Monozyten.

Die Granulozyten werden entsprechend ihres Färbeverhaltens noch einmal unterteilt in eosinophile, basophile und neutrophile Granulozyten. Die Lymphozyten unterscheiden sich von den Granulozyten durch ihren großen Zellkern. Sie sind amöboid beweglich, können phagozytieren und unterliegen einem sehr vielfältigen Formen- und Funktionswandel.

Plasmazellen, die die Antikörper oder Immunglobuline synthetisieren, entwickeln sich aus den großen Lymphozyten.

Thrombozyten

Die Thrombozyten oder Blutplättchen sind kernlose Zellfragmente.

Neben den Mitochondrien enthalten sie zahlreiche Zellorgane wie Lysosomen und haben dadurch einen lebhaften Zellstoffwechsel.

Sie sind nach den Erythrozyten die am häufigsten vorkommenden Blutzellen.

Thrombozyten erfüllen drei wichtige Aufgaben:

– die Adhäsion an freiliegenden Strukturen verletzter oder beschädigter Gefäße
– die Aggregation – die Aneinanderlagerung mehrerer Thrombozyten zur Bildung großer hämostatischer Pfropfen
– die Sekretion von Stoffen, die auf das Gerinnungssystem einwirken.

Inaktive Thrombozyten treffen selten auf andere gleichartige Zellen. Die große Zahl der Erythrozyten verhindert, daß sich die Thrombozyten aneinander legen.

Werden die Thrombozyten aktiviert, ist dieser Vorgang zunächst mit einer Formveränderung verbunden. Diese bezeichnet man als „klebrige (viscöse) Metamorphose". Dabei kommt es zur Ausbildung langer Pseudopodien. Aus den nicht klebrigen Thrombozyten werden kettenartige Gebilde, die an vielen Grenzflächen, aber auch an anderen Thrombozyten sowie an Tumorzellen, Bakterien und Fremdkörpern anhaften können.

Die Formveränderung der Thrombozyten entsteht unter dem Einfluß verschiedener Reize, die an der Membran dieser Zellen ansetzen. Bekannte Reize sind Kälte, Wirkung von Thrombin, Adrenalin, Noradrenalin und auch Serotonin. Letztere Substanz ist in den Blutplättchen gespeichert und kann bei Aktivierung freigesetzt werden. Diese Stoffe geben Informationen von einem Plättchen auf das andere weiter.

Mechanismus der Blutgerinnung

Bei Gefäßverletzungen, z.B. nach mechanischer Gewebszerreißung muß sehr schnell eine Primäradhäsion der Blutplättchen an Elemente der Gefäßwand und eine darauffolgende Aggregation an bereits abgelagerte Plättchen zustande kommen. Das „Leck" wird dadurch verschlossen. Bei Endotheldefekten, z.B. bei einer Verletzung der inneren Gefäßauskleidung, kommen die Thrombozyten mit den im Endothel liegenden Kollagenfasern in Kontakt. Dieser Endothelkontakt löst die Thrombozytenverklebung (Aggregation) aus. Gleichzeitig wird das in den Thrombozyten gespeicherte Serotonin freigesetzt und bewirkt eine Gefäßverengung.

Endothelkontakt

Mit der Aktivierung der Thrombozyten wird auch der Prozeß der Blutgerinnung ausgelöst.

Erst durch den Gerinnungsvorgang entsteht ein dauerhafter Verschluß. An dem Gerinnungsvorgang sind verschiedene Gerinnungsfaktoren beteiligt. Nach Aggregation der Thrombozyten folgt die Thrombozytose, d.h. der Zerfall der Thrombozyten mit Degranulation. Hierbei werden die thrombozytären Gerinnungsfaktoren freigesetzt und das Gerinnungssystem aktiviert.

Bei der Blutgerinnung werden zwei Mechanismen in Gang gesetzt:

das exogene System
bei dem Gewebsfaktoren, die sogenannte Gewebsthrombokinase mit dem Plasmafaktor VII und Calcium wirken.

Gerinnungsfaktoren

⟶ Blutgerinnung

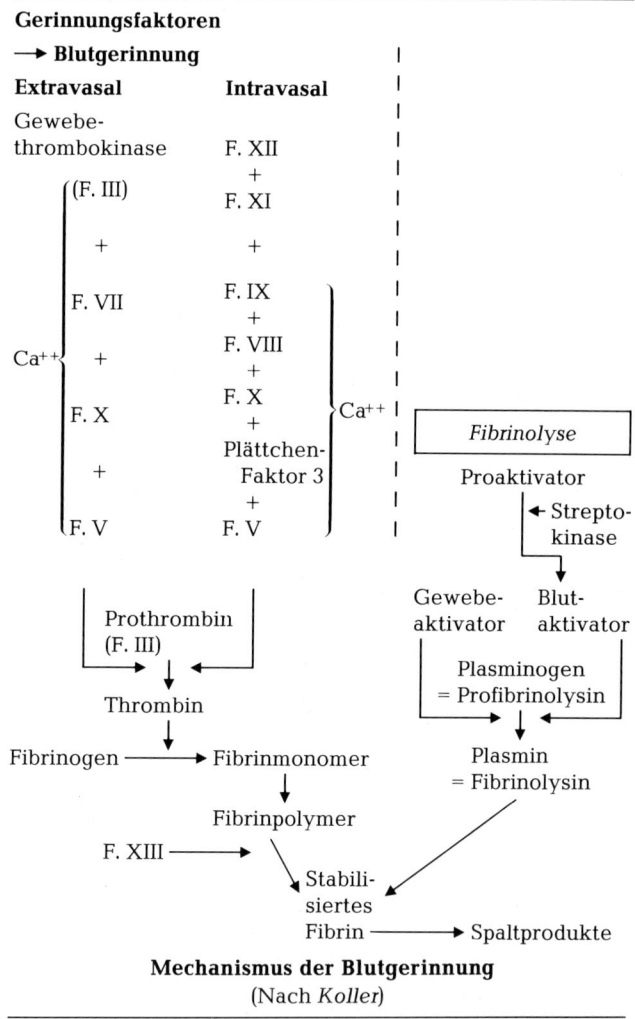

Mechanismus der Blutgerinnung
(Nach *Koller*)

F. I   = Fibrinogen = hochmolekulares Globulin. 0,2–0,4 g%
        im Plasma. Umwandlungsprodukt des Fibrinogens
        = Fibrin

F. II = Prothrombin: In Leber bei Anwesenheit von Vit-
        amin K gebildetes Globulin. Aktiviertes Prothrom-
        bin = Thrombin

F. III = Gewebethromboplastin = Gewebethrombokinase

F. IV = Calcium

F. V   = Plasmaakzeleratorglobulin = Proakzelerin
F. VI = kein eigener Faktor, sondern nur aktivierter
         Faktor V
F. VII = Prokonvertin
F. VIII = Antihämophiles Globulin (AHG)
F. IX = Christmas-Faktor
F. X   = Stuart-Power-Faktor
F. XI = Rosenthal-Faktor
F. XII = Hageman-Faktor
F. XIII = Fibrinstabilisierender Faktor

das endogene System
  bei dem die Gerinnung durch den Kontakt von
  Gerinnungsfaktor XII mit Kollagenfasern gestar-
  tet wird.

Beide Systeme aktivieren zusammen mit dem Plasmafaktor X die Umwandlung von Prothrombin in
Thrombin.

Das Thrombin wandelt dann mit Hilfe des Faktors
XIII das Fibrinogen in Fibrin um.

Fibrinfasern bilden ein dichtes Netzwerk und fi-
xieren die an der Gefäßwand haftenden Throm-
bozytenaggregate. Der gebildete Thrombus verschließt die Gefäßwand endgültig.

Ist der Gerinnungsvorgang abgeschlossen, zieht
sich der Thrombus zusammen. Später vernarbt die
defekte Stelle durch das Einwachsen von Bindegewebe.

Therapeutisch kann die Gerinnungsfähigkeit des
Blutes herabgesetzt werden, z.B. bei Thrombosegefahr. Heparin hemmt die Wirkung von Thrombin, Dicumarol hemmt in der Leber die Vitamin K
vermittelte Umwandlung von Prothrombin, Faktor VII, IX und X. Acetylsalicylsäure hemmt die
Aggregation der Thrombozyten.

Bei einem schweren Leberschaden ist die Pro-
thrombinbildung und damit die Blutgerinnung
gestört. Mangel an Prothrombin führt zur abnormen Blutungsneigung (hämolytische Diathese).

Bluterkrankheit

Bei der Bluterkrankheit (Hämophilie A und B) unterbleibt durch einen angeborenen Faktormangel die normale Blutgerinnung. Bei Hämophilie A fehlt der Faktor VIII, bei der Hämophilie B der Faktor IX. Kleine Verletzungen bei Betroffenen können tödlich werden. Hämophilieerkrankte können sich den fehlenden Faktor heute injizieren.

Direkt in der Gefäßwand gebildete Thromben können den Gefäßdurchmesser verengen. Löst sich dieser Thrombus, so kann er größere Gefäße verstopfen, es entsteht eine Embolie.

Im Rahmen der Pathologie der Thrombozyten sind verminderte und gesteigerte Thrombozytenfunktionen bekannt.

Eine Thrombozyten-Minderfunktion findet sich bei hämolytischen Erkrankungen. Sie führen zu spontanen Blutungsneigungen bzw. zu verlängerter Blutung nach Verletzungen.

Eine gesteigerte Aggregabilität der Thrombozyten bei Patienten mit Risikofaktoren (Stoffwechselkrankheiten) ist heute belegt.

Pseudopodien

Die Blutplättchen solcher Patienten neigen schneller und ausgeprägter zur spontanen Pseudopodienbildung und zur Spontanaggregation. Man kann heute belegen, daß bei vielen Gefäßerkrankungen die Aktivierbarkeit der Thrombozyten gesteigert ist.

Schwache Einflüsse des Stoffwechsels oder des vegetativen Nervensystems bewirken eine Thrombozytenaktivierung mit gesteigerter Aggregation und/oder Adhäsion. Diese Adhäsions- und Aggregationsformen spielen sich vor allem in den Arterien ab; die so entstehenden Thromben führen zu einem vollständigen Gefäßverschluß.

Die wäßrige Phase des Blutes ist das Plasma. In ihm befinden sich die Plasmaproteine (Albumine, Globuline), die eine wichtige Transportfunktion für Nährstoffe haben.

Plasma

Lymphsystem

Das Lymphsystem ist ein eigenständiges Gefäßsystem. Es hat seinen Ursprung in den Spalträumen der Gewebe und Organe. Hier nimmt die Lymphe, eine hellgelbe aus Lymphozyten und Lymphplasma bestehende Flüssigkeit, Abbauprodukte des Zellstoffwechsels auf.

Die Lymphe entsteht durch den Austritt von Blutplasma aus den Blutkapillaren. Sie fließt durch die Gewebsspalten und später durch besondere Gefäße, die Lymphgefäße.

Im Verlauf der Lymphbahnen liegen die Lymphknoten. Sie bestehen aus lymphatischem Gewebe, d. h. sie enthalten charakteristische Zellen (reticuläre Zellen).

Jeder Lymphknoten hat ein zuführendes und ein abführendes Lymphgefäß. Beim Durchfluß der Lymphe durch den Lymphknoten wird diese gereinigt, d. h. Fremd- und Schadstoffe werden zurückgehalten. Lymphknoten stellen damit einen sogenannten Filter für körperfremde, aber auch körpereigene Stoffe (Krebszellen) dar. Entscheidende Bedeutung dabei haben Reticulumzellen und Makrophagen. Sie sind zur Phagozytose befähigt. Lymphozyten können die Blutbahn verlassen. Sie treten im Lymphknoten aus dem Gewebe in die Strombahn ein oder aus der Strombahn ins Gewebe zurück.

Lymphknoten

Jeder Körperregion sind bestimmte Lymphknoten zugeordnet, d. h. sie haben ein spezielles Einzugsgebiet der Lymphe, sie sind einer ganz bestimmten

Körperregion zugehörig. Bei Entzündungen in ihrem Stromgebiet schwellen die Lymphknoten an.

Nachgeschaltete Sammellymphknoten erhalten die Lymphe aus den regionären Lymphknoten.

Bevor die Lymphe in die großen Lymphstämme (Ductus thoracicus, Ductus lymphaticus dexter) gelangt, durchfließt sie mehrere Lymphknoten. Vom Ductus thoracicus und Ductus lymphaticus dexter gelangt sie in die großen Venen und damit in den Blutkreislauf.

Erkrankungen des Blutes

Anämien

Unter einer Anämie versteht man eine Verminderung von Erythrozyten, Hämoglobin und/oder Hämatokrit pro Volumeneinheit Blut. Äußeres Zeichen für eine Anämie ist eine blasse Hautfarbe. Ursachen für eine akute Blutungsanämie sind größere Blutverluste nach Unfällen, Verletzungen, Magen-Darm-Blutungen und unstillbares Nasenbluten.

Blutverlust

Ein Blutverlust von 500 ml kann in der Regel noch toleriert werden; bei größeren Verlusten von 1 bis 1,5 Litern ist die Situation kritisch. Eine sehr schwerwiegende klinische Erscheinung der akuten Blutungsanämie ist der Schock. Für diese lebensbedrohliche Situation ist eine schnelle, diagnostische und therapeutische Entscheidung wichtig.

Der hämorrhagische Schock tritt vornehmlich nach Unfällen auf.

Diagnostisch weist das Blutbild erst vier bis sechs Stunden nach einem größeren Blutverlust einen Abfall von Hämoglobin, Erythrozyten und Hämatokrit auf.

Diese zeitliche Verzögerung kommt durch das Einströmen von interstitieller Flüssigkeit in die Blutbahn zustande. Therapeutisch muß sofort Blut oder Blutersatz gegeben werden.

Die häufigste Anämieform ist die Eisenmangelanämie. Sie kann entstehen durch chronische Blutverluste im Magen-Darm-Trakt. Bei der Frau sind Blutverluste während der Menstruation die häufigste Ursache; aber auch Resorptionsstörungen von Eisen (Malassimilationssyndrome) können zu einer Eisenmangelanämie führen.

Klinische Symptome dieser Mangelanämie sind: Konzentrationsschwäche, Mundwinkelrhagaden, sprödes Haar, trockene blasse Haut, Kopfschmerzen, Herzklopfen, Müdigkeit.

Das Blutbild zeigt eine mikrozytäre Anämie; Serumeisen und Serumferritin (Eisen-Eiweiß-Verbindung) sind erniedrigt.

Eisenmangel

Behandelt wird die Eisenmangelanämie zunächst durch Behebung der Ursachen (Blutungsursachen, Resorptionsstörungen) und Gabe von Eisenpräparaten.

Ist die Ursache ein Eisenmangel sollten Eisenpräparate so lange gegeben werden, bis sich der Ferritinspiegel normalisiert hat.

Einige Medikamente, z.B. Tetracyline und Antazida, sollten nicht mit Eisenpräparaten zusammen verabreicht werden, da diese wiederum die Eisenaufnahme stören.

Bei der Vitamin-B_{12}-Anämie oder perniziösen Anämie handelt es sich um eine hyperchrome, makrozytäre Mangelanämie.

Perniziöse Anämie

Patienten mit perniziöser Anämie fehlt der Intrinsic Faktor im Magen; ohne diesen kann das Vitamin B_{12} nicht aufgenommen werden. Der Intrinsic Faktor wird von den Belegzellen gebildet. Es handelt sich wahrscheinlich um ein Mukoprotein, das mit B_{12} eine Bindung eingeht. Ursache für die Erkrankung könnte ein Mangel an Intrinsic Faktor, eine Atrophie der Belegzellen, Antikörper gegen den Intrinsic Faktor oder ein angeborener Mangel an Intrinsic Faktor sein. Heute weiß man, daß die Perniziöse Anämie eine Autoimmunerkrankung ist, da komplementbindende Antikörper gegen Belegzellen nachgewiesen wurden.

Andere Ursachen für einen B_{12}-Mangel können sein: ungenügende Zufuhr mit der Nahrung, Resorptionsstörungen, Befall mit Fischbandwürmern. Sehr häufig sind ältere Menschen von der perniziösen Anämie betroffen.

Klinische Symptome sind: Zungenbrennen (Hunter'sche Glossitis), trockene blaßgelbe Hautfarbe, Parästhesien, Unsicherheit auf den Beinen (funikuläre Myelose = Spinalerkrankungen), Verlust des Vibrationsgefühls an den Extremitäten, Reflexausfälle, sowie psychische Störungen.

Die Untersuchung der Magenschleimhaut ergibt das pathologische Bild der chronischen atrophischen Gastritis.

Behandelt wird die perniziöse Anämie durch eine parenterale Vitamin B_{12} Substitution. Die Patienten müssen regelmäßig gastroskopiert werden.

Polyzythämie vera

Es wird zwischen einer primären Polyzythämie (Polyzythämie vera) und einer sekundären Polyzythämie (Polyglobulie) unterschieden.

Hierbei handelt es sich um eine ungeklärte Vermehrung der Erythrozytenzahl im Blut über 6 Mio.; der Hämoglobingehalt ist erhöht auf 18 % und der Hämatokrit steigt auf 55 %.

Neben der langsam fortschreitenden Erythrozytenanreicherung kommt es auch zu einer Vermehrung der Leukozyten und der Thrombozyten. Die Symptome sind Zyanose der Haut und der Schleimhäute, Milzvergrößerung, Druckgefühle in der Herzgegend mit Atemnot. Die Patienten zeigen oft auch neurologische Symptome.

Es besteht Thrombosegefahr; die Todesursache der Polyzythämie ist zu 20 % eine Embolie. Der vermehrte Zellzerfall führt zu einer Anhäufung von Harnsäure im Blut.

Therapeutisch finden hier Aderlässe ganz gute Anwendung. Lassen sich die Beschwerden dadurch nicht beheben, muß mit Zytostatika behandelt werden.

Sekundäre Polyzythämie (Polyglobulie)

Polyglobulie

Bei der Polyglobulie handelt es sich um eine vermehrte Bildung der Erythrozyten, die durch unterschiedliche Ursachen hervorgerufen werden kann.

Erythrozyten vermehren sich, wenn der Sauerstoffpartialdruck im Blut sinkt. Dieses tritt ein, wenn der Sauerstoffpartialdruck der Luft und damit des Blutes mit zunehmender Höhe (Gebirge) abnimmt. So kommt es bei Bewohnern in größeren Höhen zu einer Erythrozytenvermehrung.

Der Sauerstoffpartialdruck des Blutes sinkt auch, wenn die Sauerstoffaufnahme z.B. bei einer chronisch obstruktiven Bronchitis gestört ist. Gleichzeitig kann Herzinsuffizienz eine zusätzliche Ursache sein.

Bei arteriovenösen Verbindungen (Shunts) liegen auch niedrige Sauerstoffpartialdrucke vor, da hier venöses Blut dem arteriellen beigemischt wird. Nicht selten finden sich erhöhte Erythrozytenwerte bei Kettenrauchern.

Shunts

Auch Nierenerkrankungen, Zystenniere, chronische Pyelonephritis, aber auch Tumore können möglicherweise über eine vermehrte Erythropoetinproduktion eine Polyglobulie auslösen. (Erythropoetin, ein Hormon, das in der Niere gebildet wird, ist an der Bildung der Erythrozyten beteiligt).

Polyglobulien verändern die Fließeigenschaften des Blutes; es treten Phlebothrombosen und zerebrale Minderdurchblutungen auf.

Die Diagnose einer Polyglobulie ergibt sich aus den Werten von Erythrozyten, Hämoglobin und Hämatokrit. Therapeutisch muß die Ursache, die zu einer Polyglobulie führt beseitigt werden.

Leukämien

Leukämien sind maligne Erkrankungen mit abnormer Vermehrung der Leukozyten und ihrer Vorstufen im Knochenmark.

Akute Leukämien treten vornehmlich bei Kindern und Jugendlichen auf; chronische eher im Erwachsenenalter.

Ursachen für eine akute Leukämie sind unbekannt, möglicherweise stellen Viren und Strahlen eine Ursache dar.

Da im Alter das Vorkommen chronischer Leukämien überwiegt, sollen diese hier besprochen werden. Am häufigsten verbreitet im Alter sind die chronische myeloische Leukämie und die chronische lymphatische Leukämie.

Chronische myeloische Leukämie

Bei der chronischen myeloischen Leukämie kommt es zu einer malignen Proliferation der leukozytären Zellsysteme im Knochenmark.

Die Leukozyten werden massiv ins Blut geschwemmt; die höchste Leukozytenzahl kann bis zu 1 Million betragen.

Im frühen Stadium können auch die Eosinophilen und die Basophilen vermehrt sein. Die Ursache für die Erkrankung ist unbekannt. Die maligne Erkrankung breitet sich über das Knochenmark hinaus aus und führt zur Metastasierung vorwiegend in Leber und Milz.

Die enorme Bildung der Leukozyten verdrängt zunehmend die Erythrozyten und Thrombozytenpoese, so daß es zu einer chronischen Anämie mit Blutungsneigung kommt.

Frühsymptome der CML sind: Müdigkeit, Gewichtsverlust.

An der stark vergrößerten Milz können Milzinfarkte auftreten, die zu abdominellen Beschwerden führen.

Milzinfarkt

Später fallen die Thrombozytenwerte ab, im fortgeschrittenen Stadium besteht sogar eine Thrombozytopenie.

Zu Beginn der Erkrankung besteht Thrombosegefahr.

Leber, Milz, Niere und Lymphknoten können vergrößert sein.

Die Laborfunde zeigen eine starke Leukozytenvermehrung, wobei sämtliche Vorstufen der Leukozyten vorhanden sind.

Die Harnsäurewerte sind erhöht, bedingt durch den raschen Zellzerfall. Diagnostisch wichtig ist der Nachweis des Philadelphia Chromosoms in den Zellen des Knochenmarks, er kommt bei 90 % der Fälle von CML vor.

Die Diagnose wird gesichert durch die ausgeprägte Milz- und Lymphknotenvergrößerung und durch die klassischen Laborparameter.

Abgesichert wird der Befund durch eine Knochenmarksuntersuchung.

Knochenmark

Behandelt wird die CML mit Zytostatika wie Busulfan.

Die Erkrankung kann heute sehr gut durch eine Knochenmarktransplantation mit entsprechender zytostatischer und strahlentherapeutischer Vorbehandlung verlaufen. Allerdings sind heute Knochenmarkstransplantationen bei älteren Menschen noch eine Ausnahme.

Das Erkrankungsalter für die chronische lymphatische Leukämie liegt zwischen dem 65. und 70. Lebensjahr.

Ein meist kleinzelliger Lymphozytentyp infiltriert das Knochenmark und die Lymphatischen Organe.

Die Tumorbildung betrifft in erster Linie die reifen B-Lymphozyten. Die Ursache für die Erkrankung ist nicht bekannt. Man nimmt heute an, daß die Erkrankung im Knochenmark, in den Lymphknoten oder in den Lymphfollikeln des Darmes, aber auch in der Milz beginnt. Von hier aus erfolgt ein dauernder Übertritt von langlebigen Tumorzellen in das Blut und in die lymphatischen Organe.

Die Erkrankung verläuft schleichend, im Frühstadium zeigen sich wenig ausgeprägte Symptome. Allgemeinsymptome wie Schwäche, Atemnot, Gewichtsabnahme, Neigung zu Infekten zeigen sich erst im späteren Stadium.

CLL Leukämie

Laborbefunde zeigen eine deutliche Erhöhung der Gesamtleukozytenzahl, vorwiegend der Lymphozyten. Bei der Diagnose der CLL findet sich bis zu 15 % aller Fälle ein Zweittumor, entweder ein Karzinom, ein Sarkom, aber auch ein Morbus Hodgkin.

Leber, Milz und Lymphknoten sind bei der CLL vergrößert: der Lymphknoten kann bis auf Faustgröße angeschwollen sein.

Bei älteren Menschen kann die Erkrankung über viele Jahre stationär oder nur sehr langsam verlaufen; eine Therapie braucht hier nicht eingeleitet werden. Eine Ausnahme bilden natürlich akute Schübe, d.h. eine Blastozytose. Eine regelmäßige Kontrolle ist deshalb erforderlich. Es gibt bislang keine Beweise dafür, daß eine aggressive Therapie die Überlebenszeit verlängert.

Bei jungen Patienten muß therapiert werden, sobald die ersten Komplikationen auftreten. Die Behandlung erfolgt durch Gabe von Zytostatika.

Non-Hodgkin-Lymphome werden nach Malignitätsgraden eingeteilt.

Non-Hodgkin Lymphome

- Lymphome mit niedriger Malignität
- Lymphome mit hoher Malignität.

Diese Definition erfolgt aufgrund zytologischer und zytochemischer Kriterien und dient zur Beurteilung des Krankheitsverlaufs. Maligne Lymphone nehmen ihren Ausgang von Lymphknoten. Die Krankheitsursache ist nicht bekannt.

Es kommt zur isolierten Schwellung und Vergrößerung des Lymphknotens, der in der Regel nicht druckschmerzhaft ist.

Der Verlauf der Erkrankung wird in mehrere (4) Stadien eingeteilt, wobei je nach Stadium der nodale Befall von einem Lymphknoten auf mehrere übergreift.

Deshalb muß auch bei der operativen Entfernung eines Lymphknotens eine genaue Analyse der Ausbreitung der Erkrankung verfolgt werden.

Nach der Lymphknotenentnahme muß eine exakte histologische Klassifikation erfolgen.

Therapeutisch kann bei einem isolierten Lymphknotenbefall eine Strahlentherapie indiziert sein; diese kann durch eine anschließende Zytostatikatherapie ergänzt werden.

Extralymphatische Manifestationen müssen mit Zytostatika behandelt werden. Während der Behandlung sind systematische Kontrolluntersuchungen erforderlich.

Beim Plasmozytom handelt es sich um eine Erkrankung der Immunglobulin synthetisierenden Zellen. Im lymphoreticulären System werden vermehrt Paraproteine gebildet; hierbei handelt es sich um funktionsuntüchtige Immunglobuline.

Plasmozytom (Morbus Kahler)

Die Struktur der Immunglobuline ist verändert. Paraproteine werden von Plasmazellen des Knochenmarks, des Lymphknotens, der Leber und der Milz gebildet.

Am häufigsten finden sich Plasmozytome im Knochen, seltener im Respirationstrakt und im Magen-Darm-Trakt.

Durch das familiär gehäufte Auftreten von Plasmozytomen könnte eine genetische Disposition vermutet werden.

Das Erkrankungsalter liegt etwa bei 40 Jahren, Männer und Frauen erkranken gleich häufig.

Klinische Symptome eines Plasmozytoms sind rheumatische Knochenschmerzen, Müdigkeit, Leistungsschwäche, Gewichtsverlust.

Das Erstsymptom ist oft eine ungeklärte Infektanfälligkeit und Anämien.

Die Zerstörung des Knochengewebes bewirkt nicht selten Spontanfrakturen.

Knochendefekte Die Röntgenuntersuchung des Skeletts zeigt scharf begrenzte osteolytische Defekte vor allem im Bereich des Schädels, der Rippen und der Oberarm- und Oberschenkelknochen.

An den Wirbeln kann oft eine Osteoporose nachgewiesen werden.

Eine Punktion des Knochenmarks beweist den Knochenzerfall. Hier finden sich größere Mengen atypischer Plasmazellen.

Labordiagnostisch zeigt die Serumeiweißelektrophorese eine Vermehrung der Gammaglobuline. Die funktionstüchtigen Gammaglobuline sind allerdings vermindert. Ursache für die erhöhte Infektanfälligkeit ist eine Hypogammaglobulinämie.

Erythrozyten im Blutausstrich zeigen eine typische Geldrollenbildung, d.h. sie sind geldrollenartig an benachbarte Erythrozyten angelagert. Mit dem Urin wird ein bestimmtes Protein, das Bence-Jones Protein ausgeschieden. Die Paraproteinurie führt nicht selten zu eingeschränkter Nierenfunktion.

Ohne Therapie beträgt die Lebenserwartung bei einem Plysmozytom etwa 18 Monate.

Die Patienten werden über 4 Tage mit einer Stoßtherapie von Zytostatika behandelt. Die Therapie kann dann höchstens alle 6 Wochen wiederholt werden. Außerdem sollte sie zusätzliche symptomatische Maßnahmen beinhalten.

Wiederholungsfragen

1. Wo werden die Erythrozyten gebildet und was ist ihre Aufgabe?
2. Was ist ein Hämatokritwert?
3. Wodurch unterscheiden sich die beiden Begriffe „Serum" und „Plasma"?
4. Wo hat das Lymphsystem seinen Ursprung und woraus besteht die Lymphe?
5. Welche Besonderheiten können Lymphknoten aufweisen und wie kann diese Veränderung interpretiert werden?
6. Wann und wodurch kann ein hämorrhagischer Schock entstehen?
7. Nennen Sie Ursachen für einen im Alter häufig vorkommenden Vitamin-B_{12}-Mangel.
8. Welche wichtigen Aufgaben erfüllen die Thrombozyten?
9. Warum nimmt bei Bewohnern in größeren Höhen die Erythrozytenzahl zu?

Bauchorgane

Anatomie und Physiologie

Hauptaufgabe der Bauchorgane ist die Verdauung der Nahrung.

Zu den Bauchorganen gehören: die Speiseröhre (trotz ihrer Lage zählt sie zu den Bauchorganen und soll auch hier besprochen werden), der Magen, Leber und Galle, die Bauchspeicheldrüse sowie die einzelnen Darmabschnitte des Dünndarms und des Dickdarms.

Da die Verdauung bereits im Mund beginnt, wird in diesem Kapitel des besseren Verständnisses

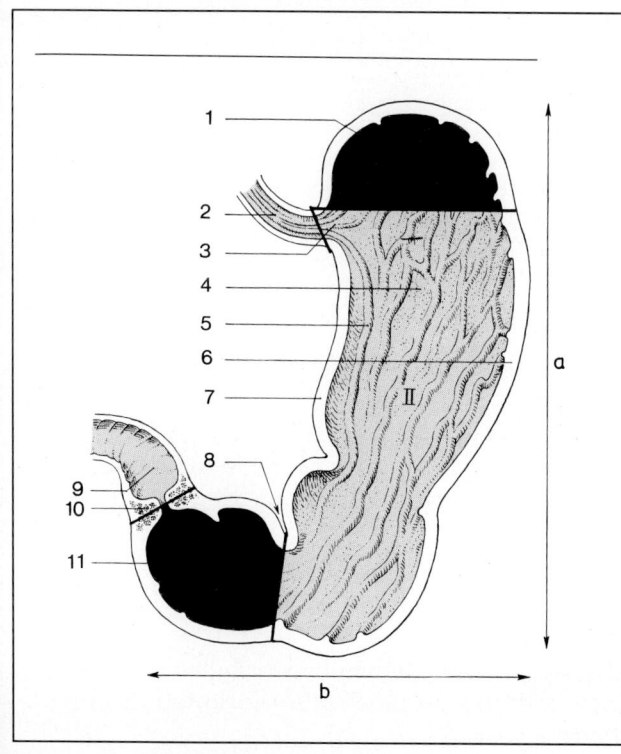

Abb 11: *Innere Oberfläche des aufgeschnittenen Magens.* a Verdauender Magenabschnitt, b austreibender Magenabschnitt, I Magengrund, II Magenkörper, III Magenausgangsteil, 1 Magengrund, 2 Längsfalten der Speiseröhre, 3 Magenmund, 4 Felderung der Magenschleimhaut, 5 Längsfalten der Magenschleimhaut, 6 große Krümmung, 7 kleine Krümmung des Magens, 8 Einschnitt zwischen verdauendem und austreibendem Magenabschnitt, 9 Anfang des Zwölffingerdarmes, 10 Ringmuskulatur des Pförtners, 11 Vorraum des Magenpförtners (aus: Faller, Der Körper des Menschen, Thieme-Verlag, Stuttgart).

Speiseröhre

wegen auch kurz auf die Verdauungsvorgänge in der Mundhöhle eingegangen.

Die Speiseröhre (Ösophagus) hat im Gegensatz zu Mund und Rachen ausschließliche Bedeutung im Rahmen der Ernährungsfunktion; sie ist somit Anfangsabschnitt des Magen-Darm-Kanals.

Als langer Schlauch von 25 cm Länge verbindet sie den Rachen mit dem Mageneingang. Sie zieht hinter der Luftröhre und unmittelbar vor der Wirbelsäule durch den Brustraum, durchtritt das Zwerchfell und mündet danach in den Magen.

Die Wand der Speiseröhre besteht aus drei Schichten:

Innenschicht – die durch Schleimhaut gebildet wird;

Mittelschicht – wird gebildet von der Ring- und Längsmuskulatur;

Außenschicht – bestehend aus Bindegewebe.

Die Fortbewegung des Bissens erfolgt durch ein wellenartiges Zusammenziehen der Speiseröhre; dadurch wird der Bissen vorwärts Richtung Magen geschoben.

Diese peristaltischen Bewegungen werden von der Muskulatur ausgeübt.

Auch Flüssigkeiten gelangen auf diese Weise durch die Speiseröhre.

Erbrechen

Das Erbrechen ist in erster Linie ein Schutzreflex. Stoffe, die dem Organismus schaden könnten, werden auf diese Weise aus dem Magen und Dünndarm entfernt.

Auslösende Reize sind Überdehnung des Magens; Alkohol; aber auch widerliche Gerüche und Anblicke aktivieren das „Brechzentrum" im Gehirn.

Übelkeit, Blässe, Schweißausbrüche und erhöhter Speichelfluß sind häufig die Vorboten des Erbrechens.

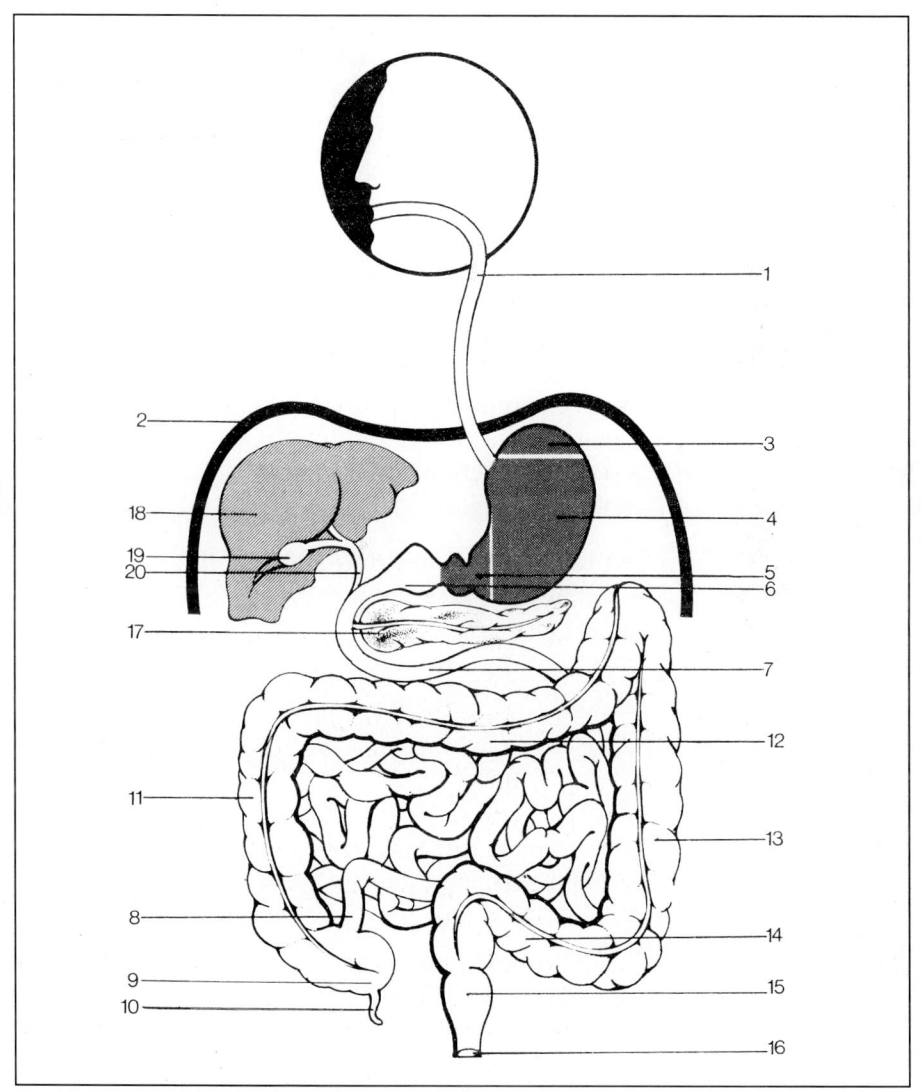

Abb 12: *Schema des Verdauungsapparates.* 1 Speiseröhre, 2 Zwerchfell, 3 Magengrund, 4 Magenkörper, 5 Magenausgangsteil mit Pförtner, 6 Anfangsteil des Zwölffingerdarms, 7 Zwölffingerdarm, 8 Krummdarm an der Einmündung in den Dickdarm, 9 Blinddarm, 10 Wurmfortsatz (Appendix), 11 aufsteigender Dickdarm, 12 querverlaufender Dickdarm, 13 absteigender Dickdarm, 14 S-Darm, 15 Mastdarm, 16 After, 17 Bauchspeicheldrüse, 18 Leber, 19 Gallenblase, 20 gemeinsamer Gallengang (aus: Krankenpflegehilfe, Thieme-Verlag, Stuttgart).

Beim Erbrechen kontrahieren sich die Bauchmuskeln, das Zwerchfell wird in der Inspirationsstellung fixiert. Durch den hohen Druck auf den Magen wird dessen Inhalt in den Ösophagus gepreßt. Länger andauerndes Erbrechen führt zu sehr hohen Flüssigkeits- und Elektrolytverlusten.

Gastrointestinaltrakt

Magen

Der Magen (Ventriculus lat., Gaster griech.) ist im weitesten Sinne eine Aussackung des „Verdauungsschlauches". Dieser dünnwandige Sack hat ein Fassungsvermögen von 1 bis 2 Litern. Die Form des Magens ist abhängig von seinem Füllungszustand, von der Körperlage, aber auch vom Alter und Geschlecht des Menschen.

Am Mageneingang, dem Magenmund (Cardia), mündet die Speiseröhre in den Magen.

Der Magenkörper (Corpus) bildet den eigentlichen an der Verdauung beteiligten Magenabschnitt. Am Magenausgang, dem Magenpförtner (Pylorus), geht der Magen in den Zwölffingerdarm über. Mageneingang und Magenausgang sind mit einem Schließmuskel versehen.

Die Schräge des Magensackes bewirkt, daß sich in dem oberen Teil die mit dem Essen verschluckte Luft ansammelt: diese Gase bilden die Magenblase.

Der Bau der Magenwand ist grundsätzlich der gleiche wie bei der Speiseröhre; auch hier findet man das Dreischichten-System.

Magenwand

Die Schleimhaut des Magens besitzt darüber hinaus aber noch zahlreiche Drüsen, die unter anderem die Magensäure absondern.

Bei einem leeren Magen liegt die Schleimhaut in Falten, die dann im Füllungszustand verstreichen.

Die Magenmotorik wird von einem autonomen Nervengeflecht gesteuert, das die peristaltischen Bewegungen der Muskelwand ermöglicht.

Der Magen nimmt die Mahlzeiten in wenigen Minuten auf, gibt diese nach Stunden für die weitere Verdauung vorbereitet an den Dünndarm weiter. Die Entleerung des Magens erfolgt schubweise und ist abhängig von der Verweildauer der Speisen im Magen. Kohlenhydratreiche Nahrung wird schneller an den Darm weitergegeben als eiweißreiche. Die längste Verweildauer haben fettreiche Speisen.

Des besseren Verständnisses wegen soll zu Beginn kurz auf die Verdauungsvorgänge in der Mundhöhle, als Voraussetzung für die weitere Verdauung, eingegangen werden.

Verdauungsvorgänge

Die Nährstoffe, Kohlenhydrate, Eiweiß, Fett, Vitamine und Mineralstoffe müssen, bevor sie vom Körper resorbiert werden, aus den Nahrungsmitteln freigesetzt und löslich gemacht werden.

Der Prozeß der Verdauung umfaßt alle chemischen und mechanischen Vorgänge, um die Nährstoffe zur Aufnahme bereitzustellen.

Die Verdauung beinhaltet die Aufspaltung der Stoffe; unter Resorption versteht man die Aufnahme der Nährstoffe durch die Darmwand in das Blut. Hauptresorptionsort ist der Dünndarm.

Resorption

Der Verdauungsprozeß beginnt bereits in der Mundhöhle. Durch die Zähne wird die Nahrung zerkleinert und mit dem Speichel vermischt. Der Speichel, durch Reize von den Speicheldrüsen abgesondert, durchfeuchtet den Bissen und macht ihn gleitfähiger.

Der einzige Nährstoff, der bereits im Mund aufgespalten werden kann, sind die Kohlenhydrate. Durch das im Speichel vorkommende Enzym Amylase (auch als Ptyalin bekannt) erfahren die

Kohlenhydrate bereits in der Mundhöhle eine Aufspaltung. In geringen Mengen entsteht aus dem Polysaccharid Stärke, die Maltose (Malzzucker), ein Disaccharid.

Schluckvorgang

Während des Schluckaktes gelangen die Speisen durch die Speiseröhre in den Magen. Dieser nimmt die Nahrung auf, bereitet sie für die weitere Verdauung vor und gibt sie nach Stunden an den Dünndarm weiter.

Der von den Drüsen der Magenschleimhaut produzierte Magensaft enthält 0,5%ige Salzsäure, die den Speisebrei nach und nach durchsäuert. Diese Magensäure hat wichtige Aufgaben zu erfüllen:

Abtötung von Bakterien,
Quellung und Denaturierung von Eiweißstoffen,
Aktivierung von Enzymen.

Fette und Eiweiße werden im Magen für die weitere Verdauung aufgespalten.

Durch das Fehlen eines kohlehydratspaltenden Enzyms im Magen findet hier keine weitere Aufspaltung dieses Nährstoffes statt.

Der von den Magendrüsen produzierte Schleim kleidet den Magen aus und schützt ihn vor Angriffen der Salzsäure.

Ein sehr wichtiger Stoff, ebenfalls im Magen produziert, sollte hier noch erwähnt werden: Es ist der Intrinsic-Faktor, der die Aufnahme des Vitamin B_{12} ermöglicht. Ohne diesen Faktor ist die Resorption von B_{12} nicht möglich.

Leber

Die Leber (lat. Hepar) ist mit 1,5 kg die größte Verdauungsdrüse des Darmes und erfüllt wichtige Aufgaben im Stoffwechsel.

Sie liegt im rechten Oberbauch unter dem rechten Rippenbogen und füllt die rechte Zwerchfellkuppel aus. Sie ist in zwei Hauptlappen, einen größeren rechten und einen kleineren linken, unterteilt.

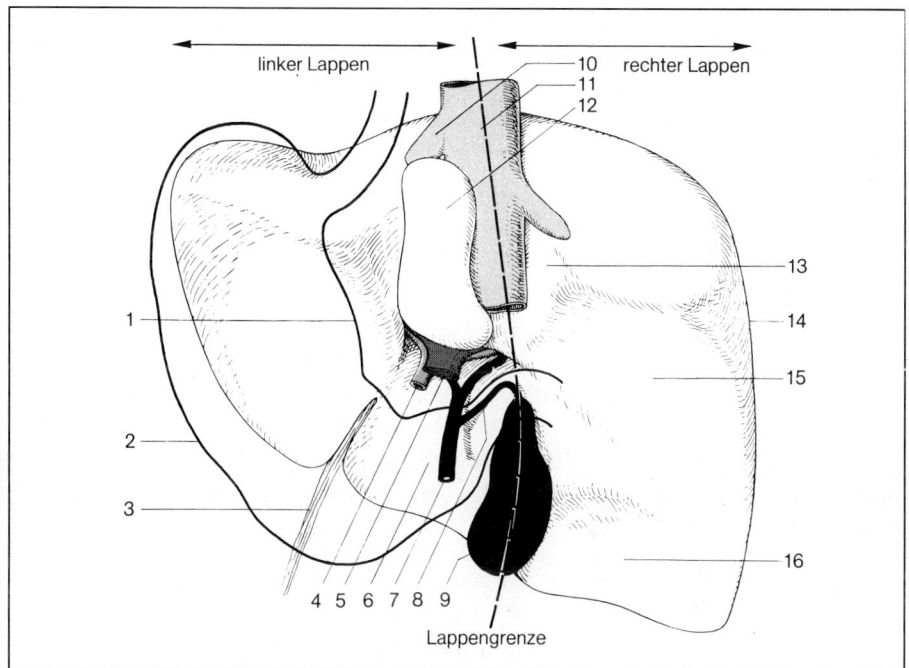

Abb 13: *Die den Eingeweiden zugekehrte Fläche der Leber.* 1 Die dem Magen aufliegende Leberfläche, 2 große Krümmung des Magens, 3 rundes Leberband, 4 Leberarterie, 5 Pfortader, 6 viereckiger Leberlappen, 7 galleführender Gang, 8 Gallenblasengang, 9 Gallenblase, 10 Lebervene, 11 untere Hohlvene, 12 geschwänzter Leberlappen, 13 die der Nebenniere anliegende Fläche der Leber, 14 rechter Leberlappen, 15 der der Nierenkapsel anliegende Teil der Leber, 16 die der rechten Dickdarmkrümmung anliegende Leberfläche (aus: Faller, Der Körper des Menschen, Thieme-Verlag, Stuttgart).

An der Unterseite der Leber findet man die soge- **Glissonsche** nannte Leberpforte. Hier treten zwei zuführende **Trias** Blutgefäße in das Organ, die Leberarterie, die die Leber mit sauerstoffhaltigem Blut versorgt, und die Pfortader, die das venöse Blut mit den durch die Resorption aufgenommenen Nährstoffen zur Leber führt. Der dritte hier verlaufende Gang ist der abführende Gallengang. Diese drei Gebilde werden auch als Glissonsche Trias bezeichnet.

Mikroskopisch ist die Leber in zahlreiche Läppchen unterteilt. Diese Leberläppchen sind die kleinste Baueinheit der Leber. An der Stelle, wo drei Läppchen zusammenstoßen, verlaufen die obengenannten drei Gefäßabschnitte. Das einzelne Leberläppchen enthält Blutgefäße und Gallenkapillaren.

Eine Besonderheit der Leber sind phagozytierende Zellen (Kupffersche Sternzellen), die eine Rolle im Immunsystem spielen. (s. Kapitel Immunologie).

**Physiologie
der Leber**

Die Leber erfüllt wichtige Aufgaben im Stoffwechsel der Kohlenhydrate, Lipide und Proteine. Wichtige Stoffwechselfunktionen der Leber sind:
Bildung von Harnstoff,
Speicherung von Kohlenhydraten,
Eiweißabbau,
Entgiftung: Hormone und Medikamente werden in der Leber unschädlich gemacht,
Zerstörung von Blutkörperchen: Bildung von Gallenfarbstoff,
Speicherfunktion der Leber: Eisen und Vitamin K, Beteiligung an der Blutgerinnung durch die Bildung von Fibrinogen,
Abwehrfunktion.

In ihrer Eigenschaft als Drüse produziert die Leber das Sekret Galle.

Gallenblase

Die Gallenblase (lat. Vesica fellea), an der Unterfläche der Leber gelegen, stellt ein Reservoir für die Galle dar. Ihr Ausführungsgang mündet in den Ductus choledochus und damit in den Zwölffingerdarm.

In der Gallenblase wird die von der Leber produzierte Gallenflüssigkeit eingedickt und gespeichert. Innerhalb von 24 Stunden wird etwa 1 Liter Galle produziert.

Aus der anfänglich dünnflüssigen, gelben Lebergalle entsteht nach Eindickung die dunkelgrüne Blasengalle. Erst nach den Mahlzeiten, besonders aber nach fetten Speisen, entleert sich die Gallenblase in den Dünndarm.

Die Bildung der Galle ist wiederum abhängig von der Zusammensetzung der Nahrung.

Neben den Gallensäuren, die für die Resorption der Fette sehr wichtig sind, enthält die Gallenflüssigkeit Wasser, Cholesterin, Lezithin und den Gallenfarbstoff Bilirubin.

Das Pankreas, ein langgestrecktes Organ, liegt quer im Oberbauch. Es gehört wie die Leber zu den großen Darmdrüsen, kann aber auf Grund seiner Größe nicht selbst in die Darmwand eingebaut sein, sondern steht durch einen Ausführungsgang mit diesem in Verbindung.

Bauchspeicheldrüse (Pankreas)

Funktionell erfüllt die Bauchspeicheldrüse zwei wichtige Aufgaben:

1. eine exokrine Funktion als Verdauungsdrüse
2. eine endokrine Funktion als Hormondrüse.

Anatomisch teilt sich das Pankreas in drei Abschnitte: den Pankreaskopf, der an den Dünndarm angrenzt, den Pankreaskörper, der quer über der Wirbelsäule liegt, und den Pankreasschwanz, der sich bis zur Milz erstreckt.

Der Ausführungsgang Ductus pancreaticus zieht über die gesamte Länge der Bauchspeicheldrüse. Er mündet gemeinsam mit dem Ductus choledochus in den Dünndarm.

Der exokrine Teil des Pankreas produziert große Mengen von Enzymeiweiß, wie Trypsinogen, Lipase, Amylase u.a. Diese gelangen durch den Pankreasgang in den Dünndarm und werden hier für die weitere Verdauung benötigt.

Enzymeiweiß

Das endokrine Drüsengewebe des Pankreas liegt in Form von Millionen Gewebsinseln (Langerhans'sche Inseln) vor.

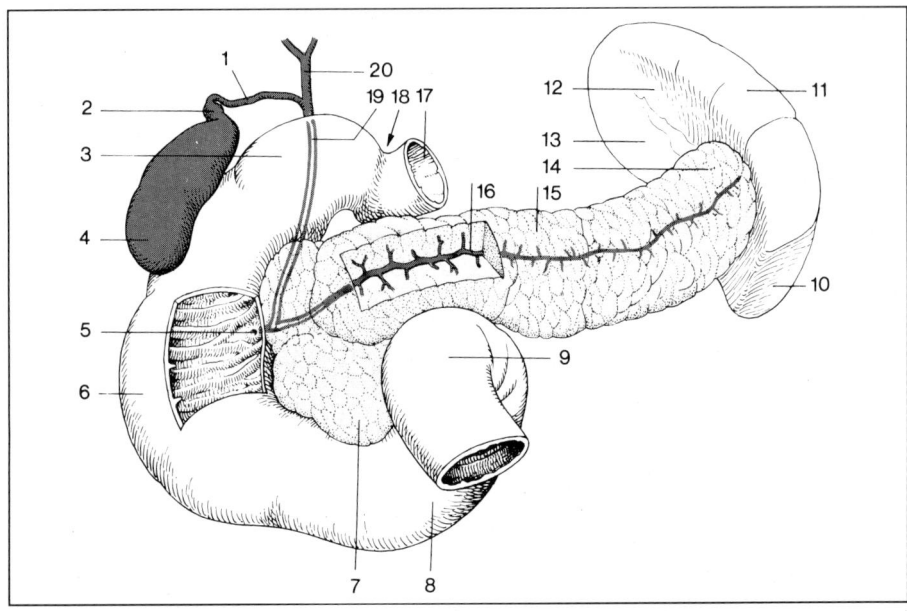

Abb. 14: *Zwölffingerdarm, Bauchspeicheldrüse, Gallenwege und Milz.* 1 Gallenblasengang, 2 Gallenblasenhals, 3 Bulbus des Zwölffingerdarmes, 4 Grund der Gallenblase, 5 große Papille des Zwölffingerdarmes, 6 absteigender Teil des Zwölffingerdarmes, 7 Kopf der Bauchspeicheldrüse, 8 aufsteigender Teil des Zwölffingerdarmes, 9 Übergang zum freien Dünndarm, 10 Dickdarmfläche der Milz, 11 oberer Milzrand, 12 Magenfläche der Milz, 13 Nierenfläche der Milz, 14 Schwanzteil der Bauchspeicheldrüse, 15 Körperteil der Bauchspeicheldrüse, 16 freigelegter Gang der Bauchspeicheldrüse, 17 Vorraum des Magenpförtners, 18 Einschnürung des Pförtnerschließmuskels, 19 galleführender Gang, 20 Leberteil der Gallenwege (aus: Faller, Der Körper des Menschen, Thieme-Verlag, Stuttgart).

Dieser Teil, auch als Inselorgan bezeichnet, produziert die Hormone Insulin und Glukagon, die an das Blut abgegeben werden.

Zellfärbung

Durch spezielle Zellfärbung unterscheidet man bei den Langerhansschen Inseln zwei Zelltypen: die A-Zellen: sie produzieren das Glukagon, und die B-Zellen: als Bildner des Insulins. Insulin spielt eine wichtige Rolle im Kohlenhydratstoffwechsel, indem es den Blutglucosespiegel senkt. Glukagon ist der Gegenspieler des Insulins, es kann Energiereserven (Kohlenhydrate) mobilisieren und somit den Glukosespiegel im Blut erhöhen.

Der Dünndarm (Intestinum tenue) ist wohl der **Dünndarm**
wichtigste Abschnitt des Verdauungstraktes. Er
teilt sich auf in folgende Abschnitte:

Zwölffingerdarm (Duodenum)
Leerdarm (Jejunum)
Krummdarm (Ileum).

Der gesamte Dünndarm hat eine Länge von 4 bis
6 Metern. Der kürzeste Abschnitt, das Duodenum,
hat die Gestalt eines U, ist mit der Rückwand der
Bauchhöhle verwachsen und umrandet die Bauchspeicheldrüse. Er ist der wohl wichtigste Teil des
Dünndarmes, der sich direkt an den Magen an-
schließt. In den Zwölffingerdarm münden zwei
Gänge, die für die weitere Verdauung der Nährstoffe sehr wichtig sind:

der galleführende Gang (Ductus Choledochus),

der Ausführungsgang der Bauchspeicheldrüse
(Ductus pancreaticus).

Letzterer leitet die in der Bauchspeicheldrüse produzierten Enzyme in den Dünndarm.

Beide Gänge münden mit einem gemeinsamen
Endstück auf der großen Papille des Zwölffinger- **Zwölffingerdarm**
darmes. Weniger bedeutende Teile des Dünndar-
mes sind die an das Duodenum sich anschließende
Abschnitte, das Jejunum und das Ileum.

Der anatomische Bau des Darmrohres läßt wiederum drei Schichten erkennen. Außen ist der
Darm von Bauchfell überzogen. Nach innen folgt
dann eine Schicht glatter Muskulatur, die aus einer äußeren Längsmuskulatur und einer inneren
Ringmuskulatur besteht. Diese Muskulatur ist verantwortlich für die peristaltischen Bewegungen
des Darmes. Die Schleimhaut mit zahlreichen Drüsen (Brunnersche Drüsen) bildet die innere Schicht
des Dünndarmes.

Die Dünndarmschleimhaut ist mit einer Menge
fingerartiger Darmzotten besetzt.

Darminhalt

Der Darminhalt (Chymus) muß ständig bewegt und durchmischt werden. Da hier die Resorption der Nährstoffe erfolgt, muß der Chymus gleichmäßig an der Dünndarmschleimhaut vorbeigeführt werden. Die Falten und Zotten des Dünndarmlumens schaffen eine große resorbierbare Oberfläche, die auch den Kontakt zwischen Chymus und Darmschleimhaut gewährleisten. Die geschätzte Darmoberfläche macht 120 m^2 aus.

Wie bereits erwähnt, münden in das Duodenum der Gallen- und der Pankreasgang.

Durch den Pankreasgang gelangt alkalischer Bauchspeichel in das Duodenum.

Täglich produziert die Bauchspeicheldrüse etwa 2 Liter Pankreassaft. Er enthält Enzyme zur Spaltung von Kohlenhydraten, Lipiden und Proteinen.

Die Sekretion des Pankreassaftes wird von zwei Hormonen, Sekretin und Pankreozymin (Cholezystokinin) gesteuert.

Verdauung

Zur Verdauung von Lipiden sind Gallensäuren, in der Gallenflüssigkeit enthalten, notwendig. Die Galle, die kontinuierlich in der Leber produziert wird, gelangt nicht direkt in das Duodenum. Der Gallengang ist an der Mündung in das Duodenum durch einen Schließmuskel verschlossen. Die produzierte Galle, die nicht direkt benötigt wird, gelangt in die Gallenblase, wird hier eingedickt und gespeichert. Wird die Gallenflüssigkeit zur Verdauung benötigt, kontrahiert sich die Gallenblase, ihr Inhalt gelangt über den Gallengang in das Duodenum und mischt sich hier mit dem Chymus.

Die Gallenblasenkontraktion wird durch das Hormon Pankreozymin-Cholezystokinin gesteuert.

Nachdem ein Endabbau der Nährstoffe stattgefunden hat, werden diese in ihre kleinsten Einheiten zerlegt und von der Dünndarmschleimhaut in das Blut resorbiert.

Eiweiße werden in Form von Aminosäuren, Kohlenhydrate in Form von Monosacchariden und Lipide in Form von Fettsäuren resorbiert.

Der Dickdarm (Intestinum crassum) mit seiner Gesamtlänge von 1,20 bis 1,40 Metern teilt sich anatomisch in drei Abschnitte:

Dickdarm

Blinddarm (Caecum),
Grimmdarm (Colon),
Mastdarm (Rectum).

An der Stelle, wo der Dünndarm in den Dickdarm mündet, entsteht hinter der Einmündungsstelle ein blindes Ende: der Blinddarm. Nach hinten gelegen geht aus dem Blinddarm der Wurmfortsatz (Appendix) ab. Die Lage des Wurmfortsatzes ist in beträchtlichem Umfang variabel. Zur Palpation dieser Gegend bei Verdacht auf Vorliegen einer Appendizitis (Blinddarmentzündung) sind besondere Tastpunkte für den Arzt von Bedeutung.

Blinddarm

Da es sich bei dem Appendix um ein lymphatisches Organ handelt, kann sich dieser verhältnismäßig leicht bakteriell infizieren.

Die Einmündungsstelle, an der der Dünndarm in den Dickdarm übergeht, ist mit einer Klappe versehen, um einen Rückfluß aus dem Dickdarm zu verhindern.

Das Colon teilt sich je nach anatomischer Lage in drei Abschnitte auf. Das Colon ascendens (aufsteigender Dickdarm) steigt bis zur Leber hinauf und geht hier in das Colon transversum (Querkolon) über. Linksseits bildet dieser Colonteil eine Krümmung. Dadurch erfährt der Colon hier einen spitzwinkeligen Knick, der zu einem teilweisen funktionellen Verschluß des Darmlumens führen kann. Bei Darmeinläufen muß diese Krümmung durch einen größeren Druck überwunden werden.

Grimmdarm (Colon)

Als Colon descendens (absteigender Dickdarm) steigt der Dickdarm in der linken Körperhälfte wieder abwärts.

Sigmaschleife

Als Sigmaschleife (Colon sigmoideum) verläuft er dann S-förmig in das kleine Becken und geht dort in den Mastdarm über.

Im Gegensatz zum Dünndarm stellt der Dickdarm ein glattwandiges Rohr dar. Die Längsmuskulatur zieht in drei Längsbändern (Taeniae) am Dickdarm entlang. Die Ringfaserschicht stellt, verglichen mit dem Dünndarm, ein langes Rohr dar.

Durch die Kontraktion der Muskulatur bilden sich Falten. Zwischen diesen bilden sich nach außen buckelartige Ausbuchtungen, die sogenannten Haustren.

Der Dickdarmschleimhaut fehlen die Zotten, sie ist aber reich an Schleimdrüsen, die gegen den Mastdarm hin zunehmen.

Die Bewegungen des Dickdarmes entstehen durch abwechselndes Zusammenziehen und Erschlaffen des Querdarmes. Diese wellenartigen Bewegungen setzen sich nach beiden Seiten fort und durchmischen den Darminhalt. Peristaltische Rollbewegungen schieben den Darminhalt gegen den Mastdarm.

Mastdarm (Rectum)

Der absteigende Dickdarm verbindet sich S-förmig mit dem Mastdarm. Seine Länge beträgt etwa 15–20 cm. Der obere Bereich des Mastdarmes ist ein besonders erweiterungsfähiger Darmabschnitt. Hier sammelt sich in der sogenannten Ampulle der Darminhalt vor der Defäkation (Stuhlentleerung). Die Ampulle geht danach in den Analkanal über. Von sehr großer Bedeutung ist der Verschlußmechanismus im Bereich des Darmausganges (Anus). Normalerweise ist der Darmausgang verschlossen. Füllt sich das obere Rectum, die Ampulle, mit Darminhalt, werden Darmrezeptoren angeregt, die den Stuhldrang auslösen.

Die Kotentleerung erfolgt reflektorisch über den inneren ringförmigen Schließmuskel an der Afteröffnung (Anus). Der äußere Schließmuskel ist ein

willkürlich beeinflußbarer Ringmuskel. Die Stuhlentleerung verläuft selbständig unter dem Einfluß
des parasympathischen Nervensystems.

Die Aufgabe des Dickdarmes besteht darin, den
dünnflüssigen Darminhalt durch Wasserentzug
einzudicken. Neben Wasser können noch Elektrolyte resorbiert werden. Diese eingeschränkte Resorption ist auf das Fehlen der Darmzotten zurückzuführen.

Auch das durch Einläufe künstlich eingeführte
Wasser wird hier resorbiert.

Medikamente, die anal verabreicht werden, wie
Zäpfchen, diffundieren durch die Darmwand ins
Blut.

Der Dickdarm ist physologischerweise mit Bakterien besiedelt, der sogenannten Darmflora. Diese **Darmflora**
Bakterien können Stoffe wie beispielsweise Vitamine synthetisieren; ihre Hauptaufgabe liegt allerdings in einer enzymatischen Spaltung (Abbau)
von Zellulose und Bilirubin (Gallenfarbstoff). Aus
dem Bilirubin entsteht das Sterkobilin, das für die
charakteristische Farbe des Stuhles verantwortlich ist. Ändert sich die Stuhlfarbe, dann können
Rückschlüsse auf vermutliche Gallenerkrankun-
gen gezogen werden.

Die Stuhlmenge und die Häufigkeit der Stuhlentleerung sind abhängig von der zugeführten Nah-
runç. Zu häufige Entleerung eines dünnflüssigen
Stuhles wie bei der Diarrhoe ist ebenso krankhaft,
wie zu seltene Defäkation (Verstopfung).

Die Defäkationsfrequenz, die Häufigkeit der **Defäkation**
Stuhlentleerung, liegt zwischen dreimal täglich
und dreimal wöchentlich. Der Stuhl (Fäzes, Faeces)
ist normalerweise dickbreiig bis fest. Er enthält
organische und anorganische Bestandteile, unver-
daute Nahrungsbestandteile sowie Bakterien und
Gewebefasern.

103

Die tägliche Menge liegt bei 60 bis 250 g.

Krankhaft bedingt, zum Teil pathologisch verändert ist der Stuhl als sogenannter Teer-, Gärungs- und Reiswasserstuhl.

Erkrankungen der Bauchorgane

Insuffizienzen der Bauchorgane

Ösophagus-divertikel

Divertikel sind sackförmige Wandausstülpungen eines Hohlorganes. Entweder betreffen die Ausstülpungen nur die Schleimhaut oder aber alle Wandschichten des Organes. Lokalisiert sind diese hauptsächlich im Ösophagus, Duodenum und Colon, seltener im Magen. Die Divertikulose ist eine Anhäufung solcher Divertikel. Im Bereich der Speiseröhre können die Aussackungen zu Schluckbeschwerden führen. Große Bissen werden von den Divertikeln aufgenommen. Bei dieser Ausfüllung mit Speisen verengt sich die Ösophaguspassage, der Patient erbricht. Die im Divertikel verbleibenden Speisen reizen die Schleimhaut, und begünstigen die Entstehung der Divertikulitis (siehe Infekte).

Zwei der umschriebenen Ösophaguserweiterungen sind bekannt. Anatomisch am häufigsten vertreten ist das Traktionsdivertikel. Es entsteht durch Zug von außen, wenn z.B. diese Wandausstülpungen mit einem verkalkten Lymphknoten verwachsen sind. Seltener, dafür aber klinisch bedeutsamer ist das Pulsionsdivertikel (Zenkersches

Zenkersches Divertikel

Divertikel). Es findet sich am häufigsten an der Hinterwand des obersten Ösophagusabschnittes. Vermutlich durch Druck entstanden, liegt es an beliebiger Stelle bei ausgeprägter Wandschwäche. Es kann bis zu apfelgroß werden; besonders davon betroffen sind Männer ab dem 70. Lebensjahr.

Häufigste Symptome eines Ösophagusdivertikels sind: Schluckbeschwerden, Mundgeruch und Sodbrennen. Der Patient reagiert meistens mit einem Hustenreiz bei Nahrungsaufnahme. Bei sehr ausgeprägter Verengung des Ösophaguslumens muß dieses Divertikel operativ entfernt werden.

Im Duodenum finden sich Schleimhautausstülpungen relativ selten. Am häufigsten sind Divertikel im Dickdarm, vor allem im Colon descendens und Colon sigmoid. Der durch längeranhaltende Obstipation gesteigerte Innendruck spielt bei der Entstehung dieser Schleimhautausstülpungen eine Rolle. Da Colondivertikel häufig mit zunehmendem Alter auftreten, muß ein Nachlassen der Wandstärke im Alter als Ursache angenommen werden. Harte Kotmassen, die sich in den Divertikeln ansammeln, führen zu perlschnurartigen Verdickungen am Colon. Durch Druck und Zersetzung der mit Kot gefüllten Divertikel können Entzündungen auftreten.

Darmdivertikel

Hernien (Brüche) sind Verlagerungen von Baucheingeweiden in eine mit der Bauchhöhle zusammenhängende vom Bauchfell ausgekleidete Aussackung. Sie können nur eine vorübergehende Verlagerung von Organen oder Organteilen aus einer normalen Körperhöhle durch eine angeborene oder erworbene Lücke (Bruchpforte) sein.

Hernien im Verdauungstrakt

Eine Hernie besteht aus einem vom Bauchfell gebildeten Bruchsack und dessen Inhalt. Ihre Eingangsöffnung wird dabei als Bruchpforte bezeichnet. Tritt die Ausstülpung an der Körperoberfläche unter der Haut hervor, bezeichnet man sie als äußere Hernie. Bleibt sie innerhalb der Brust- oder Bauchhöhle gelegen, als innere Hernie. Angeborene Hernien sind schon bei der Geburt angelegt; erworbene treten erst während des Lebens auf.

Der Bruchinhalt wird gewöhnlich von Dünndarmschlingen, seltener von Teilen des Dickdarmes

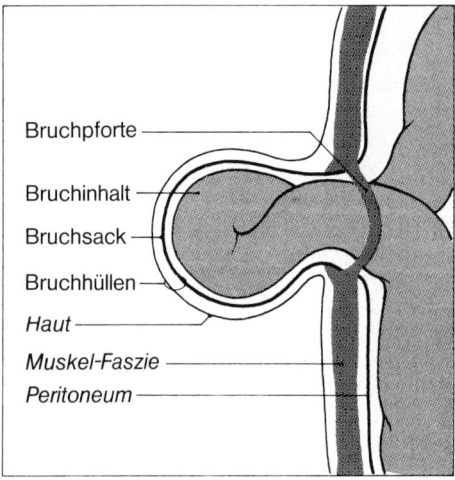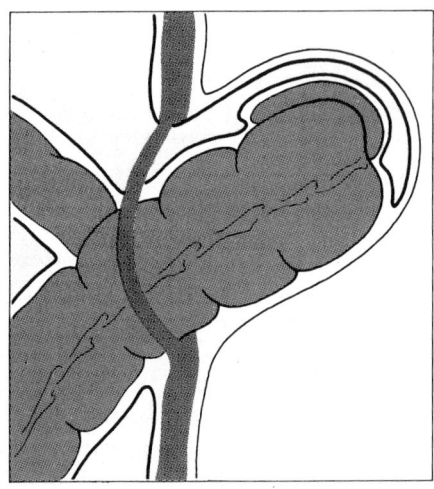

Bruchpforte
Bruchinhalt
Bruchsack
Bruchhüllen
Haut
Muskel-Faszie
Peritoneum

Abb. 15: *Hernie.* Grundschema und Terminologie der einzelnen Strukturen.
Rechts: Prinzip der Gleithernie: Der Bruchinhalt ist nur partiell vom Peritoneum überzogen, bildet also selbst einen Teil des Bruchsacks (aus: M. Reifferscheid S. Weller, Chirurgie, Thieme Verlag, Stuttgart).

gebildet. Mitunter kann der gesamte Dünndarm in einen großen Bruchsack verlagert sein. Hernien entstehen durch einen gesteigerten Innenbauchdruck, Bauchpresse, der die Baucheingeweide in einen Bruchsack hineindrückt.

Aber auch weniger widerstandsfähige Stellen der Bauchwand können durch den Druck ausgestülpt werden. Sehr häufig laufen an dem Bauchfellüberzug des Bruchsackes und dessen Inhalt chronische Entzündungen ab, die zu Verwachsungen der Darmschlingen untereinander, aber auch zu Verwachsungen mit dem Bruchsack führen können. Die schwerwiegenste Folge einer Hernie ist die Einklemmung. In den Bruchsack gepreßte Darmschlingen können infolge eines Zusammenziehens der Bruchsackpforte nicht mehr zurücktreten. Auch können stark mit Kot und Gas gefüllte Darmschlingen in dem Bruchsack abknicken und durch die überfüllten zuführenden Schlingen zusammengedrückt werden (Koteinklemmung). Die

Bruchsack

Folge davon ist ein Darmverschluß (Ileus). Wird die Einklemmung nicht behoben, führt die dabei entstandene Behinderung des venösen Abflusses zur infarktartigen Gewebsveränderung mit Nekrosebildung und Perforation. Dabei entsteht eine eitrige Bauchfellentzündung.

Die wohl wichtigste und bekannteste Hernie ist in diesem Zusammenhang die Hiatushernie (Zwerchfellhernie). Bei der angeborenen Zwerchfellhernie liegt ein angeborener Defekt im Zwerchfell zugrunde. Baucheingeweide werden dabei in die Brusthöhle verlagert. Bei der erworbenen Zwerchfellhernie kommt es zur Verlagerung eines Teiles des Magens in den Brustraum, so daß der Mageneingang oberhalb des Zwerchfells liegt.

Hiatushernie

Diese als Gleithernien bezeichneten Veränderungen tauchen im Alter sehr häufig auf. Eine altersbedingte Erschlaffung der Muskulatur im Zwerchfellbereich wird für die Entstehung verantwortlich gemacht.

Die meistens symptomlos verlaufende Gleithernie hat keinen Krankheitswert; dieser entsteht erst bei Auftreten einer Refluxkrankheit (s. Infektionen).

Eine seltenere Form der Hiatushernie ist, wenn sich größere Teile des Magens neben die Speiseröhre in den Brustraum schieben (paraösophagiale Hernie). Der Patient klagt über Atemnot und Völlegefühl. Als Komplikation dieser Hernie muß mit einer Geschwürbildung und Einklemmung gerechnet werden.

Varizen (Krampfadern) sind infolge von Wandschwäche entstandene Ausweitungen der Venen.

Ösophagusvarizen

Ösophagusvarizen entstehen bei Pfortaderhochdruck, z. B. bei Leberzirrhose, und sind im unteren Drittel des Ösophagus zu finden. Durch den Pfortaderhochdruck entwickeln sich feine Kollateralverbindungen (Umgehungskreisläufe) der Magen-

und Ösophagusvenen. Die dabei entstandenen Venenausweitungen wölben das Ösophagusepithel vor und können bei geringer mechanischer Epithelschädigung oder Entzündung oder weiterer Druckerhöhung platzen. Ösophagusvarizen stellen die tödliche Komplikation bei Leberzirrhose dar.

Leberzirrhose

Als Leberzirrhose bezeichnet man eine durch Gewebsuntergang mit nachfolgender Bindegewebsvermehrung entstandene Leberschrumpfung.

Ein infolge einer Entzündung und/oder Nekrose einsetzender Umbau der gesamten Leber mit fortschreitender läppchenzerstörender Fibrose kennzeichnet die Leberzirrhose. Die Läppchenstruktur ist dabei nicht mehr erkennbar. Die durch Schrumpfung zerstörten Leberzellen werden durch Bindegewebe ersetzt. Dabei werden auch die Blutgefäße, vor allem die Venen, die das Blut aus der Pfortader in der Leber verteilen, gedrosselt. Durch Drosselung entsteht ein hoher Druck in der Pfortader, der Pfortaderhochdruck.

Pfortaderdruck

Typische Beschwerden eines Zirrhosekranken sind Mattigkeit, Leistungsabfall, psychische Veränderungen, Appetitverlust und Gewichtsabnahme. Der Patient klagt über Meteorismus und ein Druckgefühl in der Lebergegend. Im späteren Stadium tritt, bedingt durch den Pfortaderhochdruck, eine Aszites auf. Dabei gelangt Flüssigkeit durch den erhöhten Druck in die freie Bauchhöhle.

Klinisch auffällig ist häufig eine gelbliche Hautverfärbung. Eine Leberzirrhose bedeutet immer auch eine Leberinsuffizienz. Dadurch bedingt entstehen Gelbsucht, Eiweißmangel, Ödeme und Blutungsneigungen. Zirrhosekranke zeigen zahlreiche Hautveränderungen, die sogen. Geldscheinhaut, die Haut erscheint „schmutzig" grau, die Weißfleckung, besonders nach Abkühlen, und Uhrglas- und Weißnägel. Durch eine Schleimhautatrophie und einen Vitaminmangel entstehen Mundwinkelrhagaden (Risse) und die „Lackzunge".

Äußere Zeichen des Pfortaderhochdruckes sind sichtbare Erweiterungen der Bauchwandvenen, die als caput medusae bezeichnet werden. Pfort- **Caput Medusae** aderstauungen führen zu den bereits erwähnten Ösophagusvarizen. Schwere akute Blutungen aus den Varizen sind die tödliche Komplikation einer Leberzirrhose. Palpatorisch findet man bei der Leberzirrhose eine harte, vergrößerte Leber mit scharfem Rand. Typische Laborbefunde sind: erhöhtes Bilirubin, vermindertes Albumin bei erhöhtem Globulin. Die Leberenzyme Transaminasen, alkalische Phosphatase und gamma-GT sind erhöht. Außerdem findet man häufig eine erhöhte Blutkörperchensenkungsgeschwindigkeit, sowie eine Leukozytose, oder auch eine Leukopenie.

Grundlage für die Therapie ist das Ausschalten der bekannten Noxen, z.B. absolutes Meiden von Alkohol. Therapeutische Verwendung finden heute Steroide, Vitaminkomplexe und andere Lebertherapeutika. Diätetisch sollte eine leichte Kost verabreicht werden.

Als schwerste Komplikation einer akuten und einer chronischen Leberzirrhose gilt das Leberkoma **Leberkoma** (Coma hepaticum). Es kommt zu Bewußtseinstrübungen mit Verwirrtheit, Desorientierung, Erregungszuständen und Delirien. Im Coma hepaticum bricht die Entgiftungsfunktion der Leber zusammen. Ammoniak, aus bakterieller Eiweißzersetzung im Darm entstanden, kann in der geschädigten Leber nicht entgiftet werden und gelangt in das Gehirn. Diese hirntoxische Substanz verursacht Bewußtseinstrübungen. Comatöse Veränderungen lassen sich durch Schriftproben des Patienten verdeutlichen. Klinisch auffällige Symptome eines Coma hepaticums sind: vertiefte Atmung, Tachykardie und Hypotonie. Patienten haben häufig Lacklippen, flächenhafte Hautblutungen und „Kaffeesatz" blutiges Erbrechen. Die Prognose ist auch nach Überstehen des Komas fraglich.

Schrumpf-gallenblase

Nach jahrelangem Verlauf einer chronischen Gallenblasenentzündung schrumpft die Gallenblase zu einem kleinen narbigen Gebilde zusammen. Es entsteht die entzündliche Schrumpfgallenblase.

Hämorrhoidal-erkrankungen

Hämorrhoiden sind Varizen des Venengeflechtes des Anus oder des Mastdarmes. So unterscheidet man nach dem Sitz äußere und innere Hämorrhoiden. Die Ausbildung dieser Hämorrhoiden ist eine konstitutionelle Bindegewebsschwäche.

Die Entstehung von Hämorrhoiden wird gefördert durch Pressen bei Obstipation und durch Blutstauungen im Pfortaderkreislauf, z. B. bei der Leberzirrhose. Sowohl äußere sichtbare als auch innere tastbare Hämorrhoiden neigen zu Entzündungen und Blutungen. Die Patienten klagen über Schmerzen am After.

Blut- und Schleimbeimengungen finden sich auf dem Stuhl. Hämorrhoiden können auch spontan bluten. Durch Pressen können Hämorrhoiden mit der Rektalschleimhaut durch den Anus nach außen treten (Prolaps).

Zur allgemeinen Therapie gehören eine ballaststoffreiche Ernährung und ausreichende körperliche Bewegung. Je nach Schweregrad können Hämorrhoiden verödet werden. In chronischen Fällen und bei einem Prolaps ist eine Operation unumgänglich. Zu den konservativen Behandlungsmethoden gehören Sitzbäder, Zäpfchen und Salben.

Obstipation

Unter Obstipation versteht man eine zu seltene Darmentleerung. Eine normale Darmentleerung erfolgt zwischen 8 Stunden und 3 Tagen. Ursachen für eine Obstipation sind neben Magen-Darm-Erkrankungen, wie Divertikulitis, Analfissuren,

Karzinome, aber auch Streß, Bewegungsmangel, Unterdrückung des Stuhlganges und eine ballaststoffarme Ernährung. Die Behandlung umfaßt zunächst eine Therapie des organischen Grundleidens. Eine Langzeittherapie muß eine Diätberatung, aber auch eine Anleitung zu einer Bewegungstherapie beinhalten. Der Patient muß in erster Linie seine Ernährung umstellen und eine ballaststoffreiche Kost zu sich nehmen.

Malabsorption

Unter Malabsorption versteht man eine verschlechterte Aufnahme (Resorption) der Nährstoffe durch die Dünndarmschleimhaut. Diese Störung wird nicht nur durch altersphysiologische Veränderungen der Darmwand verursacht. Erkrankungen im Magen-Darm-Trakt, ungenügende Zerkleinerung der Nährstoffe und beschleunigte Darmpassage können den Absorptionsmechanismus beeinflussen.

Symptome einer Malabsorption sind Diarrhoen und Obstipation, Meteorismus und Fatulenz (erhöhte Gasansammlung). Eine chronische Malabsorption führt zwangsläufig zu Störungen des Gesamtstoffwechsels. Die dadurch verursachten Nährstoffdefizite lösen Mangelsyndrome aus. Die Therapie muß mit der Beseitigung des Grundleidens beginnen. Corticoide können die Resorption günstig beeinflussen. Die Therapie der Mangelerscheinungen muß durch parenterale Substitution erfolgen, vor allem die der Vitamine. Die Diät sollte ballaststoffarm sein.

Dumping-Syndrom

Eine Motilitätsstörung, das Dumping-Syndrom, soll an dieser Stelle noch erwähnt werden, da es im weitesten Sinne eine Insuffizienz darstellt. Das Dumping-Syndrom bezeichnet einen Beschwerdekomplex, der auftritt, wenn Speisebrei zu schnell aus dem Magen in den Dünndarm übertritt. Dieses Dumping-Syndrom, das sich häufig nach Magenresektion findet, kann als Frühdumping direkt nach der Nahrungsaufnahme auftreten, aber auch als Spätdumping 1–2 Stunden nach der Nahrungsaufnahme.

Patienten klagen über Schwäche, Schwindelgefühl, Schweißausbrüche und Druckgefühle im Oberbauch. Ursache dieser Symptomatik ist ein plötzlicher Abfall der Blutzuckerkonzentration. Mit zunehmendem zeitlichem Abstand nach der Magenoperation nehmen die Beschwerden ab.

Patienten mit Magenresektion müssen ihre Ernährung und ihre Eßgewohnheiten entsprechend umstellen.

Regulationsstörungen

Geschwürbildung

Die chronisch-proliferative Entzündung ist durch eine Gewebsneubildung gekennzeichnet. Im Mittelpunkt stehen kleine Gefäße und das sie umgebende Bindegewebe mit den faserbildenden Zellen. Dieses kapillarreiche Bindegewebe wird auch als Granulationsgewebe bezeichnet. Wenn ein solches Granulationsgewebe einen Oberflächendefekt auskleidet, spricht man von einem Geschwür (Ulcus).

Ösophagusgeschwüre

Ösophagusgeschwüre entstehen durch Eindringen von Säuren oder Laugen, die versehentlich oder in suizidaler Absicht aufgenommen wurden. Eine andere Ursache ist möglicherweise der bei der Refluxösophagitis rückfließende Magensaft. Ein mangelnder Kardiaverschluß ermöglicht den Rückfluß von Magensaft in den Ösophagus.

Magengeschwüre

Das Magengeschwür (Ulcus ventriculi) ist ein Substanzdefekt, der über die Schleimhaut hinaus auch tiefere Wandschichten betreffen kann. Das akute Ulcus kann sehr rasch entstehen. Der Geschwürgrund zeigt eine Nekrosebildung, die durch die Einwirkung des Magensaftes zustande kommt. Die betroffenen Stellen sind meistens linsen- bis fünfmarkstückgroß.

Geschwüre im oberen Verdauungstrakt haben wegen ihrer Häufigkeit und der Gefahr bedrohlicher Komplikationen wie Perforation und Blutungen eine besondere klinische Bedeutung.

Die Symptome sind bei älteren Menschen oft verschleiert und irreführend. Sie machen sich häufig erst nach Auftreten von Komplikationen bemerkbar. So können beispielsweise Oberbauchbeschwerden koronare Herzerkrankungen imitieren. Mit zunehmendem Alter auftretende Appetitlosigkeit und ein Gewichtsverlust können maligne Erkrankungen vortäuschen. Mit dem Alter steigen auch die Komplikationen.

Typisch für ein Magenulcus sind Schmerzen in Oberbauchmitte, die entweder sofort oder 1–2 Stunden nach dem Essen auftreten. Die häufigsten Komplikationen beim Magengeschwür sind Blutungen und Perforation. Bei über 70jährigen Patienten stellen Blutungen mehr als 80 % der Komplikationen dar. Diese Blutungen entstehen durch Zerstörung eines arteriellen Gefäßes. Klinisch äußern sich diese Blutungen als Hämatemesis, kaffeesatzartiges Bluterbrechen und als Melaena (Teerstuhl). Aktive Blutungen können gleich bei der Untersuchung durch entsprechende therapeutische Maßnahmen gestoppt werden. Bei anhaltenden Blutungen muß sofort operiert werden.

Blutungen

Differentialdiagnostisch ist beim Erbrechen von kaffeesatzartigem Blut immer auch an Ösophagusvarizen zu denken. Die zweithäufigste Ulcuskomplikation ist die Perforation in die freie Bauchhöhle. Hierbei besteht die Gefahr einer Peritonitis. Die heutige Standardtherapie der Ulzera sind H_2-Rezeptorenblocker (Zantic, Sostril). Wegen der guten Verträglichkeit sind sie auch im Alter gut anwendbar. Weiterhin gibt man Antazida, um die Säureproduktion zu reduzieren.

Diätetische Einschränkungen sind heute nicht mehr erforderlich; die Patienten essen ohnehin nur das, was sie gut vertragen. Zigarettenrauchen sollte vermieden werden, da dieses die Heilung verzögert.

Dünndarm-geschwüre

Ehrgeizige, leicht erregbare Patienten neigen häufiger zu einem Ulcus duodeni. Es beginnt schon in der 2. Lebensdekade; Männer sind fünfmal häufiger betroffen als Frauen. Typisch für ein Ulcus duodeni ist der Nüchternschmerz, nachts oder vor dem Essen. Eine Schmerzlosigkeit stellt sich oft nach dem Essen ein.

Zu den Komplikationen gehören Blutungen und die Perforation. Die Behandlung erfolgt wie bei einem Magengeschwür.

Regulationsstörungen des Pankreas siehe Kap. Diabetes.

Stuhlinkontinenz

Ähnlich wie Rheuma und Hypertonie hat die Inkontinenz (sowohl die Stuhl- als auch Harninkontinenz) den Charakter einer Volkskrankheit. Leider grassiert immer noch das Vorurteil, Inkontinenz sei ein Schicksal, das man nicht ändern könne. Die meisten Inkontinenzformen lassen sich heute aber behandeln.

Mit zunehmendem Alter steigt die Zahl der Betroffenen; ein besonders hoher Anteil findet sich in Alten- und Pflegeheimen. Die Problematik der Betroffenen liegt in erster Linie darin, daß man nicht zum Arzt geht beziehungsweise mit ihm nicht darüber spricht.

Der Stuhlinkontinenz gehen bestimmte Krankheiten voraus:
– Diabetes mellitus
– chronisch entzündliche Darmerkrankungen
– Rektum Karzinome.

Leidet der Patient unter unklaren Diarrhoen, sollte der Arzt immer nach einem unfreiwilligen Stuhl-

Ursachen und therapeutische Ansätze bei Stuhlinkontinenz

funktionell	chronischer Durchfall, langjährige Verstopfung
neurologisch	zerebrovaskuläre Erkrankung, Diabetes mellitus, Sklerodermie, multiple Sklerose
entzündlich	Morbus Crohn, Colitis ulzerosa, Hämorrhoiden
traumatisch	Dammriß, postoperativ
tumorös	Karzinome, Lymphome
ischämisch	unterbrochene oder mangelhafte Durchblutung
muskuläre Formen	Sphinkter-Training oder chirurgische Therapien
Verlust der Speicherfunktion	diätetische und/oder chirurgische Therapien
Transportstörung und Darminhalt	diätetische und/oder chirurgische Therapie
Hyper-/Hypo-Aktivität im Enddarm	Sphinkter-Training und/oder medikamentöse Therapien
nervale oder psychoorganische Formen	verhaltensmedizinische und psychologische Therapien

abgang fragen. Nach Angaben von Psychologen läßt sich in 10 % der Stuhlinkontinenzfälle ein Laxanzien-Abusus nachweisen. Häufig verschwindet die Stuhlinkontinenz nach Absetzen des Medikamentes.

Entzündliche Erkrankungen der Speiseröhre und des Magens

Eine Entzündung der Speiseröhre wird ausgelöst durch thermische, chemische und mechanische Reize, aber auch bakteriell. Die Refluxösophagitis entsteht durch Magensafteinwirkung bei gastroösophagealem Reflux (Rückfluß). Bei einer Insuffizienz der Magenkardia tritt Magensaft in die Speiseröhre. Der Patient klagt über Sodbrennen und saures Aufstoßen. Möglicherweise kann die Refluxösophagitis durch Medikamentennebenwirkungen ausgelöst werden, z.B. Theophyllin, Nitropräparate und Calzium-Antagonisten. Eine langdauernde Refluxkrankheit führt zum Endobrachyösophagus (Barrett-Ösophagus). Epithel-

Ösophagitis

115

veränderungen im unteren Teil der Speiseröhre sind hierfür charakteristisch.

Man findet hier eine Epithelauskleidung wie im Magen. Oft besteht in dem Zusammenhang auch eine Hiatushernie. Patienten mit einem Barrett-Ösophagus weisen ein höheres Risiko auf, an einem Speiseröhrenkrebs zu erkranken. Eine mechanisch physikalische Ursache für eine Ösophagitis wäre eine Magensonde.

Eine akute Ösophagitis beobachtet man auch nach einer Pilzbesiedlung (Candida albicans). Diese Soorösophagitis tritt auf infolge einer Abwehrschwäche oder auch im Verlauf einer Antibiotika- bzw. Cortisonbehandlung. Die Therapie der Ösophagitis richtet sich nach Schwere und Ursache dieser Erkrankung. Bei der Refluxösophagitis wird man zunächst mit Antazida behandeln. Chirurgisch bietet sich eine Vagotomie, eine Durchtrennung des Nervus vagus an. Die Behandlung der Soorösophagitis erfolgt mit Antimykotika.

Gastritis

Eine akute Gastritis kann ausgelöst werden durch Alkohol, Nikotin, Acetylsalicylsäure, Nahrungsmittelvergiftungen und Streß. Klinische Symptome einer akuten Gastritis sind Übelkeit, Erbrechen, Aufstoßen, Druckgefühle im Oberbauch und eine belegte Zunge. Diese akute Form klingt in der Regel spontan ab. Als Therapie wird eine vorübergehende Nahrungskarenz „Teepause", lokale Wärme und evtl. Gabe von Spasmolytika empfohlen. Bei der chronischen Gastritis ist die Ursache bisher unbekannt. Autoimmunprozesse, aber auch Alterungsprozesse werden als mögliche Ursache diskutiert. Heute hat etwa jeder zweite ältere Mensch über 50 Jahren eine chronische Gastritis.

In 85 % der Fälle wurden Auto-Antikörper gegen Magenschleimhautzellen nachgewiesen; in 55 % der Fälle zusätzlich auch Auto-Antikörper gegen den Intrinsic-Faktor. Da die chronische Gastritis eine erhöhte Bereitschaft zum Magenkarzinom zeigt, sollten regelmäßige Untersuchungen des Patienten durchgeführt werden.

Entzündliche Erkrankungen des Dünndarmes und der Leber

Akute, unspezifische Erkrankungen des Darmes gehen meistens auf bakterielle oder virale Erreger zurück (E. coli, Salmonellen, Staphylokokken). Als weitere Ursache kommen allergische Reaktion und Parasitenbefall in Betracht. Die Patienten zeigen ein schweres, in den Erscheinungen wechselndes Krankheitsbild.

Enteritis

Die Erkrankung beginnt nach wenigen Tagen Inkubationszeit mit Übelkeit, Leibschmerzen und Brechdurchfall. Die Stühle sind breiig bis wässrig, häufig übelriechend, seltener blutig. Der damit verbundene hohe Flüssigkeitsverlust führt zu Ionenverschiebungen im Blut (Exsikkose). Patienten haben zeitweilig Fieber und eine belegte Zunge. Die Krankheit ist in der Regel mit einfachen diätetischen Maßnahmen (Tee, Zwieback, Haferbrei) zu beherrschen. Viel Flüssigkeit und Elektrolyte müssen zum Ausgleich gegeben werden.

Je nach Schwere der Erkrankung ist eine Antibiotika-Therapie erforderlich. Die akute Form kann in eine chronische Enteritis übergehen. Diese verläuft weniger stürmisch mit Leibschmerzen; Durchfälle können sogar fehlen. Eine mangelnde Nahrungsausnutzung führt zu Abmagerung, Anämien und Avitaminosen. Eine Diätumstellung erfolgt hier je nach der Stuhlbeschaffenheit. Zusätzlich sollten Vitamine und Enzyme gegeben werden.

Colitis ulzerosa ist eine chronisch-entzündliche, geschwürbildende Erkrankung der Darmschleimhaut. Eine familiäre Disposition wird für die Erkrankung vermutet. Frauen erkranken häufiger als Männer. Als Ursache werden Autoimmunme-

Colitis ulzerosa

117

chanismen diskutiert. Typische Symptome sind oft schmerzhafte Diarrhoen mit Schleim- und Blutbeimengungen. Schmerzhafter spastischer Stuhldrang, Fieber und durch zahlreiche dünnflüssige Stühle verursachte schwere Abmagerung gehören zum Krankheitsbild der Colitis ulzerosa.

Als Komplikation gefürchtet sind heftige Blutungen, Stenosen und Perforation des Darmes; sowie Abszeß- und Fistelbildung. Geriatrische Bedeutung gewinnt hierbei nur der Spätzustand. Die Therapie sollte zunächst auf den Ausgleich des Wasser- und Elektrolythaushaltes gerichtet sein. Diätetisch verabreicht man eine hochkalorische vitamin- und proteinreiche Nahrung. Die Kost sollte reich an Ballaststoffen sein. Bei lebensbedrohlichen Komplikationen ist ein chirurgischer Eingriff unumgänglich. Prognostisch am schwersten verläuft die Erkrankung bei 10- bis 20jährigen. Hier können Spätfolgen auch zu toxischen Leberschädigungen führen.

Morbus Crohn (Enteritis regionalis)

Die Enteritis regionalis ist eine chronische schubweise verlaufende, granulomatöse Darmerkrankung. Jeder Darmabschnitt, vornehmlich aber Ileum und Colon können davon betroffen sein. Die Ursache dieser Erkrankung ist unbekannt; auch hier werden – wie bei der Colitis – Autoimmunmechanismen vermutet. Die Krankheit beginnt mit mäßigen meist breiigen Durchfällen und Gewichtsabnahme. Der Patient klagt über krampfartige Schmerzen im rechten Unterbauch. Infolge von Malabsorption treten Mangelerscheinungen auf. Die Krankheit wird begleitet von unregelmäßigem Fieber. Häufigste Komplikation ist eine Fistelbildung in benachbarte Hohlorgane. Bei älteren Patienten sind die Spätzustände des Morbus Crohn besonders wichtig. Je nach Lokalisation der Schmerzen können diagnostisch eine Appendizitis oder ein Ulcus vorgetäuscht werden. Entscheidendes Diagnostikum ist eine röntgenologische Kontrastdarstellung des Darmes.

Die Wandstarre und das zerstörte Schleimhautprofil mit Wucherungen (Kopfsteinpflasterrelief) sind charakteristisch für den Morbus Crohn. Die Therapie erfolgt mit Immunsuppressiva, z.B. Corticoiden. Diätetisch wird eine protein- und ballaststoffreiche hochkalorische Kost verabreicht. Im akuten Schub sollte die Kost allerdings ballaststoffarm sein.

Divertikel, Schleimhautausstülpungen der Darmwand, treten mit zunehmendem Alter vornehmlich im Colon auf. Ursache für eine Divertikulitis ist ein Kotstau innerhalb der ausgestülpten Schleimhautbereiche. Die akute Divertikulitis gleicht symptomatisch einer linksseitigen Appendizitis. Bei der chronischen Form ist ein länglicher, druckempfindlicher Tumor im linken Unterbauch tastbar. Der Patient klagt über krampfartige Schmerzen und Druckgefühle. Zu den Komplikationen gehören ein Ileus (Darmverschluß), Blutungen und eine erhöhte Perforationsgefahr.

Divertikulitis

Eine gesicherte Diagnose kann in erster Linie nur röntgenologisch erfolgen. Die akute Divertikulitis wird mit schwer resorbierbaren Antibiotika, Nulldiät und Flüssigkeitssubstitution behandelt. Bei der chronischen Form sollte diätetisch eine ballaststoffreiche Kost (Leinsamen und Weizenkleie) und reichlich Flüssigkeit gegeben werden.

Medikamentös werden auch hier schwer resorbierbare Antibiotika gegeben.

Die akute Appendizitis, fälschlicherweise oft als Blinddarmentzündung bezeichnet, ist eine Entzündung des Wurmfortsatzes (Appendix). Dieser lange, enge Blindsack enthält reichlich lymphatisches Gewebe und neigt zu Entzündungen. Die akute Appendizitis kommt bei Kindern, Jugendlichen und jüngeren Erwachsenen sehr häufig vor; bei älteren Menschen ist diese Erkrankung sehr selten. Geriatrisch wichtig ist hier in erster Linie das asymptomatische Beschwerdebild. Klinische

Appendizitis

Symptome sind Schmerzen im rechten Unterbauch, Brechreiz und Erbrechen. Die Patienten haben mäßiges Fieber: rektal gemessen liegt die Temperatur um 1 Grad höher als axillar. Beim Tastbefund besteht ein genau abgrenzbarer Druckschmerz und ein noch stärkerer Entlastungsschmerz („Loslaßschmerz").

Die Therapie besteht in einer rechtzeitigen operativen Entfernung des Appendix (Appendektomie). Die gefürchteste Komplikation ist eine Perforation und eine damit verbundene Peritonitis.

Spezifische Entzündungen des Darmes

Darmtuberkulose

Bei der Darmtuberkulose unterscheidet man eine primäre Form, entstanden durch tuberkulöse Nahrungsmittel wie Milch und Butter, und eine sekundäre Form. Verursacher der sekundären Form sind Tuberkelbakterien. Bevorzugt betroffen ist das Ileum (Behandlung siehe Kap. Brustorgane).

Hepatitis

Die Hepatitis ist eine sich herdförmig ausdehnende infektiöse Lebererkrankung. Nach den neuesten Erkenntnissen unterscheidet man heute drei Formen der Virushepatitis: Hepatitis A, Hepatitis B, Hepatitis C (Non-A-, Non-B-Hepatitis).

Die Virushepatitis taucht mit zunehmendem Alter seltener auf, dafür ist aber das Krankheitsbild bei älteren Menschen schwerer.

1. Hepatitis A (Hepatitis epidemica)

Die Virusübertragung erfolgt oral, z.B. durch verunreinigtes Trinkwasser oder Meeresfrüchte. Die Inkubationszeit beträgt 15–20 Tage.

2. Hepatitis B (Serumhepatitis)

Hier erfolgt die Virusübertragung durch Blut, durch Körperflüssigkeiten und kontaminierte Instrumente. Die Inkubationszeit beträgt hier 40–180 Tage.

3. Hepatitis C (Non-A-, Non-B-Hepatitis)

Die Erreger sind bei dieser Form mindestens zwei verschiedene Viren. Die Diagnose dieser Form ist heute nur durch Ausschluß der Typen A und B möglich.

Die klinische Symptomatik zeigt häufig keine Trennung der einzelnen Krankheitsformen. Zu dem klinischen Bild der Hepatitis gehören Appetitverlust, Mattigkeit, Übelkeit, Obstipation; aber auch Diarrhoen, Leibschmerzen und ein Druckschmerz im rechten Oberbauch (Gürtelgefühl). Die **Gürtelgefühl** anschließende Entwicklung eines Ikterus (Gelbsucht) ist zunächst an den Skleren erkennbar. Der Urin verfärbt sich bierbraun durch die Ausscheidung des Bilirubins; der Stuhl wird farblos. Bilirubin kann im Dickdarm nicht mehr in Sterkobilin, das für die Stuhlfarbe verantwortlich ist, umgewandelt werden.

Als Besonderheit haben wir bei älteren Menschen das verlängerte, symptomarme präikterische Stadium. Der spät eintretende Ikterus erreicht seinen Höhepunkt erst nach 20 Tagen und klingt danach sehr langsam ab.

Die Diagnose der Virushepatitis stützt sich in erster Linie auf laborchemische Befunde. Die Patienten zeigen eine deutliche Erhöhung des Serumbilirubins, der alkalischen Phosphatase und der Transaminaseaktivität. Für die Differenzierung der beiden Hepatitisformen A und B ist der Nachweis der Hepatitis Antigene bzw. Antikörper entscheidend. Bei der Therapie sollte im akuten Stadium sehr großer Wert auf Bettruhe und Schonung des Patienten gelegt werden. Bei älteren Patienten sollte aber diese Bettruhe und die damit verbundene Inaktivität nur so lange andauern wie unbedingt erforderlich. Gerade hier besteht die Gefahr der Embolie und anderer Herz-Kreislauf-Störungen.

Diätkost

Sehr großer Wert sollte auf die diätetische Behandlung gelegt werden. Die Kost muß leicht verdaulich, eiweiß- und vitaminreich sein. Auch auf die Zufuhr von Fetten sollte nicht verzichtet werden. In schweren Fällen sollten Corticoide verabreicht werden. Gerade bei älteren Menschen können Glucocorticoide die ikterische Phase verkürzen.

Der Ausgang der Hepatitis ist günstig. Nach der Heilung ist die Leber wieder voll funktionsfähig. Die Hepatitis B und C neigen zu chronischem Verlauf. Prophylaktisch besteht heute die Möglichkeit einer aktiven Immunisierung (Impfung) gegen Hepatitis B.

Entzündliche Erkrankungen der Galle

Cholezystitis

Gerade bei älteren Menschen sind Erkrankungen der Gallenwege und der Gallenblase besonders häufig. Ursache einer akuten Cholezystitis sind in aller Regel Gallensteine, aber auch bakterielle Infekte durch Streptokokken und Kolibakterien. Diese Entzündung entwickelt sich, wenn der freie Gallenabfluß gestört ist. Die akute Form wird in den meisten Fällen durch eine Steineinklemmung verursacht. Eine hochgradige Entzündung kann zu einer Perforation der Gallenblase führen. Zeichen einer akuten Cholezystitis sind Schmerzen im rechten Oberbauch, Übelkeit bis hin zum galligen Erbrechen, unregelmäßiges Fieber und Druckschmerzen, besonders bei Inspiration. Die Labordiagnostik zeigt eine Leukozytose und eine stark erhöhte Senkung. Das klinische Bild einer akuten Cholezystitis kann im Alter von der üblichen Symptomatik abweichen. Bei älteren Menschen fehlen häufig Fieber und eine Leukozytose.

Die konservative Therapie beinhaltet im akuten Stadium Nahrungskarenz bei ausreichender Flüssigkeitszufuhr mit Substitution der Elektrolyte und Antibiotikagabe. Der Patient muß ständig beobachtet werden. Bei akuten Komplikationen im Falle einer Perforation sollte sofort operiert werden. Die chronische Cholezystitis ist fast immer Folge eines Gallensteinleidens. Gallensteine behindern den Abfluß der Gallenflüssigkeit und führen zu Schleimhautreizungen. Wiederholte Entzündungsschübe verdicken auf Dauer die Gallenblasenwand und führen zur „Schrumpfgallenblase".

Nahrungskarenz

Die chronische Cholezystitis weist häufig nur geringe Beschwerden auf. Typisch sind gerade bei älteren Patienten Völlegefühl, Blähungen, schmerzhafte Attacken vor allem nach Diätfehlern, z. B. nach fetten Speisen. Neben einer Therapie mit Antibiotika muß immer an eine Operation oder Steinauflösung gedacht werden.

Ursache für eine akute Gallenwegsentzündung ist in erster Linie eine Abflußbehinderung in den Gallenwegen, z. B. durch Steinbildung, aber auch durch Stenosen oder einen Tumor. Die akute Entzündung führt zu Schmerzen im rechten Oberbauch; man spricht in dem Zusammenhang von einer Symptomtrias: Kolik mit Schüttelfrost, Fieber, Ikterus. Labordiagnostisch finden sich eine Senkungserhöhung, Leukozytose, erhöhtes Bilirubin und erhöhte alkalische Phosphatase. Die diätetische und medikamentöse Behandlung verläuft wie bei der Cholezystitis. Die Ursachenbeseitigung für eine Cholangitis steht allerdings an erster Stelle.

Cholangitis

Auslösende Faktoren für eine akute Pankreatitis sind Gallenwegsentzündungen und Rückflußstauungen durch Steinbildung, aber auch schwere Diätfehler. Nach einer sogenannten „Schlemmermahlzeit" und nach Alkoholgenuß kann eine

Akute Pankreatitis

akute Pankreatitis auftreten. Als weitere Ursache wäre der Mumpsvirus noch zu nennen.

Die Letalität der akuten Pankreatitis ist bei älteren Menschen besonders hoch, sie beträgt fast 35 %. Die Gefahr einer solchen akuten Entzündung liegt darin, daß diese Erkrankung bei älteren Menschen längere Zeit schmerzlos verläuft. Häufig werden allerdings typische Krankheitszeichen falsch gedeutet. Eine akute Pankreatitis beginnt mit heftigen Schmerzen im Oberbauch, sowohl rechts als auch links, aber auch gürtelförmig bis in den Rücken ausstrahlend.

Enzymwerte

Die laborchemische Bestimmung der Enzymwerte von Amylase und Lipase haben für die Diagnostik eine sehr große Bedeutung. Heute können mit Hilfe des Ultraschalls (Sonographie) und der Computertomographie gesicherte Diagnosen gestellt werden.

Die Behandlung der akuten Pankreatitis muß unter klinischen Bedingungen, in schweren Fällen – vor allem bei älteren Patienten – unter Intensivbedingungen erfolgen. Eine absolute Nahrungskarenz steht an erster Stelle.

Schmerzlinderung sollte nicht durch Opiate erfolgen; wichtig für die Therapie ist die Inaktivierung der Pankreasenzyme durch eine Hemmung der Pankreassekretion. Diese wird hauptsächlich durch die Verminderung der Magensäureproduktion bewirkt (Magensonde, H_2-Blocker). Bei der Entstehung einer Hyperglykämie muß Altinsulin verabreicht werden.

Die akute Pankreatitis kann u. U. völlig ausheilen, kann aber auch in eine akute Pankreasnekrose übergehen. Diese ist klinisch schwer abzugrenzen.

Chronische Pankreatitis

Diese Erkrankung beginnt meist schleichend und ist immer mit einem Verlust an exokrinem Pankreasgewebe verbunden. Typische klinische Zeichen sind Linksschmerz, Diarrhoen, Meteorismus,

Gewichtsabnahme, Fettstühle und evtl. ein latenter Diabetes.

Zu den Komplikationen einer chronischen Pankreatitis im Alter gehören oft eine Osteomalazie und eine Osteoporose. Die wichtigste diagnostische Aussage für eine chronische Pankreatitis ist heute der Sekretin-Pankreozymin-Test. Bei diesem Test werden nach Stimulation der genannten Enterohormone die Sekretmenge sowie die Amylase, Lipase und das Bicarbonat bestimmt. Für einen älteren Menschen kann dieser Test sehr belastend sein. Sinnvoll wäre hier eine Diagnose anhand der Sonographie und der Computertomographie.

Therapeutisch steht gerade bei älteren Menschen eine optimale Diät im Vordergrund. Häufig kleine Mahlzeiten, dem Kalorienbedarf des Patienten angepaßt, sollten empfohlen werden. Ein Austausch langkettiger Triglyzeride gegen mittelkettige Triglyzeride steht bei einer Pankreasdiät im Vordergrund. Bei kachektischen Patienten muß eine Sondenkost verabreicht werden. Rechtzeitig sollte eine Enzymsubstitution, aber auch in einigen Fällen eine Vitaminsubstitution angestrebt werden.

Darmparasiten

Darmparasiten sind: Zestoden (Bandwürmer), Nematoden (Spulwürmer) und Oxyuren (Madenwürmer).

Zestoden

Bandwürmer haften mit dem Kopf im Dünndarm. Einzelne Glieder dieses Bandwurmes gehen mit dem Stuhl ab. Sie entwickeln sich, wenn sie in den Magen eines Zwischenwirtes gelangen. In dessen Organe bildet sich die Finne. Der Mensch nimmt durch den Verzehr von Fleisch oder Fisch die Finne auf, sie bildet dann im menschlichen Darm den neuen Bandwurm.

Bandwurmträger sind sehr mager und zeigen im Blut eine Eosinophilie.

**Nematoden
(Ascaris)**

Die Nematoden ähneln dem Regenwurm. Die Eier dieser Würmer werden mit „kotgedüngtem" Salat oder Rohkost aufgenommen. Die Larven schlüpfen im Magen oder Dünndarm und gelangen über das Blut in die Leber, in die Lunge und in das rechte Herz. Von der Lunge aus wandern die Larven über die Bronchien in den Rachen. Im Darm wandeln sie sich zum Ascaris um. Eine Komplikation stellt das Einwandern in Gallengänge dar.

**Oxykuren
(Madenwürmer)**

Große Mengen von Madenwürmern können im unteren Dünndarm und Dickdarm leben. Besonders Kinder sind häufig davon betroffen. Nachts wandern die Madenwürmer zur Eiablage in Richtung Anus. Der Schlafende verspürt einen Juckreiz und infiziert sich durch das Kratzen neu. Eier gelangen unter die Fingernägel und nehmen erneut ihren Weg durch den Verdauungstrakt.

Wurmkrankheiten werden mit Anthelmintika behandelt. Persönliche Sauberkeit sollte hier an erster Stelle stehen.

Steinbildung in Organen

Die Cholelithiasis (Gallensteine) gilt heute als häufigste Erkrankung des Erwachsenen. Mit steigendem Lebensalter nimmt die Häufigkeit zu. Frauen sind davon eher betroffen als Männer.

Gallensteine

Begünstigende Faktoren für die Entstehung von Gallensteinen sind: Adipositas, Stauung und Entzündungen der Gallenblase, Hypercholesterinämie und Hyperbilirubinämie. Je nach dem gestörten Gleichgewicht unterscheidet man:
– große Solitärsteine aus Cholesterin
– große oder kleine Cholesterin-Kalk-Steine
– sehr kleine maulbeerförmige Bilirubin-Steine.

In vielen Fällen handelt es sich um bloße Gallensteinträger, die klinischen Symptome bleiben aus. Die typischen klinischen Symptome treten erst auf, wenn sich die Gallenblase aufgrund der Steine entzündet oder wenn der Stein anfängt zu wandern. Dieser im Gallengang festsitzende Stein löst kolikartige Schmerzen aus.

Typische Krankheitserscheinungen bei Gallensteinträgern sind funktionelle Beschwerden wie Übelkeit, Völlegefühl, Druck im Oberbauch nach großen fetthaltigen Mahlzeiten; Kolikschmerzen werden hervorgerufen durch einen festsitzenden Stein.

Zu diesen kolikartigen Schmerzen kommt es ebenfalls nach Mahlzeiten. Die wellenhaften Schmerzattacken können vom rechten Oberbauch bis in die rechte Schulter strahlen. Heftiges Erbrechen und Temperaturerhöhung können hinzukommen. Gelegentlich kann sogar ein Kollaps eintreten. Ein posthepatischer Ikterus bildet sich durch den Steinverschluß. Die Folgen einer Gallensteinkolik sind abhängig vom Verbleib der Steine.

Durchwandern die Steine den Gallengang und gelangen in den Zwölffingerdarm, so nehmen die Beschwerden ab. Bleibt aber der Stein im Gallengang stecken, führt dieses zum totalen Verschluß des Ductus choledochus. Dabei entwickelt sich ein Verschlußikterus. Der Patient hat einen hellen Stuhl. Erhöhtes Bilirubin ist im Serum und im Urin nachweisbar; der Urin hat eine bierbraune Farbe. Bei nicht zurückgehendem Verschlußikterus ist eine Operation unumgänglich.

Verschluß-Ikterus

Komplikationen der Cholelithiasis sind ein Gallenblasenempyem und die Gallenblasenperforation.

Die Koliken können sich in verschiedenen Abständen wiederholen; während der Zeit leidet der Patient an einer Fettunverträglichkeit und an Blähungen. Therapeutisch werden während der Kolik krampflösende Mittel gegeben. Eine fettarme Diät kann helfen, Koliken zu verhindern.

Heute besteht die Möglichkeit einer medikamentösen Gallensteinauflösung. Diese Auflösung kann allerdings nur bei reinen Cholesterinsteinen angewandt werden.

Pankreassteine

Sowohl im Gangsystem aus auch im Parenchym des Pankreas können weißgraue Konkremente aus Calciumcarbonat auftreten. Diese Steine kommen vor bei einer chronischen Pankreatitis oder bei einer Abflußbehinderung des Pankreasganges. Klinisch lösen sie kolikartige Schmerzen aus. Es besteht die Gefahr einer akuten Pankreatitis und der Abszeßbildung.

Kotsteine

Hierbei handelt es sich um steinartige Darminhaltsgebilde aus eingedicktem Kot. Diese Kotsteine sitzen vornehmlich im Wurmfortsatz, in Dickdarmdivertikeln und in der Mastdarmampulle. Ursache ist meistens eine chronische Obstipation.

Komplikationen sind ein Ileus, Darmperforationen und ein sog. Kotabszeß.

Tumore der Bauchorgane

Ösophagus-karzinom

Andauernde Schluckbeschwerden bei älteren Menschen sind in fast 50 % der Fälle durch ein Ösophaguskarzinom bedingt. Ältere Männer erkranken 5–10mal häufiger als Frauen.

Die Patienten klagen oft über Heiserkeit, ein Steckenbleiben trockener Speisen in der Speiseröhre und damit verbundene Schmerzen. Diese Beschwerden treten fast immer erst in einem sehr fortgeschrittenen Krankheitsstadium auf.

Die Diagnostik erfolgt in erster Linie radiologisch. Eine Totaloperation ist schwierig. Da ein Ösophaguskarzinom schnell metastasiert, ist die Prognose sehr schlecht.

Als Therapie kommen neben einer Resektion die Bestrahlung in Frage.

Das Magenkarzinom ist die häufigste Krebsform in Deutschland. Der Altersgipfel der Magenkarzinome liegt zwischen dem 40. und 50. Lebensjahr. Das männliche Geschlecht ist etwas häufiger betroffen als das weibliche.

Magenkarzinom

50–80 % der Magenkarzinome sind im Pylorusbereich lokalisiert, 10–20 % in der Cardiagegend und 10–25 % im Bereich des Corpus.

Der Tumor wächst lange, ohne Beschwerden auszulösen. Oberflächenkarzinome (Frühkarzinome) haben nach einer Operation eine Fünfjahresüberlebensquote von 90 %.

Häufig kann eine chronische Gastritis Ursache für ein Magenkarzinom sein. Die Patienten klagen über Völlegefühl im Magen. Sie haben einen gestörten Appetit mit Widerwillen gegen bestimmte Speisen, z. B. Fleisch.

Die meisten Magenkarzinompatienten haben hohe Gewichtsverluste. Weitere Symptome sind dumpfe Schmerzen im linken Oberbauch, unabhängig von der Nahrungsaufnahme. Schluckbeschwerden tauchen auf bei einem Karzinom am Mageneingang, heftiges Erbrechen bei einem Karzinom am Magenausgang.

Die Röntgenaufnahme mit Bariumbrei zeigt den Tumor als einen Füllungsdefekt.

Ist die Röntgendiagnostik unklar, werden eine Magenspiegelung (Gastroskopie) und eine Biopsie durchgeführt.

Füllungsdefekt

Stuhlproben auf okkultes Blut reagieren auf einen Test positiv. Im Blut ist eine Eisenmangelanämie nachweisbar.

Folgen des Magenkarzinoms sind schwere Blutungen mit Magenperforation und eine Metastasierung. Die Metastasierung auf dem Blutweg führt zur Lebervergrößerung und nach einiger Zeit zum Ikterus. Die effektivste Therapie des Magenkarzinoms ist die Operation. Eine Chemotherapie kann gerade bei älteren Menschen zu erheblichen Nebenwirkungen führen.

Dickdarmtumore

Das Karzinom ist die häufigste bösartige Geschwulst des Darmes. Hauptlokalisation ist das Rektum, danach folgen Sigmoid und Zäkum.

Ursachen für die Entstehung von Dickdarmtumoren sind vermutlich Umweltfaktoren und die Nahrungszusammensetzung. Fettreiche, ballaststoffarme Kost könnte die Entstehung des Karzinoms begünstigen. Der Altersgipfel liegt heute zwischen 60 und 70 Jahren.

Klinische Symptome eines Dickdarmtumors sind Gewichtsverlust sowie Blut- und Schleimbeimengungen im Stuhl. Bei einer plötzlichen Obstipation

Diarrhoe

und/oder Diarrhoe eines älteren Patienten sollte immer an ein Dickdarmkarzinom gedacht werden. Patienten klagen häufig über unklare Beschwerden im Abdomen und länger anhaltende hämorrhoidale Beschwerden.

Diagnostisch kommen Röntgenuntersuchungen, eine Endoskopie und eine Rektoskopie in Frage. Der Stuhl muß auf okkultes Blut untersucht werden. Schwerste Komplikationen eines Dickdarmkarzinoms sind akute Blutungen, Darmperforation, aber auch ein Darmverschluß und die Metastasierung.

Als Therapie kommt eine chirurgische Entfernung des befallenen Darmstückes in Frage. Das erkrankte Stück wird entfernt und die gesunden Darmenden wieder verbunden. Liegt der Tumor sehr tief im Rektum, muß der Darm amputiert werden. Man legt hier einen künstlichen Darmausgang, Anus praeter, in die Bauchdecke.

Polypen

Für die Entstehung von Darmpolypen liegt sehr häufig eine familiäre Belastung zugrunde. Bei den Darmpolypen handelt es sich um gestielte, seltener aufsitzende Adenome. Sie tauchen besonders im Rektum auf, können hier einzeln oder in einer Vielzahl vertreten sein. Nachweisbar sind sie röntgenologisch durch die Doppelkontrastdarstellung. Charakteristische Symptome fehlen, Polypen neigen zu Blutungen. Eine strenge Überwachung des Patienten ist erforderlich, da Polypen karzinomatös entarten können. Größere Polypen müssen chirurgisch entfernt werden.

Ein Leberkarzinom tritt sehr selten auf, die Diagnose geschieht dann durch Sonographie und Computertomographie. Wesentlich häufiger beobachtet man die Metastasenleber. Fast die Hälfte aller Karzinome führt zu einer Metastasierung der Leber.

Leberkarzinom

Jahrelanger Steinbefall mit wiederholten Entzündungen können in der Gallenblase die Entstehung eines Karzinoms begünstigen. Eine frühzeitige Entfernung der Gallensteine dient mit Sicherheit zur Karzinomprophylaxe. Gallenblasenkarzinome haben die schlechteste Prognose unter den Karzinomen überhaupt. Die Lebenserwartung liegt unter 5 Monaten. Die Gallenblase ist tastbar. Patienten haben zum Teil mäßig erhöhte Serumenzymwerte. Komplikationen sind ein später Ikterus und eine Leberinsuffizienz.

Gallenkarzinom

Auch das Gallengangkarzinom hat eine schlechte Prognose. Bei älteren Menschen sollten chirurgisch nur die minimalsten Maßnahmen ergriffen werden.

Gerade bei älteren Menschen ab dem 65. Lebensjahr findet man sehr häufig ein Pankreaskarzinom.

Pankreaskarzinom

Klinische Verdachtszeichen eines Pankreaskarzinoms sind Gewichtsverlust, Appetitlosigkeit, wechselnde Schmerzperioden; dabei können die Schmerzen bis in die rechte Schulter ausstrahlen. Ein plötzlich auftretender Ikterus ist gerade bei älteren Menschen keine Seltenheit. Für die Diagnostik spielen die Sonographie und die Computertomographie eine große Rolle. Der Nachweis von Tumorantigenen muß differentialdiagnostisch berücksichtigt werden.

Leider reichen heute die verschiedensten diagnostischen Möglichkeiten nicht aus, um eine rechtzeitige eindeutige Diagnose zu stellen.

Die sicherste Therapie ist eine Pankreasresektion. Bei älteren Menschen ist dieser Eingriff aber mit schweren Komplikationen verbunden. Das Tumorwachstum ist relativ langsam; unerträglich sind für den Patienten die Schmerzen. Hier sollte eine lokale anästhesiologische Behandlung erfolgen.

Wiederholungsfragen

1. Welche Nährstoffe werden bereits im Mund aufgespalten?
2. Wo ist der Hauptresorptionsort für die Nährstoffe?
3. Welche Aufgaben erfüllt die Leber?
4. Welche Stoffe produziert die Bauchspeicheldrüse?
5. Welche anatomischen Besonderheiten weist das Duodenum auf?
6. Wann und wodurch entstehen Ösophagusvarizen?
7. Welche Hauptsymptome zeigt eine Leberzirrhose?
8. Wie sollte eine chronische Obstipation behandelt werden?
9. Welche Folgen hat eine Malabsorption?
10. Was sind die typischen Symptome eines Magengeschwürs?
11. Zu welchen Nährstoffverlusten führen Diarrhöen?
12. Was sind die klinischen Symptome einer Appendizitis?
13. Wann kann ein Ikterus auftreten?
14. Welches sind die Komplikationen einer akuten Pankreatitis?
15. Worauf können kolikartige Schmerzen mit Ausstrahlung in die rechte Schulter hindeuten?
16. Was sind die Symptome eines Magenkarzinoms?

Bewegungsapparat

Anatomie und Physiologie

Der Bewegungsapparat wird gebildet aus dem Knochengerüst, seinen Verbindungen und den Muskeln. Knochen und Gelenke bilden den passiven Bewegungsapparat, Muskeln den aktiven. Zu dem Bewegungsapparat gehören:
1. die Knochen
2. die Gelenke
3. die Sehnen und Bänder
4. die Muskulatur.

Bau der Knochen

Der Knochen bildet zusammen mit den Zähnen das einzige Hartgewebe im Körper.

Die Härte und die Festigkeit der Knochen sind bedingt durch die Einlagerung von organischen und anorganischen Substanzen, vor allem von Kalksalzen.

Die Knochensubstanz entwickelt sich entweder auf knorpeliger oder auf bindegewebiger Grundlage. Beispiele für knorpelige Knochen sind: Wirbelsäule, Rippen, der größte Teil der Schädelbasis u.a. Bindegewebige Knochen sind: Knochen des Schädeldaches, Nasenbein, Oberkiefer, Unterkiefer u.a.

Knochensubstanz

Die meisten Skeletteile besitzen an den Verbindungsflächen mit benachbarten Knochen einen knorpeligen Überzug, den Gelenkknorpel.

Der Knochen selbst ist von einer Haut, dem Periost, umgeben, welche für die Ernährung und das Wachstum des Knochens verantwortlich ist.

In Verbindung mit dem Periost steht das Endost, eine dünne Bindegewebsschicht, die im Inneren der Knochen die Markräume auskleidet. Die Innenräume des Knochens enthalten das Knochenmark. Es ist durchzogen von zahlreichen Blutgefäßen und den Markzellen.

Man unterscheidet:

Knochenmark

1. rotes Knochenmark
   Es hat seine Färbung durch seinen Blutreichtum.
2. gelbes Knochenmark
   Es besitzt viel Fett und Bindegewebe.

Die verschiedenen Knochen des Körpers werden nach ihrer Form eingeteilt. Man unterscheidet: 1. lange oder Röhrenknochen, 2. kurze Knochen, 3. flache, platte Knochen.

Ein Röhrenknochen besteht aus einem Schaft (Diaphyse) und den beiden Gelenkenden (Epiphyse).

Beispiele für Röhrenknochen: Unter- und Oberschenkelknochen.
Beispiele für kurze Knochen: Handwurzelknochen.
Beispiele für platte Knochen: Schulterblatt, Schädeldach.

Gelenke

Die Knochen sind untereinander durch die Gelenke oder die Haften miteinander verbunden.

Die Gelenkenden der Knochen werden je nach ihrer Form als Kopf oder als Pfanne bezeichnet. Gelenkkopf und Gelenkpfanne sind von Gelenkknorpel überzogen. Die Gelenkkapsel, die das ganze Gelenk umschließt, verbindet die durch den Gelenkspalt getrennten Knochen untereinander. Die Gelenkkapsel, innen mit Schleimhaut ausgekleidet, ist mit „Gelenkschmiere" gefüllt (Synovia). Diese hält die Gelenkflächen glatt und schlüpfrig.

Die Gelenke werden nach ihrer Bewegungsmöglichkeit eingeteilt:

1. Scharniergelenk
   z.B. Ellenbogengelenk
2. Kugelgelenk
   z.B. Schulter- und Hüftgelenk
3. Eigelenk
   z.B. Handwurzelgelenk
4. Zapfengelenk
   z.B. Halswirbel
5. Sattelgelenk
   z.B. Daumengelenk
6. flaches Gelenk
7. straffes Gelenk.

Haften sind bindegewebige Nähte zwischen den Knochen, z.b. zwischen den einzelnen Schädelknochen.

Durch Bänder werden die einzelnen Skeletteile miteinander verbunden. **Bänder**

Diese Bänder bestehen aus faserigem Bindegewebe. Sie zeichnen sich durch ihre besondere Festigkeit aus.

Skelett

Eingeteilt wird das Skelett in Kopf, Rumpf und Gliedmaßen.

Die Gliedmaßen werden in obere und untere Gliedmaßen unterteilt. Die oberen Gliedmaßen (Oberarm, Unterarm, Hand) stehen durch den Schultergürtel, die unteren (Oberschenkel, Unterschenkel, Fuß) durch den Beckengürtel mit dem Rumpf in Verbindung.

Die oberen Gliedmaße unterteilen sich in Schultergürtel und obere Extremitäten. Der Schultergürtel wird gebildet durch das Schulterblatt (Scapula) und das Schlüsselbein (Clavicula). **Obere Gliedmaße**

Das Schulterblatt, zwischen der 2. bis 7. Rippe liegend, ist ein dreieckiger, flacher Knochen.

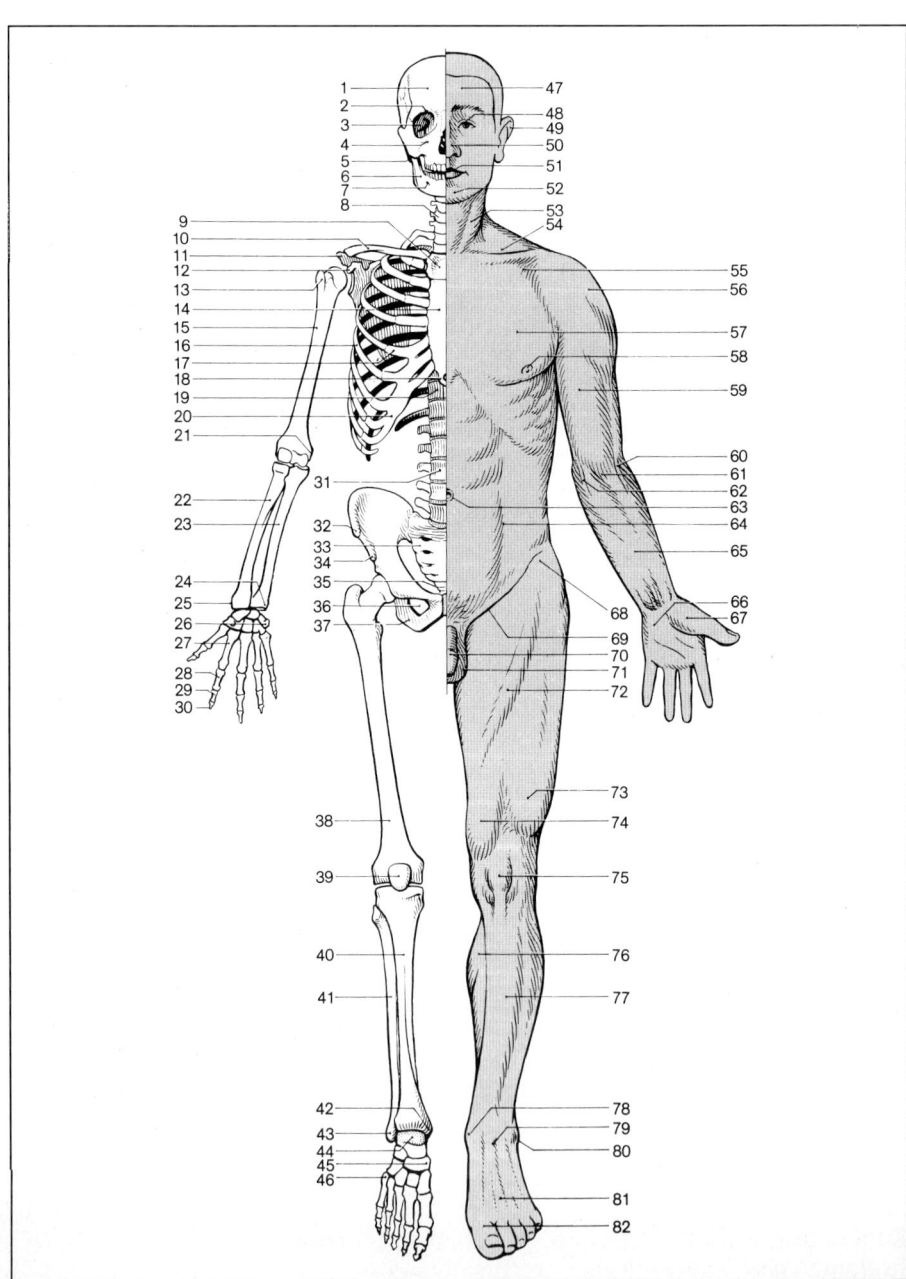

Abb. 16: *Übersicht über die Knochen und Gelenke mit gleichzeitiger Darstellung der Oberflächengestaltung des menschlichen Körpers.* 1 Stirnbein, 2 Loch oder Rinne im Oberrand der Augenhöhle für den Austritt der Stirnarterie und des Stirnnervs, 3 Augenhöhle, 4 Loch im Unterrand der Augenhöhle, 5 Warzenfortsatz seitlich am Hinterkopf, 6 Unterkieferast, 7 Kinnloch für den Austritt des Kinnervs, 8 Halswirbelsäule, 9 Brustbeingriff, 10 Schlüsselbein, 11 Schulterhöhe, 12 Rabenschnabelfortsatz, 13 großer Höcker des Oberarmbeins, 14 Brustbeinkörper, 15 Oberarmknochen, 16 Rippe, 17 Rippenknorpel, 18 Schwertfortsatz des Brustbeins, 19 Brustwirbelsäule, 20 Rippenbogen, 21 innerer Fortsatz am unteren Ende des Oberarmknochens, 22 Speiche, 23 Elle, 24 Griffelfortsatz der Elle, 25 Griffelfortsatz der Speiche, 26 Erbsenbein, 27 Mittelhandknochen, 28 Fingergrundglied, 29 Fingermittelglied, 30 Nagelglied des Fingers, 31 Lendenwirbelsäule, 32 vorderer oberer Darmbeinstachel, 33 Kreuzbein, 34 vorderer unterer Darmbeinstachel, 35 Steißbein, 36 Hüftbeinloch, 37 unterer Ast des Sitzbeins, 38 Oberschenkelknochen, 39 Kniescheibe, 40 Schienbein, 41 Wadenbein, 42 innerer Knöchel, 43 äußerer Knöchel, 44 Rolle des Sprungbeins, 45 Kahnbein mit Kahnbeinrauhigkeit, 46 Vorsprung des fünften Mittelfußknochens, 47 Stirn, 48 Oberlid, 49 Ohrmuschel, 50 Nasenrücken, 51 Oberlippe, 52 Kinn, 53 Muskelwulst des Kopfdrehers, 54 Schlüsselbeingrube der seitlichen Halsgegend, 55 Unterschlüsselbeingegend, 56 Muskelwulst des dreieckigen Muskels, 57 Muskelwulst des großen Brustmuskels, 58 Warzenhof, 59 Muskelwulst des zweiköpfigen Oberarmmuskels, 60 Relief der kopfwärts ziehenden Hautvene des Armes, 61 Sehne des zweiköpfigen Armmuskels, 62 Relief der Königsvene, 63 Nabel, 64 halbmondförmige Linie = äußerer Rand des Muskelwulstes des geraden Bauchmuskels, 65 Vorderarm, 66 Kleinfingerballen, 67 Daumenballen, 68 Relief des vorderen oberen Darmbeinstachels, 69 Leistenfurche, 70 männliches Glied, 71 Hodensack, 72 Muskelwulst des Schneidermuskels, 73 Muskelwulst des äußeren breiten Oberschenkelmuskels, 74 Muskelwulst des inneren breiten Oberschenkelmuskels, 75 Relief der Kniescheibe mit Kniescheibenband, 76 Wulst der Wadenmuskulatur, 77 innere Schienbeinfläche, 78 innerer Knöchel, 79 Sehnen der langen Zehenstrecker, 80 äußerer Knöchel, 81 Fußrücken, 82 Großzehe (aus: Faller, Der Körper des Menschen, Thieme-Verlag, Stuttgart).

Das Schlüsselbein, ein S-förmiger Knochen, ist auf der einen Seite mit dem Schulterblatt, auf der anderen Seite mit dem Brustbein gelenkig verbunden.

Die oberen Gliedmaße (Extremitäten) setzten sich **Arm** zusammen aus Oberarmknochen, Ellenbogengelenk, Unterarmknochen und Handgelenk.

Der Oberarmknochen (Humerus), ein Röhrenknochen, liegt halbkugelig in dem Schultergelenk. Elle (Ulna) und Speiche (Radius) sind die Knochen des Unterarmes. Das Ellenbogengelenk wird gebildet vom Oberarmknochen und von der Elle, während der Radius das Handgelenk bildet.

Hand

Aufgrund der Bewegungsmöglichkeiten nimmt die Anzahl der Knochen der Hand zu den Fingern hin zu. Die Hand besteht aus Handwurzel, Mittelhand und Fingergliedern. Man unterteilt die Hand in 8 Handwurzelknochen, 5 Mittelhandknochen und insgesamt 14 Fingerknochen.

Jeder Finger besitzt 3 Fingerglieder, der Daumen nur 2.

Man unterscheidet an der Hand eine sogenannte Beugefläche, den Handteller, und eine Streckfläche, den Handrücken.

Wirbelsäule

Die Wirbelsäule, bestehend aus 33–34 knöchernen Teilstücken, den Wirbeln, bildet die bewegliche Achse des Körpers. Sie befähigt den Menschen zu gerader Haltung und aufrechtem Gang.

Die menschliche Wirbelsäule setzt sich aus folgenden Wirbeln zusammen, ihre Bezeichnung beruht auf der jeweiligen Lage im Körper:

 7 Halswirbel
12 Brustwirbel
 5 Lendenwirbel
 5 Kreuzbeinwirbel
 4–5 Steißwirbel.

Zwischenwirbel

Die einzelnen Wirbel sind durch die knorpeligen Zwischenwirbelscheiben und durch Bandhaften elastisch miteinander verbunden. Die Zwischenwirbelscheiben bestehen aus hyalinem Knorpel. Im Alter sinkt natürlicherweise der Wassergehalt in den Zwischenwirbelscheiben; dadurch werden diese flacher; der Mensch, meist im hohen Alter, wird etwa 1–2 cm kleiner.

Jeder Wirbel besteht aus einem Wirbelkörper und einem Wirbelbogen, der das Wirbelloch umschließt. Die Gesamtheit der Wirbellöcher bilden den Wirbelkanal, der das Rückenmark und seine Hüllen beherbergt.

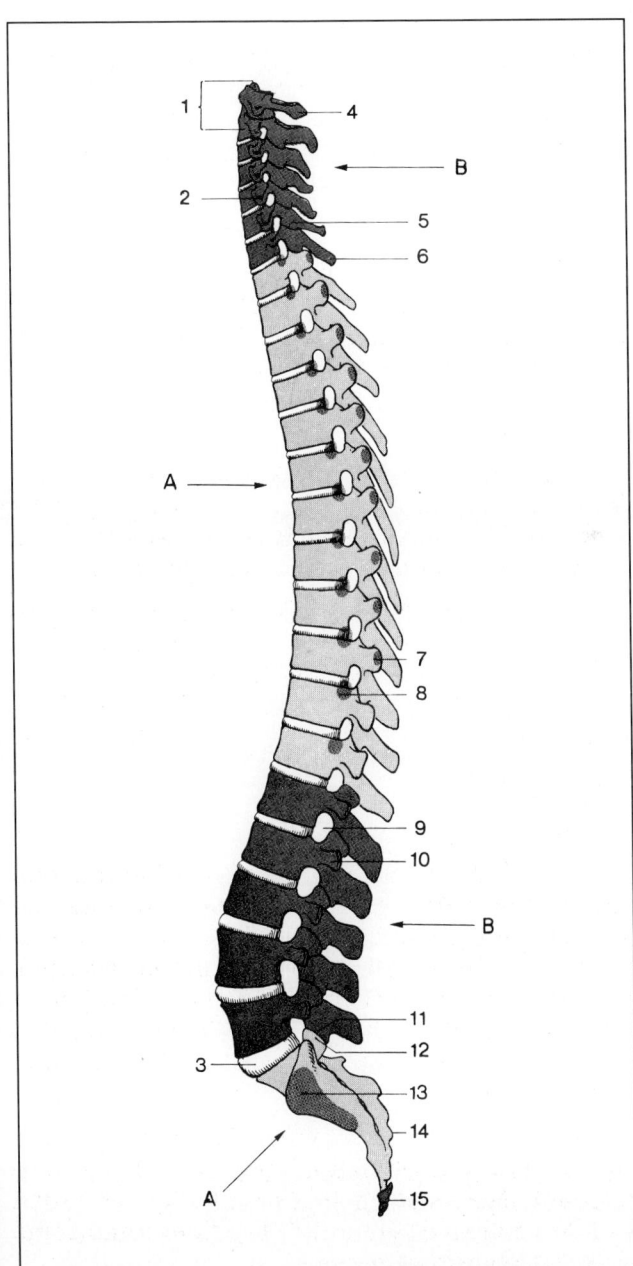

Abb. 17: *Seitenansicht der Wirbelsäule.* Dunkelgrau: Halswirbel und Lendenwirbel. Hellgrau: Brustwirbel und Kreuzbein. A Kyphose (Buckel nach hinten); B Lordose (Aushöhlung nach hinten). 1 Atlas (erster Halswirbel) und Axis (zweiter Halswirbel), 2 Loch für die Wirbelarterie, 3 Vorsprung zwischen fünftem Lendenwirbel und Kreuzbein, 4 hinterer Atlasbogen, 5 Zwischenwirbelgelenk, 6 Dornfortsatz, 7 Gelenkfläche am Querfortsatz für das Rippenhöckerchen, 8 Gelenkfläche am Wirbelkörper für den Rippenkopf, 9 Zwischenwirbelloch, 10 Querfortsatz eines Lendenwirbels, 11 unterer Gelenkfortsatz des fünften Lendenwirbels, 12 Gelenkfortsatz des Kreuzbeins, 13 Gelenkfläche des Kreuzbeins mit dem Darmbein, 14 mittlerer Kreuzbeinkamm, 15 Steißbein (aus: Faller; Der Körper des Menschen, Thieme-Verlag, Stuttgart).

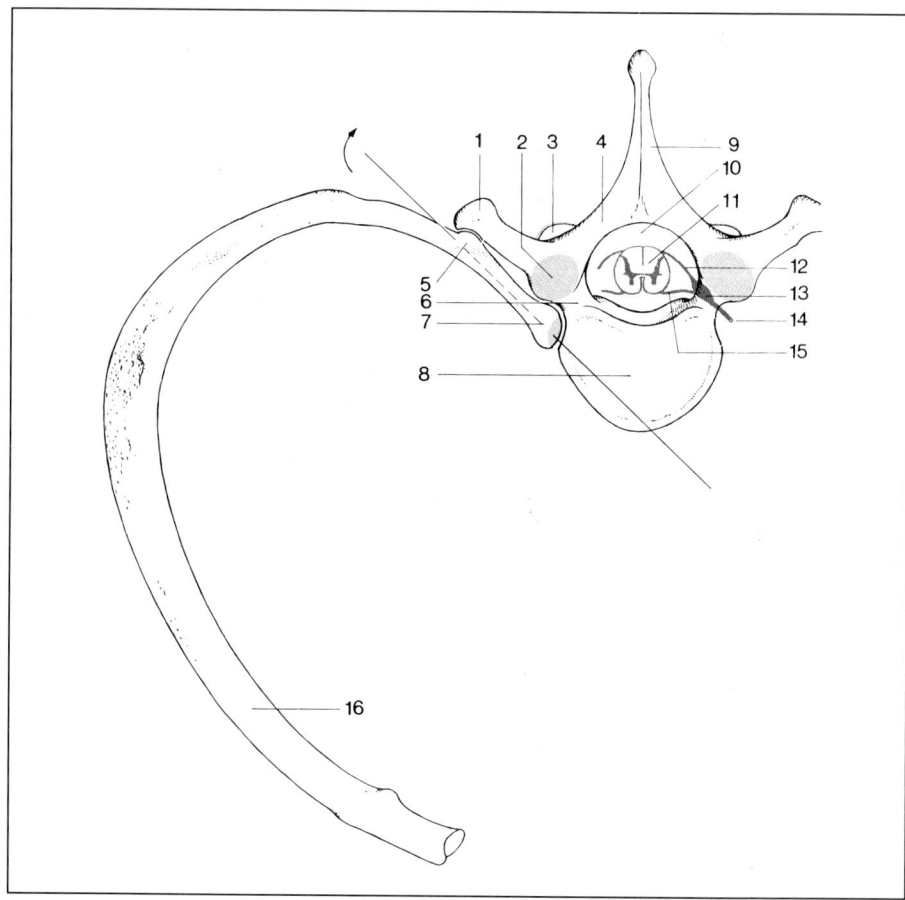

Abb. 18: *Brustwirbel mit Rippe, Rückenmarkquerschnitt und Rückenmarknerv.* 1 Querfortsatz, 2 Gelenkfläche des oberen Gelenkfortsatzes, 3 unterer Gelenkfortsatz, 4 Wirbelbogen, 5 Rippenhöckerchen, 6 Einschnitt, welcher das Zwischenwirbelloch bilden hilft, 7 Rippenkopf, 8 Wirbelkörper, 9 Dornfortsatz, 10 Wirbelloch, 11 Rückenmark, 12 hintere Wurzel des Rückenmarknervs, 13 Rückenmarkganglion, 14 Rückenmarknerv, 15 vordere Wurzel des Rückenmarknervs, 16 Rippe (aus: Faller, Der Körper des Menschen, Thieme-Verlag, Stuttgart).

Jeder Wirbelkörper weist einen Dornfortsatz, 2 Querfortsätze und 2 Gelenkfortsätze auf. Über die Gelenkfortsätze stehen die einzelnen Wirbel untereinander in Verbindung.

Die Größe der Wirbel ist abhängig von ihrer jeweiligen Lage und ihrer Belastung; so nimmt die Größe zur Mitte hin zu. Die Lendenwirbel sind am kräftigsten gebaut. Zwischen den einzelnen Wirbeln treten durch das Zwischenwirbelloch die Nerven des Rückenmarks hindurch.

Die 5 Kreuzbeinwirbel lassen keine der genannten Wirbelmerkmale mehr erkennen; sie sind zu einem kräftigen Knochen verschmolzen, dem Kreuzbein, ebenso die Steißbeinwirbel (Steißbein).

Die Wirbelsäule bildet mit den Rippen und dem Brustbein das Rumpfskelett.

Brustkorb

Der menschliche Brustkorb (Thorax) besteht aus 12 Rippenpaaren. Die oberen sieben Paare sind mit der Wirbelsäule und dem Brustbein verbunden. Die drei folgenden Rippenpaare erreichen nicht mehr das Brustbein, sondern schließen sich an die 7. Rippe an; man bezeichnet sie als falsche Rippen. Die letzten beiden Rippen enden frei in der Muskulatur.

Die Beweglichkeit der Rippen, wie Hebung und Senkung, dient der Atmung.

Ansonsten stellen die Rippen einen knöchernen Schutz der Brustorgane dar.

Untere Gliedmaße

Die Extremitäten werden untergliedert in Becken und Beine. Das Becken, aus drei miteinander verschmolzenen Knochenpaaren zusammengesetzt, hat die wichtige Aufgabe, die schweren Bauchorgane zu halten, damit sie durch den aufrechten Gang nicht nach unten gedrückt werden.

Rechts und links des Beckens liegt die Pfanne des Hüftgelenkes.

In dieser Gelenkpfanne liegt der Kopf des Oberschenkelknochens (Femur): dieser ist der größte Knochen des menschlichen Körpers.

Schienbein (Tibia) und Wadenbein (Fibula) bilden das knöcherne Gerüst des Unterschenkels, wobei das Schienbein bedeutend stärker ausgebildet ist.

Am Fuß unterscheidet man, ähnlich wie an der Hand, Fußwurzel, Mittelfuß und Zehen.

Fuß

Die Fußwurzel besteht aus 7 Fußwurzelknochen, der Mittelfuß aus 5 Mittelfußknochen und die Zehen aus 3 bzw. 2 Gliedern.

Das Kniegelenk wird gebildet aus dem unteren Ende des Oberschenkelknochens und dem Schienbeinkopf.

Die Kniescheibe (Patella) ist eine in die Sehnen der Streckmuskulatur eingelagerte Knochenplatte. Sie dient dem Kniegelenk als Schutz vor Verletzungen.

Schädel

Das Knochengerüst des Schädels wird gebildet durch den Gesichtsschädel, die Schädelbasis und den Gehirnschädel. Die einzelnen Schädelknochen sind durch Knochennähte untereinander verbunden. Die Schädelknochen: Stirnbein, Scheitelbein, Schläfenbein und Hinterhauptsbein umschließen und schützen das Gehirn. Durch das Hinterhauptsbein tritt das Rückenmark mit seinen Nerven und Blutgefäßen in den Wirbelkanal.

Die Schädelbasis enthält zahlreiche Öffnungen, durch die die Hirnnerven und Gefäße ein- bzw. austreten.

Der Gesichtsschädel umfaßt den Oberkiefer, den Unterkiefer mit den dazugehörigen oberen und unteren Zahnreihen. Hinzu kommen das Jochbein, das Nasenbein und das Gaumenbein. Zwei Tränenbeine bilden die Augenhöhlen.

Die knöcherne Scheidewand zwischen der Nasenhöhle wird gebildet von dem Pflugscharbein und einem Teil des Siebbeines. Durch das Siebbein ziehen die Riechnervenfasern zum Gehirn.

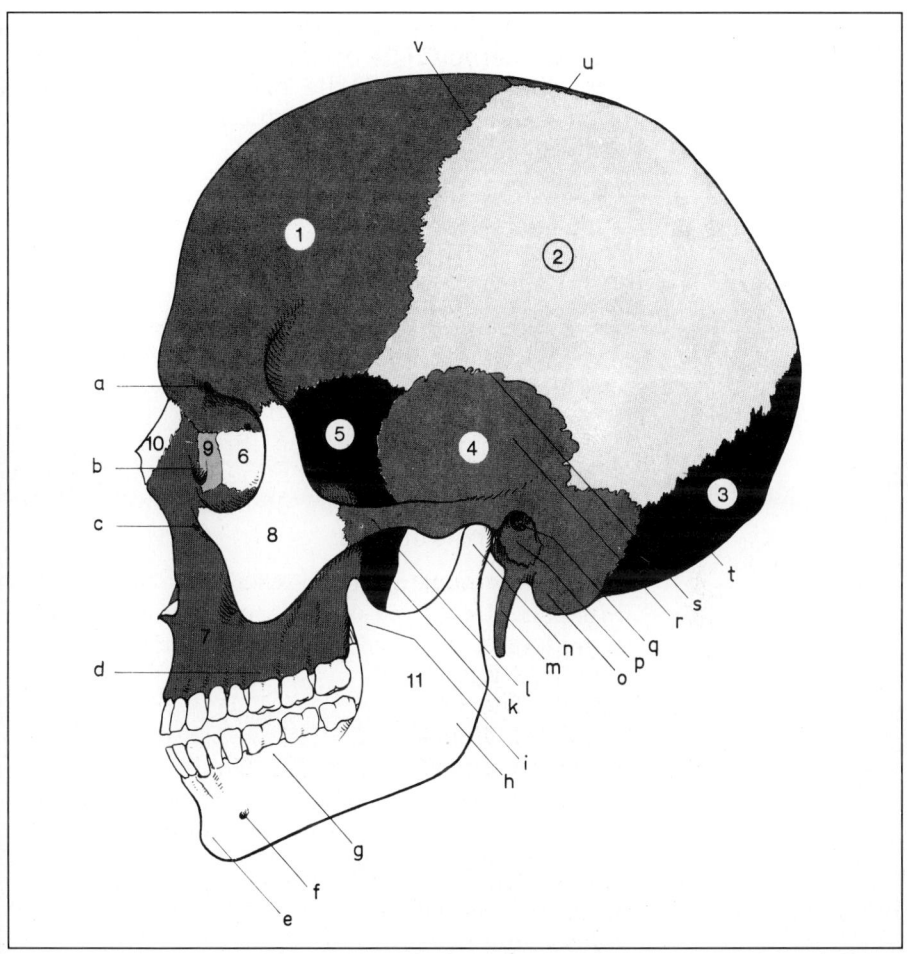

Abb. 19: *Schädel in Seitenansicht*. 1 Stirnbein, 2 Scheitelbein, 3 Hinterhauptschuppe, 4 Schläfenbein, 5 großer Keilbeinflügel, 6 Augenhöhlenlamelle des Siebbeins, 7 Oberkiefer, 8 Jochbein, 9 Tränenbein, 10 Nasenbein, 11 Unterkiefer; a Stirneinschnitt, b Grube für den Tränensack, c Infraorbitalloch, d zahntragender Fortsatz des Oberkiefers, e Kinn, f Kinnloch, g zahntragender Fortsatz des Unterkiefers, h Kieferwinkel, i Muskelfortsatz des aufsteigenden Kieferastes, k äußeres Blatt des Flügelfortsatzes, l Jochbogen, m dolchförmiger Fortsatz, n Gelenkfortsatz des aufsteigenden Kieferastes, o Warzenfortsatz, p Os tympanicum, q äußerer Gehörgang, r Schuppe des Schläfenbeins, s Schuppennaht zwischen Schläfenbeinschuppe und großem Flügel des Keilbeins und Scheitelbeins, t Lambdanaht zwischen Hinterhauptschuppe und den beiden Scheitelbeinen, u Pfeilnaht zwischen den beiden Scheitelbeinen, v Kranznaht zwischen Stirnbein und den beiden Scheitelbeinen (aus: Faller, Der Körper des Menschen, Thieme-Verlag, Stuttgart).

143

Der gesamte Gesichtsschädel schützt die Sinnesorgane und umhüllt die luftgefüllten Nasenhöhlen. Diese haben über die Nase eine Verbindung nach außen und sind mit Schleimhaut ausgekleidet.

Nicht zum Gesichtsschädel gehören die Gehörknöchelchen.

Muskulatur (aktiver Bewegungsapparat)

Muskeln haben die Fähigkeit, sich zusammenzuziehen (kontrahieren). Im Anschluß an die Muskelkontraktion erfolgt eine Muskelverkürzung, die Muskelerschlaffung. Neben ihrer mechanischen Arbeit haben sie eine wichtige Aufgabe bei der Wärmebildung im Körper und spielen eine Rolle bei der Blutzirkulation.

Die Skelettmuskulatur besteht aus zahlreichen Muskeln, die sich in ihrer Form und Größe unterscheiden.

Muskelgewebe hat, aufgrund seiner starken Durchblutung, eine tiefrote Farbe.

Durch zwei Sehnen ist der Muskel an dem jeweiligen Knochen befestigt. Die eine Befestigungsstelle nennt man den Ansatz der Sehne, die andere den Ursprung der Sehne.

Muskelgewebe

Der einzelne Muskel ist wie ein Organ aus verschiedenen Geweben aufgebaut.

Die menschliche Skelettmuskulatur besteht aus einem Bündel parallel angeordneter, langgestreckter Muskelzellen, auch als Muskelfaser bezeichnet.

Die einzelnen Muskelfasern setzen sich aus einer Vielzahl von Fibrillen (Muskelfäserchen) zusammen.

Unter dem Mikroskop zeigen die Fasern quer zur Längsachse verlaufende regelmäßig abwechselnde hellere und dunklere Streifen; daher stammt auch die Bezeichnung „quergestreifte Muskulatur".

Die Anordnung der Muskelfasern ist wichtig für die Arbeit des Muskels. Die Fasern verlaufen immer parallel und stehen untereinander nicht in Verbindung. Dadurch kann jede einzelne Faser sich kontrahieren. Zwischen den Muskelfasern liegen, eingebettet in lockeres Bindegewebe, die Kapillaren für die Blutversorgung.

Muskelfasern

Die Muskeln bestehen aus zwei Eiweißen, dem Actin und dem Myosin.

Während der Kontraktion rücken die Actinfilamente durch chemische Bindung an die Myosinfilamente einander näher. Hierdurch verkürzt sich der Muskel. Wie diese Kontraktion ausgelöst wird, ist nicht genau bekannt; sicher ist, daß Calcium dabei eine wichtige Rolle spielt. Die Energie für die Kontraktion stammt zum größten Teil aus dem im Muskel gespeicherten Glykogen.

Die Muskelkontraktion ist abhängig vom Nervensystem und den davon ausgehenden Reizen. Durchtrennt man die Nervenleitung, kontrahiert sich der Muskel nicht mehr: er ist gelähmt. Arbeitet ein Muskel nicht mehr, so atrophiert er, schrumpft und schwindet. Auf der anderen Seite kann sich aber auch der Muskel verstärken, wenn er mehr Arbeit leistet (Aktivitätshypertrophie). Die Skelettmuskulatur ist nie völlig entspannt. Selbst in einem erschlafften Muskel herrscht eine innere Spannung, die Ruhespannung oder der Muskeltonus.

Muskelkontraktion

Erkrankungen der Bewegungsorgane

Ein funktionierender Stoffwechsel des Knochens ist die Voraussetzung für seine Stützfunktion. Dieser Stoffumsatz im Knochen ist abhängig von der Durchblutung, die ihrerseits wieder beeinflußt

145

wird durch Bewegung und Belastung, vom Nervensystem, von der Funktion endokriner Drüsen, aber auch von Resorptions- und Ausscheidungsvorgängen im Darm. Die Grundsubstanz des Knochens setzt sich zusammen aus Eiweiß und den darin eingelagerten Mineralstoffen. Störungen des Mineralhaushaltes im Knochen rufen Erweichungen und Verbiegungen hervor. Ein gleichzeitiger Eiweißschwund führt zur Knochenatrophie (Osteoporose).

Atrophie und Dystrophie werden ausgelöst durch einen reduzierten Gewebsstoffwechsel und durch mangelnden Flüssigkeitsaustausch. Auslösende Faktoren sind: Inaktivität, Tumore, Entzündungen u.a.

Osteoporose

Die Osteoporose ist ein systemisch oder örtlich begrenzter Schwund des Knochengewebes. Mit zunehmendem Alter kommt es zu einem physiologischen Abbau. Das Gleichgewicht zwischen Ab- und Anbau im Knochen ist gestört, wobei die Substanzabnahme überwiegt.

Das Knochengewebe des älteren Menschen enthält weniger Mineralien und Eiweiße. Dieses Defizit ist bei Frauen nach der Menopause noch größer als bei Männern. Die Ursache für diese Vorgänge ist nicht endgültig geklärt. Man vermutet, daß der Entwicklung einer Osteoporose Störungen im Eiweiß-, aber auch im Mineralhaushalt zugrunde liegen.

Daß sich gerade bei Frauen die Knochenmasse in der Postmenopause um fast 25% verringert, könnte im Zusammenhang stehen mit der Keimdrüsenfunktion. Eine Verminderung der Östrogene und Androgene beeinflußt die Tätigkeit der am Aufbau des Knochengewebes beteiligten Zellen, den Osteoblasten.

Aber auch beim Morbus Cushing (s. Kap. Endokrines System) kann durch die herabgesetzte Eiweißsynthese und durch die vermehrte Glucocorticoidproduktion eine Osteoporose entstehen. Das gleiche gilt bei therapeutischem Cortisonmißbrauch.

Eine Mangelernährung oder eine gestörte Resorption der Mineralstoffe, z. B. bei chronischen Darmerkrankungen, können einen Knochenschwund auslösen. **Knochenschwund**

Begünstigend wirken auch muskuläre Mangelfunktionen, z. B. nach mehrwöchiger Ruhigstellung oder bei Nervenausfällen (Inaktivitätsosteoporose).

Die Atrophie des Knochens befällt das gesamte Skelett, allerdings in unterschiedlichem Ausmaß. In erster Linie ist die Wirbelsäule davon betroffen, dann folgen Becken und stammnahe Röhrenknochen. Dieses erklärt auch, warum ältere Menschen hinsichtlich der Wirbel- und Schenkelhalsfrakturen besonders gefährdet sind.

Die nachlassende Muskelkraft und das Zusammendrücken der vorderen Wirbelkörperteile führen zum typischen Altersrundrücken.

Die Patienten klagen über schnelle Ermüdung bei der Arbeit, aber auch nach längerem Sitzen, und über ziehende Schmerzen im Rücken.

Akute Wirbeleinbrüche im Bereich der Brustwirbelsäule lösen äußerst heftige Schmerzen aus, die in den Schultergürtel ausstrahlen können. Die Wirbelsäule ist steif und zeigt meist eine deutliche Kyphose, eine rückwärts gerichtete Krümmung der Wirbelsäule. Die Rückenmuskulatur atrophiert und enthält druckempfindliche Myogelosen (Ablagerungen des Muskelstoffwechsels). **Wirbeleinbruch**

Röntgenologisch läßt sich die veränderte Knochenstruktur durch die erhöhte Strahlendurchlässigkeit erkennen. Vor allem können feine Einrisse der Wirbelkörperdeckplatten und grobe Einbrüche hiermit erfaßt werden.

Die Behandlung der Osteoporose bleibt bis heute problematisch, da man die genaue Ursache nicht kennt.

Schmerztherapie

An erster Stelle steht wohl die Schmerztherapie. Sie bietet den Vorteil einer frühen Mobilisation und einer damit verbundenen Verkürzung der Inaktivität. Die medikamentöse Therapie umfaßt ansonsten eine Vielzahl von Substanzen wie: Östrogene, Calcium, Fluorid und Calcitonin. Östrogene müssen mit Beginn der Menopause langfristig gegeben werden, über einen Zeitraum von etwa 8–12 Jahren.

Da ältere Menschen nicht genügend Calcium mit der Nahrung aufnehmen, muß es substituiert werden. Calcium beeinträchtigt die Fluorresorption. Natriumfluorid und Calcium sollten deshalb tageszeitlich getrennt gegeben werden. Fluor aktiviert in diesem Fall die knochenaufbauenden Zellen (Osteoblasten). Calcitonin hemmt die Zellen, die den Knochen physiologisch abbauen, die Osteoklasten.

Bei einer Inaktivitätsosteoporose sind körperliches Training, leichte Massage und die Gabe von durchblutungsfördernden Medikamenten ratsam.

Osteomalazie

Die Ursache für die Entstehung einer Osteomalazie ist nicht genau bekannt; so kommen mehrere Möglichkeiten in Betracht. Da Vitamin D für die Einlagerung von Calcium in den Knochen verantwortlich ist, könnte ein Vitamin-D-Mangel bzw. eine ungenügende Sonnenexposition eine Ursache sein. (Das Provitamin D, eine inaktive Vorstufe des Vitamin D im menschlichen Körper, wird mit Hilfe des Sonnenlichtes in die aktive Form umgewandelt.)

Folge einer vermutlichen Mineralstoffwechselstörung ist eine Skelettveränderung mit unzureichender Mineralisation, die zur Knochenerweichung führt. Man nennt sie häufig die Rachitis des Erwachsenen.

Andere mögliche Ursachen wären Nierenerkrankungen (Niereninsuffizienz) und Erkrankungen der Verdauungsorgane, wie Malabsorptionssyndrome, Zirrhose u.a. Man kennt aber auch eine medikamentös bedingte Osteomalazie. Sie wird möglicherweise ausgelöst durch die Komplexbildung von Arzneimitteln mit Nährstoffen, in diesem Fall Calcium. Die Patienten klagen über Rückenschmerzen und über Schmerzen in den Beinen, vor allem bei Belastung. Im Röntgenbild ist die Knochendichte durch eine diffuse Knochenentkalkung vermindert. Die Patienten neigen zu Spontanfrakturen.

Die Therapie der Osteomalazie erfolgt mit Vitamin D und Gabe von Calcium, wobei auf eine toxische Überdosierung von Vitamin D zu achten ist.

Die primär chronische Polyarthritis wird häufig auch als rheumatische Arthritis oder als chronisch entzündlicher Gelenkrheumatismus bezeichnet.

Chronische Polyarthritis

Sie ist definiert als „entzündliche, nicht infektiöse, meist chronisch verlaufende Systemerkrankung des Bindegewebes. Sie befällt in erster Linie die Gelenke, fakultativ kann sie sich an verschiedenen Organen manifestieren." (E. Lang, 1989)

Frauen erkranken dreimal häufiger als Männer, wobei die Krankheit zwischen dem 45. und 55. Lebensjahr auftritt. Die altersbedingte chronische Polyarthritis tritt interessanterweise bei Männern häufiger auf.

Die Ursachen für die Entstehung einer chronischen Polyarthritis sind nach wie vor unbekannt. Man vermutet, daß Autosensibilisierungsprozesse dabei eine wichtige Rolle spielen. Die seit einigen Jahren beobachtete familiäre Häufigkeit deutet auf genetische Faktoren hin, die möglicherweise auf Krankheitsverlauf und Krankheitsempfindlichkeit einen Einfluß haben. Vermutlich wird durch ein bisher unbekanntes Antigen die Gewebsschädigung in Gang gesetzt.

Sogenannte Immunkomplexe setzen eine Entzündung in Gang. Das entzündliche Granulationsgewebe verursacht einen fortschreitenden Abbau des Knorpelgewebes und später sogar eine Zerstörung des angrenzenden Knochens.

Fehlstellungen

Im späteren Stadium schrumpft die Gelenkkapsel, die Verschwartung greift auch auf das Bindegewebe über. Die Folgen sind zunehmende Bewegungseinschränkung, Fehlstellung, Atrophie und Deformierung der Knochenanteile. Eine Instabilität und Fehlstellung der Gelenke wird dadurch verursacht, daß Sehnen und Bänder mit in den Krankheitsprozeß einbezogen werden. Andere Faktoren, wie Klima, körperlicher und psychischer Streß oder endokrine Faktoren, kommen möglicherweise als Verursacher in Frage.

Im Gegensatz zum rheumatischen Fieber sind bei der chronischen Polyarthritis in erster Linie die kleinen Gelenke befallen.

Die chronische Polyarthritis beginnt meist schleichend, mit Leistungsabfall, Gewichtsverlust, Appetitlosigkeit, vermehrter Schweißneigung und lokaler Steifigkeit am Morgen, aber auch akut mit subfebrilen Temperaturen und einem ausgeprägten Krankheitsgefühl.

Die chronische Erkrankung verläuft schubweise in vier Stadien.

Krankheits-Stadien

Stadium I (Frühstadium)

Es treten deutlich sichtbare und tastbare Gelenkschwellungen auf. Die Gelenkkapsel ist verdickt, wobei die Funktion aber erhalten bleibt. Betroffen sind in erster Linie das Fingergrund- und das -Mittelgelenk. Beim Händedruck geben Patienten Schmerzen an. Das Schließen der Hand zur Faust ist morgens schmerzhaft und häufig erst nach

Stunden möglich. Häufig klagt der Patient auch über nächtliche Schmerzen.

Im Frühstadium können auch die Hand- und Kniegelenke befallen sein.

Röntgenologisch weist das Frühstadium nur eine gelenknahe Weichteilschwellung auf.

Stadium II (mäßig fortgeschrittenes Stadium)

Die Beweglichkeit der Gelenke ist durch die vermehrte Bindegewebsproliferation eingeschränkt. Gleichzeitig kommt es zu einer Atrophie der Muskulatur und einer Entzündung der Sehnenscheiden.

Stadium III (fortgeschrittenes Stadium)

Der Bewegungsumfang der Gelenke ist eingeschränkt. Durch die fortschreitende Knochendestruktion und die verstärkte Muskelatrophie ist der Patient erheblich behindert. **Knochendestruktion**

Typische Deformationen und Fehlstellungen treten an Finger- und Daumengelenken auf, aber auch an Ellenbogen-, Knie-, Hand- und Sprunggelenken.

Stadium IV (Endstadium)

Das Endstadium der chronischen Polyarthritis ist gekennzeichnet durch eine schmerzhafte Versteifung der Gelenke (Ankylose), z.B. an Fingergrundgelenken und am Kniegelenk. Diese Versteifung ist mit einer sehr starken Achsabweichung (Fehlstellung) verbunden. Gelenksteife bedeutet für viele Patienten eine weitgehende Invalidität.

Bei einer Vielzahl der Patienten werden Rheumaknoten beobachtet. Dabei handelt es sich oft um walnußgroße, schmerzlose, unter der Haut liegende Knoten. Sie können verschwinden und wieder auftauchen. Rheumaknoten liegen häufig an **Rheumaknoten** der Streckseite des Ellenbogens, finden sich aber auch an inneren Organen wie Lunge, Pleura und Herz.

Im späteren Stadium der chronischen Polyarthritis erfolgt eine Organmanifestation. Folgende Organe sind davon betroffen: Augen (Skleritis), Leber (Hepatitis), Herz und Lunge.

Die Diagnose der chronischen Polyarthritis ist nicht immer ganz eindeutig. In 80 % der Fälle kann laborchemisch ein Rheumafaktor nachgewiesen werden. Rheumafaktoren sind Autoantikörper gegen Gammaglobuline.

Rheuma-Test

Die bekanntesten Nachweisverfahren sind der Latex-Rheumafaktor-Tropfentest und der Waaler-Rose-Test; wobei der letztere spezifischer ist. Beide Teste sind bei bestehender chronischer Polyarthritis positiv.

Die sicherste Diagnose bei Verdacht auf eine chronische Polyarthritis kann nur durch röntgenologische Untersuchungen erfolgen. Röntgenologisch erkennbar bei der chronischen Polyarthritis ist eine Osteoporose, eine Weichteilschwellung, eine Verschmälerung des Gelenkspaltes und die zunehmende destruktive Knochenveränderung.

Therapie

Die Therapie der chronischen Polyarthritis umfaßt sowohl medikamentöse als auch physikalische Maßnahmen. Eine Basistherapie mit Goldsalzen oder Penicillaminen ist nur dann einzusetzen, wenn an der Diagnose kein Zweifel besteht. Sie gelten als immunsuppressive Substanzen und greifen direkt in den Krankheitsprozeß ein. Sehr häufig haben diese Medikamente Nebenwirkungen: an erster Stelle steht wohl hier die Magenunverträglichkeit.

Nur wenn mit den Antirheumatika kein ausreichender symptomatischer Effekt erreicht wird, können Steroide (Cortison) oral als Stoßtherapie verabreicht werden. Steroide bewirken eine Entzündungshemmung, verbunden mit einer Schmerz-linderung. Sie bewirken auch eine Hemmung der Immunreaktion (Immunsuppression).

Die physikalische Therapie besteht in einer lokalen Kälte- oder Wärmebehandlung. Das wirksamste Mittel bei akuten Schmerzen ist die Anwendung von Kälte in Form von Eiswickeln oder Eispackungen.

Auch eine aktive und passive Bewegungstherapie selbst im hochakuten Stadium ist zur Verhütung von Kontrakturen äußerst wichtig.

Die Bechterewsche Erkrankung tritt in der Regel herdförmig an mehreren Stellen der Wirbelsäule auf und verbreitet sich an dieser entlang.

Morbus Bechterew

Pathologisch findet sich eine der chronischen Polyarthritis weitgehend identische Entzündung der kleinen Wirbelgelenke mit Ergußbildung, Entwicklung von Granulationsgewebe und Zerstörung des Gelenkknorpels.

Dadurch entwickelt sich eine langsam zunehmende Einsteifung der Gelenke und der Längsbänder der Wirbelsäule. In schweren Fällen werden große, später auch kleine Extremitätengelenke mit einbezogen. Männer sind viermal häufiger davon betroffen als Frauen. Der Krankheitsbeginn liegt zwischen dem 20. und 30. Lebensjahr. Die Patienten klagen über Fersenschmerzen und retrosternale Schmerzen. Mit zunehmendem Verlauf der Krankheit versteift sich die Wirbelsäule zu einer starken Kyphose. Durch diese starr fixierte Körperhaltung wird die Atmung enorm eingeschränkt.

Kyphose

Es besteht sehr häufig eine jahrelange Latenzzeit zwischen röntgenologischen Veränderungen und klinischen Symptomen. Zu den therapeutischen Maßnahmen gehören regelmäßige mobilisierende Bewegungsübungen (Bechterew-Gymnastik), Atemtherapie und Massagen.

**Morbus Paget
(Ostitis
deformans)**

Früher wurde diese Krankheit zu den entzündlichen Erkrankungen gerechnet, doch konnte bis heute eine infektiöse Ursache nicht bewiesen werden.

Am häufigsten davon betroffen sind Männer ab dem 40. Lebensjahr.

Die chronische Erkrankung verläuft schleichend mit einem herdförmigen, schubweise fortschreitenden Knochenumbau. Er führt zu Verdickungen und Verbiegungen und vermindert die Belastungsfähigkeit. Durch die Verdickung der Schädelkalotte „paßt dem Patienten der Hut nicht mehr". Klinisch zeigt sich die Krankheit durch ziehende Schmerzen, Klopfempfindlichkeit, Kopfschmerzen, Hör- und Sehsymptome, Hirndrucksymptome und Spontanfrakturen.

Eine Differentialdiagnose ist nur röntgenologisch möglich. Auf dem Röntgenbild ist eine Verdickung einzelner Knochen wie Tibia, Femur und Beckenknochen erkennbar. Das histologische Präparat zeigt eine für die Krankheit charakteristische Mosaikstruktur des Knochens. Etwa 10 % der Fälle können maligne entarten.

Die Behandlung erfolgt in erster Linie durch orthopädisch-technische Mittel, um den befallenen Knochen zu schützen und Haltungsschäden zu korrigieren.

Degenerative Gelenkerkrankungen

Arthrosen

Arthrosen sind nicht entzündliche Gelenkerkrankungen. Sie entwickeln sich als Reaktion auf ein Mißverhältnis zwischen Leistungsfähigkeit und Beanspruchung der befallenen Gelenke.

Voraussetzung für die Entstehung einer Arthrose ist eine Schädigung des Gelenkknorpels bei noch erhaltener Beweglichkeit des Gelenks.

Die Einteilung der Arthrosen erfolgt in primäre und sekundäre. Bei der primären Arthrose ist im Gegensatz zur sekundären die Krankheitsursache bekannt.

Die Arthrose ist nicht nur eine Erkrankung der älteren Jahrgänge, auch Jugendliche können durch entsprechende Vorschäden davon betroffen sein.

Eine Schädigung des Knorpels kann verschiedene Ursachen haben:

1. konstitutionelle Minderwertigkeit des Gelenkknorpels
2. Über- und Fehlbelastung infolge unphysiologischer Gelenkstellung (X-Beine)
3. Gelenkentzündungen
4. Störungen einiger Drüsenfunktionen (Schilddrüse, Hypophyse)
5. Überbelastung durch Adipositas.

Fehl- und Überbelastung sind wohl die häufigste Ursache für die Entstehung einer Arthrose. Die Arthrose kann ein oder mehrere Gelenke befallen, große Extremitätengelenke werden am häufigsten betroffen.

Knorpeldefekte, Knorpelverluste und Knorpelumbau sowie sekundäre als auch primäre Knochenveränderungen führen zu Gelenkdeformierungen.

Knorpeldefekte

Im Gegensatz zu entzündlichen Erkrankungen kommt es bei der Arthrose nie zu einer knöchernen Gelenksteifigkeit. Die Patienten klagen über Steifigkeit und Schmerzen bei Bewegungen und Belastung. Diese Schmerzen sind zum größten Teil witterungsabhängig. In den meisten Fällen treten die Schmerzen erst bei den ersten Bewegungen nach Ruhe auf, sogenannte „Anlaufschmerzen". Wenn das kranke Gelenk einmal „eingelaufen" ist, schwinden häufig die Beschwerden und treten erst später bei Ermüdung wieder auf.

Gerade an den Beingelenken können Schmerzen zur Bewegungseinschränkung mit Fehlstellung zur allmählichen Instabilität führen. Gelenke, die am meisten von einer Arthrose betroffen sind, sind das Kniegelenk (Gonarthrose) und das Hüftgelenk (Koxarthrose).

Koxarthrose

Das Röntgenbild zeigt die charakteristischen Knochenwucherungen an der Knorpelknochengrenze, Verdichtungen und eine Verschmälerung des Gelenkspaltes. Bei der Behandlung steht die physikalische Therapie im Vordergrund. Eine medikamentöse Therapie dient der Schmerzbekämpfung. Als konservative Maßnahme steht die Wärmetherapie in Form von Heizkissen, Moor- und Fangopackungen u. a. im Vordergrund. Wärme wird hier als schmerzlindernd empfunden. Percutan verabreichte Medikamente, wie Bienengift, Ameisensäure, Histaminsalbe, können in gelegentlichen Fällen wirksam sein. Bei sehr schmerzhaften Arthrosen kommt eine gezielte Lokalbehandlung in Frage. Hierbei werden Gaben von Lokalanästhetika gegebenenfalls mit Cortisonpräparaten injiziert. Bei einer Injektion direkt in das Gelenk besteht jedoch immer die Gefahr einer Gelenkinfektion.

Krankengymnastische Übungen und Massagen fördern die Durchblutung der Muskulatur und des Gelenkes mit dem Ziel, die Gelenkfunktion zu erhalten.

Oft kann gerade auch bei älteren Menschen die Benutzung von Gehhilfen zu einer Entlastung der betroffenen Extremitäten beitragen.

Operative Eingriffe kommen heute vor allem zur Wiederherstellung der Gebrauchsfähigkeit des betroffenen Gelenkes zur Anwendung.

Tumorerkrankungen der Knochen

Osteom

Das Osteom ist ein gutartiger Tumor aus reifem Knochengewebe. Es kommt zu einer langsam wachsenden Formation stark verdichteten Knochengewebes, die von Osteoblasten (Knochenzellen) ausgeht.

Die Geschwulst, meist von rundlich-ovaler Gestalt, ist höckerig und klein. Beschwerden treten nur auf infolge von Verdrängungserscheinungen anderer Strukturen.

Der Tumor findet sich in Schädelknochen, wie Stirnhöhle, Siebbeinzellen, Kieferhöhle, Nasenhöhle, Keilbeinhöhle, Schädeldach; vereinzelt auch im Schulterblatt, Wirbelkörper und Darmbeinschaufel.

Der Altersgipfel für die Entstehung von Osteomen liegt zwischen dem 21. und 40. Lebensjahr. Nebenhöhlenosteome treten häufig bei Männern auf; Schädeldachosteome dagegen häufiger bei Frauen.

Osteome führen zu einer Kompression der Nachbarorgane, Verlegung der Nebenhöhlen, Verdrängung des Auges.

Je nach Lage des Osteoms finden sich folgende Symptome:

– rhinologische und ophtalmische Störungen
– kaufunktionelle Störungen
– kosmetische Entstellung bei
  Schädeldachosteomen.

Auf dem Röntgenbild zeigen sich verdichtete Strukturen als scharf begrenzte Kugelschatten.

Die Therapie der Wahl ist je nach entsprechender Symptomatik die operative Entfernung des Osteoms.

Gerade bei älteren Menschen mit Skelettgeschwülsten muß auch an die Möglichkeit gedacht werden, daß es sich um Knochenmetastasen handelt. Es finden sich hier häufiger Skelettmetastasen als Primärtumore des Bewegungsapparates.

Metastasische Knochenkarzinome

Skelettmetastasen finden sich immer im Knochenmark.

Tumorzellen des Primärtumors, z. B. bei einem Mammakarzinom, gelangen über den Blutweg in den Knochen und breiten sich hier unter günstigen Ansiedlungsbedingungen aus.

Die Strömungsgeschwindigkeit des Blutes ist in den Sinusräumen des Knochenmarks gering, so daß die Tumorzellen sich hier festsetzen können. Die Struktur im Inneren des Knochenmarks wird durch die Metastase schnell verdrängt.

Im Röntgenbild zeigen sich unscharfe Aufhellungen. Wirbelzusammenbrüche und Spontanfrakturen sind nicht selten.

Viele maligne Tumore bilden Knochenmetastasen.

Metastasen

Die Metastasierung ist nicht nur von der Tumorart abhängig, sondern auch vom Metastasierungsweg (lymphogen, hämatogen).

Gefäß- und Durchblutungsverhältnisse im Tumorbereich spielen aber auch für die Metastasierung eine wichtige Rolle.

Fast jeder maligne Tumor kann in den Knochen metastasieren. Es gibt aber bestimmte Tumore, die besonders dazu neigen, Skelettmetastasen zu bilden.

Die Skelettmetastasen finden sich in bestimmten Knochen, vorzugsweise in:

Wirbelsäule	70 %
Femur	50 %
Humerus	17 %
Rippen	10 %
Schädelkalotte	9 %
Becken	9 %
Schultergürtel	6 %
Schädel	3 %
Tibia	1 %

Behandelt werden Knochenmetastasen durch Bestrahlung, Zytostatika oder gegebenenfalls durch Operationen. Die Therapie richtet sich nach der Art des Primärtumors.

Traumatologie

Frakturen

Kinder, Jugendliche und vor allem ältere Menschen über 65 Jahren erleiden die meisten Unfälle.

Der hohe Prozentsatz an Unfällen älterer Menschen liegt nicht nur in der Tatsache begründet, daß die Zahl der älterwerdenden Menschen zunimmt. Sehr häufig ist unsere Umgebung (Verkehr), Straßen, öffentliche Plätze, nicht oder nur unzureichend dem älteren Menschen angepaßt.

In erster Linie handelt es sich bei älteren Menschen um Sturzunfälle.

Für die Frakturbehandlung des älteren Menschen gilt die möglichst frühe Wiederherstellung der Mobilität; deshalb steht eine Operation hier auch an erster Stelle.

Die Osteoporose, fast bei jedem alten Menschen mehr oder weniger ausgeprägt, begünstigt das Entstehen von Frakturen.

Schenkelhalsfrakturen (Oberschenkelhalsbrüche) sind die häufigsten Brüche bei älteren Menschen, insbesondere bei Frauen.

Schenkelhalsbruch

Der typische Unfallmechanismus ist ein Sturz auf die Füße oder auf das Knie. Direkte Brüche entstehen nur durch Gewalteinwirkung.

Es wird zwischen einer medialen und einer lateralen Schenkelhalsfraktur unterschieden.

Die mediale Fraktur verläuft entlang des Gelenkkopfes. Bei der lateralen Fraktur verläuft die Bruchlinie trochanternahe, d. h. am oberen Teil des Oberschenkelknochens.

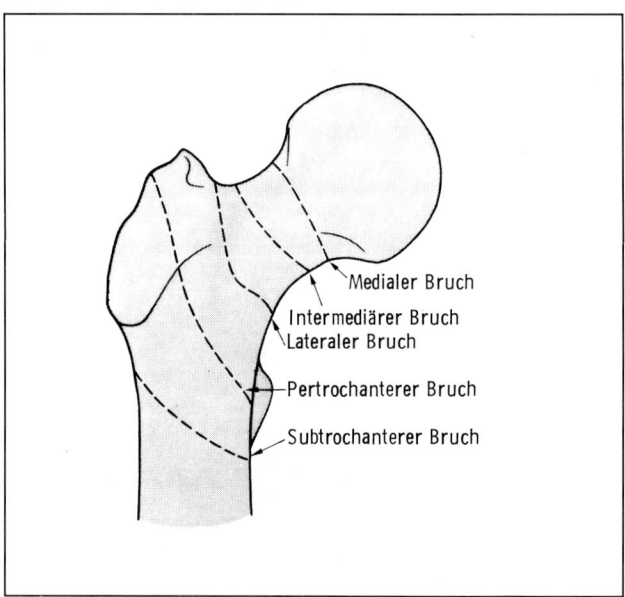

Abb. 20: *Frakturen am hüftnahen Oberschenkel*
(aus: M. Reifferscheid, S. Weller, Chirurgie,
Thieme-Verlag, Stuttgart).

Bei einer Abduktionsfraktur bilden die Bruchstücke einen offenen Winkel nach außen. Diese
Brüche sind stabil, die Gelenkfunktion ist oft noch
gut. Von dem Patienten wird ein Spannungs- und
Klopfschmerz am Hüftgelenk empfunden. Bei einer Adduktionsfraktur bilden die Bruchstücke einen nach innen offenen Winkel.

Bei älteren Menschen muß, um Komplikationen zu
vermeiden, sofort operiert werden. Das gebräuch-
lichste Operationsverfahren bei über 65jährigen
ist die Totalendoprothese.

Rippenbrüche

Komplikationen bei Schenkelhalsfrakturen sind
Hüftkopfnekrose, Schenkelhalspseudoarthrose,
Thrombosen und die (Fett-)Embolie. Nicht selten
finden sich bei älteren Menschen Rippenbrüche
ohne äußere Gewalteinwirkung. Allein durch Husten kann der poröse Rippenknochen brechen. Bei

atemabhängigen Brustschmerzen sollte immer die Ursache abgeklärt werden.

1. Aus wieviel Wirbeln besteht die menschliche Wirbelsäule?
2. Wodurch sind die einzelnen Wirbel miteinander verbunden?
3. Was befindet sich in dem Wirbelkanal?
4. Welche Aufgaben haben die Rippen?
5. Wie ist die Skelettmuskulatur aufgebaut?
6. Wodurch entsteht die Osteoporose?
7. Wie kann die Osteomalazie behandelt werden?
8. In welchen Stadien verläuft die chronische Polyarthritis?
9. Wie wird die chronische Polyarthritis behandelt?
10. Welche Schädigungen gehen meistens einer Arthrose voraus?

Wiederholungsfragen

Niere und ableitender Harnapparat

Anatomie und Physiologie

Die Nieren und ableitenden Harnwege erfüllen wichtige Aufgaben: Sie sind für die Konstanterhaltung von Volumen und die Zusammensetzung der extrazellulären Flüssigkeit verantwortlich. Sie scheiden Stoffwechselprodukte aus und regulieren die Körperflüssigkeiten. Zu den Harnorganen gehören:

1. die Nieren, harnbereitendes Organ
2. Harnleiter (Ureter), harnleitendes Organ
3. Harnblase, Harnbehälter
4. Harnröhre (Urethra)

Nieren

Die Nieren sind retroperitoneal gelegen (hinter der Bauchhöhle). Das außen glattwandige Organ liegt einerseits auf der Höhe des 11.–12. Brustwirbels (links) und andererseits auf der Höhe zwischen dem 2. und 3. Lendenwirbel (rechts). Vor der rechten Niere liegen Teile des Dickdarms, das Duodenum und die Leber, vor der linken Niere der Magen und das Pankreas.

Die Nieren haben eine bohnenförmige Gestalt, ihre Form kann jedoch erheblich schwanken (Länge 10–14 cm, Breite 4–6 cm, Gewicht 120–150 g).

Auf den Nieren sitzen kapuzenartig die beiden Nebennieren (s. Kap. Endokrinologie).

In dem Nierenhilus liegen – von vorne gesehen – hintereinander die Nierengefäße (Venen und Arterien) und der Harnleiter (Ureter). **Nierenhilus**

163

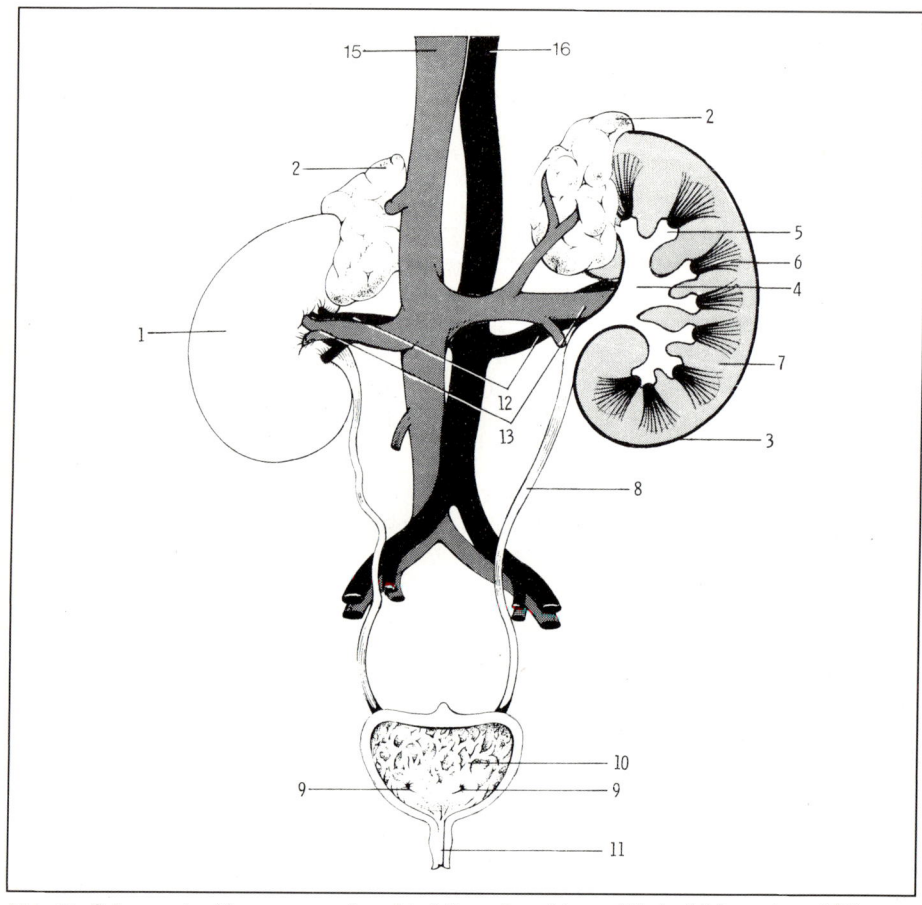

Abb. 21: *Schema der Harnorgane.* 1 rechte Niere, 2 rechte und linke Nebenniere, 3 Nieren-kapsel, 4 Nierenbecken, 5 Nierenkelch, 6 Markpyramide, 7 Nierenrinde, 8 Harnleiter, 9 Einmündung der Harnleiter in die Harnblase, 10 Harnblase, 11 Harnröhre, 12 rechte und linke Nierenarterie, 13 rechte und linke Nierenvene, 15 Lebervene, 16 Beckenschlagader (aus: Krankenpflegehilfe, Thieme-Verlag, Stuttgart).

Fixiert werden die Nieren durch die Blutgefäße und durch lockeres Bindegewebe.

Beide Nieren sind von einer Fettkapsel umgeben (Capsula adiposa). Zwischen dem Organ und der Fettumlagerung liegt eine derbe Bindegewebs-kapsel.

Die Niere ist eine zusammengesetzte tubulöse Drüse; jedes Harnkanälchen mündet in einem Bläschen, der „Bowmanschen Kapsel". Makroskopisch läßt sich an der Niere eine Mark- (Medulla) und eine Rindenschicht (Cortex) unterscheiden.

In der Marksubstanz verlaufen die geraden Anteile der Nierenkanälchen und die Sammelrohre. Das Nierenmark wird von 7 bis 20 kegeligen Körpern, den Nierenpyramiden, gebildet. In diesen Pyramiden liegen die Sammelrohre. Die Pyramidenspitze bildet die Nierenpapillen, welche sich in den Nierenkelch öffnet. Die Rindensubstanz umhüllt gleichsam die Grundfläche der Pyramiden.

Nephrone

In der Rinde erkennt man zwischen den Markstrahlen feine Blutpünktchen, die Nierenkörperchen (Malpigische Körperchen). Die kleinste Bau- und Arbeitseinheit des Nierenparenchyms ist das Nephron, welches durch ein reiches Gefäßsystem versorgt wird. Zur Harnbereitung enthält jede Niere etwa 1 Mio. Nephrone. Das Nephron unterteilt sich in zwei Abschnitte:

1. Nierenkörperchen
2. Harnkanälchen, die Tubuli.

Mehrere Nephrone sind an ein gemeinsames Sammelrohr angeschlossen und münden in das Nierenbecken.

Die größte physiologische Bedeutung im Rahmen einer Filterfunktion hat das Nierenkörperchen. An ihm lassen sich zwei Baueinheiten unterscheiden:

1. das Glomerulum
2. die Bowmansche Kapsel.

Glomerulum

Das Glomerulum, ein Knäuel von Gefäßen, besteht aus etwa fünfzig parallel geschalteten Kapillarschlingen. Diese stehen am sogenannten Gefäßpool mit einer zuführenden und einer wegführenden Arteriole (Gefäß) in Verbindung. Das gesamte

165

Blut durchfließt das Glomerulum. Aufgabe des Glomerulums ist es, das Blut zu filtrieren. Die glomerulären Schlingen sind in einer Hülle, der Bowmanschen Kapsel, eingeschlossen. Darin wird das filtrierte Blut aus dem Glomerulum als Ultrafiltrat aufgefangen. Im Glomerulum entsteht durch Ultrafiltration der Primärharn. Mit dem unteren Teil der Bowmanschen Kapsel, dem Harnpol, beginnt das Nierenkanälchen (der Nierentubulus). Dieser ist nicht als Ausführungsgang zu verstehen; sondern es handelt sich hierbei um einen komplizierten Apparat zur qualitativen und quantitativen Veränderung des im Glomerulum entstandenen Primärharns.

Primärharn

Etwa 30–40mal am Tag durchfließt die Gesamtblutmenge des Organismus die Nieren. Daraus werden etwa täglich 180 Liter Primärharn durch die glomeruläre Filtration produziert.

Durch Rückresorption und Sekretion dieses Primärharnes entstehen in dem Tubulusapparat der Nieren der definitive Harn, etwa 1,5 Liter pro Tag.

In den einzelnen Tubulusabschnitten: Hauptstück (proximaler Tubulus), Überleitungsstück, Henlesche Schleife, Mittelstück (distaler Tubulus), Verbindungsstück, erfährt der Primärharn eine qualitative und quantitative Veränderung. Das gesamte Tubulussystem ist 3–4 cm lang. In den o.g. Abschnitten findet eine Rückresorption von Wasser, Glucose, Natrium u.a. Stoffen statt.

Ein Teil des Tubulussystems (die Henlesche Schleife und der proximale Tubulus) ragt in das Nierenmark. Die sich daran anschließenden Sammelröhren gehören nicht mehr zum Tubulussystem; sie vereinigen sich und münden auf den Nierenpapillen. Von hier wird der Harn an die Nierenkelche, eine Verzweigung des Nierenbeckens, abgegeben.

Physiologie der Nieren

Hauptaufgabe der Nieren ist es, den Wasser- und Elektrolythaushalt zu regulieren; dadurch werden

Osmolarität (verschiedene Konzentrationen) und Volumen des Extrazellulärraumes konstant gehalten.

Zusätzlich werden über die Nieren Endprodukte des Stoffwechsels ausgeschieden, z.B. Harnstoff, Harnsäure. Gleichzeitig können aber wertvolle Blutbestandteile durch die Nieren rückresorbiert werden, z.B. Glucose, Aminosäuren. Die Niere übernimmt wichtige Aufgaben im Eiweißstoffwechsel (Proteinabbau), Kohlenhydratstoffwechsel (Gluconeogenese) und ist außerdem Produktionsort wichtiger Hormone, z.B. Prostaglandine, Renin, Erythropoetin.

Der Körper des Menschen enthält etwa 65 % Flüssigkeit. Durch ständige Flüssigkeitsaufnahme und -abgabe wird die Flüssigkeitsmenge konstant gehalten. Werden größere Mengen an Flüssigkeit aufgenommen, so vergrößert sich der extrazelluläre Raum, und der hier vorhandene osmotische Druck sinkt. Hohe Wasserverluste, z.B. durch Schwitzen, vermindern den extrazellulären Flüssigkeitsraum, und der osmotische Druck steigt an; ebenso nach salzhaltigen Speisen.

Durst

Durstgefühle werden ausgelöst durch akuten Flüssigkeitsmangel und einen damit verbundenen erhöhten osmotischen Druck. Bei einem Flüssigkeitsüberschuß, z.B. durch viel Trinken, werden über die Nieren vermehrt Wasser und Elektrolyte ausgeschieden. Flüssigkeitsaufnahme und Flüssigkeitsabgabe müssen sich in einem Gleichgewicht befinden.

Der größte Teil der Flüssigkeiten wird über die Nieren abgegeben, ein geringer Teil über Atmung, Haut und Stuhl. Pro Tag fließen etwa 1700 Liter Blut durch die Nieren. Durch ein Druckgefälle (Filtrationsdruck) wird in den Nephronen die Kapillarflüssigkeit filtriert.

Wie schon erwähnt, nennt man die abfiltrierte Flüssigkeit den Primärharn. Aus 1700 Liter Blutflüssigkeit werden täglich 180 Liter Primärharn gebildet. Da die tägliche Flüssigkeitsausscheidung etwa 1,5 Liter Harn beträgt, müssen 99 % des Primärharns wieder resorbiert werden. Dieses geschieht in dem Tubulussystem der Nieren.

Harnbildung

Zwei Prozesse sind an der Harnbildung in den Nieren beteiligt:

1. Filtration
   Die Filtration ist druckabhängig und hängt von der Durchlässigkeit der Glomerulumkapillaren für Moleküle ab.
   (Molekulargewicht 5000)
2. Resorption
   Die Resorption verschiedener Stoffe findet im Tubulussystem der Nieren statt. Wichtige Stoffe, wie Glucose, Wasser, Elektrolyte, aber auch Harnstoff, werden aus dem Primärharn rückresorbiert.

Rückresorption

Diese Stoffe werden nach einer sogenannten „Klärung" durch die Nieren wieder in den Blutkreislauf zurückgeleitet. Diese Rückgewinnung wird hormonell gesteuert; verschiedene Hormone sind daran beteiligt. Die Wasserrückgewinnung wird durch das antidiuretische Hormon (ADH) reguliert. Aldosteron reguliert die Natrium-Rückgewinnung. Die Glucose wird im Glomerulum filtriert. Würde hier keine Rückresorption stattfinden, ginge dem Organismus ein wichtiger Energielieferant verloren. Die Rückresorption der Glucose ist abhängig von der Konzentration im Blut. Bei einer normalen Blutglucosekonzentration wird die gesamte Glucose rückresorbiert. Ist die Glucosekonzentration im Blut pathologisch erhöht, z.B. bei Insulinmangel, kann sie nicht mehr rückresorbiert werden, sondern wird mit dem Urin ausgeschieden.

Da Glucose nur in gelöster Form ausgeschieden werden kann, werden gleichzeitig große Mengen Flüssigkeit mit ausgeschieden.

Störungen des Wasser- und Elektrolythaushaltes können verursacht werden durch ein Ungleichgewicht von Flüssigkeitsaufnahme und -abgabe. Diese Störungen betreffen zum einen die hormonelle Regulation und zum anderen die Flüssigkeitsverteilung zwischen Extra- und Intrazellulärraum. Die Störungen, die dadurch entstehen, wurden an anderer Stelle beschrieben.

Unter „forcierter" Diurese versteht man eine erhöhte Urinausscheidung. Sie ist aus medizinischen Gründen oft erwünscht, wie z.B. bei Ödemen infolge einer hypertonen Kreislaufdekompensation oder Herzdekompensation.

Diuretika sind harntreibende Mittel, die also die Diurese erhöhen. Sie bewirken neben einer vermehrten Wasserausscheidung noch eine vermehrte Natriumausscheidung. Diese Wirkung wird durch gleichzeitige Einschränkung der Kochsalzzufuhr verstärkt. Der Blutdruck kann dadurch gesenkt werden.

Die meisten Diuretika bewirken eine gleichzeitige vermehrte Ausscheidung von Kalium. Der Kaliumspiegel im Blut sinkt dadurch stark ab. Mögliche Folgen davon sind Muskelschwäche, die sich als Herzrhythmusstörung äußert.

Um ein starkes Absinken des Kalium-Spiegels zu verhindern, sollte eine kaliumreiche Ernährung empfohlen werden (Aprikosen, Grapefruit, Kartoffeln mit Schale). Bei einem sehr starken Absinken müssen Kalium-Salze oder sogenannte kaliumsparende Diuretika gegeben werden.

Aus den Sammelröhren gelangt der Harn in das Nierenbecken. Von hier aus wird er über die Harnleiter (Ureter) in die Harnblase geleitet.

Der Harnleiter hat eine Länge von 30 cm und einen Durchmesser von 0,5 cm. Er ist ein dünner Muskelschlauch, der dicht unter dem Bauchfell verläuft, über die Beckenschaufeln nach vorn zieht,

Harnausscheidung

169

um seitlich unten in die Harnblase zu münden. Der schräge Verlauf des Harnleiters am Blaseneingang bewirkt einen ventilartigen Verschluß und verhindert bei Überfüllung der Harnblase ein Zurückfließen in das Nierenbecken. Es ist an dieser Stelle kein Schließmuskel vorhanden.

Durch Kontraktions- und Erschlaffungswellen der Muskulatur wird der Harn durch den Harnleiter in die Harnblase befördert. Innen ist der Harnleiter mit Schleimhaut ausgekleidet, die eine charakteristische Faltenbildung aufweist. Das Lumen des Harnleiters wirkt dadurch sternförmig.

Harnblase (vesica urinalis)

Die Harnblase ist ein muskulöses Hohlorgan. Ihre Aufgabe ist es, den fortlaufend rhythmisch aus den Harnleitern kommenden Urin zu sammeln. Die Harnblase liegt im kleinen Becken; auch im normal gefüllten Zustand ragt sie über die Symphyse nicht hinaus. Ihre Aufnahmekapazität ist individuell verschieden. Ist die Blase mit etwa 400 ml Urin gefüllt, tritt ein starker Harndrang auf. Über Dehnungsrezeptoren im unteren Rindenmark wird die Blasenmuskulatur erregt. Die Wandmuskulatur zieht sich zusammen, und ihr Inhalt wird in die Harnröhre zur Entleerung nach außen gedrückt.

Harnröhre

Die Blasenwand besteht aus einer Schicht glatter Muskulatur. Im Inneren ist die Harnblase mit Schleimhaut ausgekleidet, die sich im entleerten Zustand in Falten legt. Beim Zusammenziehen der Blasenmuskulatur, während des Entleerungsvorganges in die Harnröhre, sind die Einmündungsstellen der beiden Harnleiter fest verschlossen.

Der Urin gelangt von der Harnblase über die Harnröhre (Urethra) zur Ausscheidung. Die Harnröhre ist mit zahlreichen Schleimdrüsen ausgekleidet. Zwischen Harnblase und Harnröhre befindet sich ein Schließmuskel.

Die weibliche Harnröhre, etwa 3–5 cm lang, verläuft unmittelbar vor der Vagina. Die Kürze der weiblichen Harnröhre ermöglicht ein technisch sehr einfaches Katheterisieren, stellt aber auch gleichzeitig eine stärkere Infektionsgefährdung dar.

Die Harnröhre des Mannes ist 20–30 cm lang und mündet an der Spitze der Eichel (Glans penis). Sie gehört schon zum Urogenitalkanal, da sie als Harn-Samen-Röhre verläuft. Einzelheiten darüber werden im Kapitel männliche Genitalorgane besprochen.

Blasenentleerung

Das Zusammenziehen der Blasenwandmuskulatur bewirkt eine Kontraktion der Blase: sie wird kleiner, und ihr Inhalt wird durch die Harnröhre nach außen gedrückt.

Der Schließmuskel der Harnröhre wird willkürlich beeinflußt, so daß ein spontanes Harnlassen verhindert werden kann. Das Kleinkind kann lernen, den Schließmuskel willkürlich zu beeinflussen. Bei Querschnittsgelähmten entleert sich bei einer Füllungsmenge von 400 ml die Blase spontan.

Mit dem Urin werden nahezu 300 verschiedene Stoffe ausgeschieden, deren Bestimmung für die medizinische Diagnostik von Bedeutung sein kann.

Urinanalyse

Qualitative und quantitative Urinbestimmungen können Rückschlüsse auf verschiedene Erkrankungen erlauben. Die wichtigsten Substanzen sind Eiweiß, Glucose, Blutzellen, Harnstoff, Bilirubin und verschiedene Elektrolyte.

Kohlenhydrate und Fette werden durch den Stoffwechsel zu Wasser und CO_2 abgebaut; Proteine werden zunächst bis zur Stufe des Harnstoffs abgebaut.

Diese stickstoffhaltige Verbindung, aber auch Ammoniak und Kreatinin – aus dem Abbau der Proteine, Aminosäuren und Nucleotide stammend – werden über die Nieren ausgeschieden.

Bei der Serumdiagnostik verschiedener Nierenerkrankungen reagiert das Serumkreatinin am empfindlichsten. Die Höhe des Serumkreatinins erlaubt Rückschlüsse auf die jeweils bestehende Nierenfunktion.

Künstliche Niere (Hämodialyse)

Bei einzelnen Nierenerkrankungen, je nach Schweregrad und Manifestation, ergibt sich in absehbarer Zeit die Notwendigkeit einer Dialysetherapie (z. B. bei einem weiteren Anstieg des Serumkreatinins). Die erkrankte Niere ist dann nicht mehr in der Lage, harnpflichtige Substanzen auszuscheiden. Diese gelangen in den Blutkreislauf und lösen eine Urämie aus. Um dieses zu verhindern, werden die Patienten an eine „künstliche Niere" über eine künstliche arteriovenöse Fistel, z. B. Cimino-Shunt, verbunden. Der Dialysator übernimmt die Funktion der Niere, d. h. das Patientenblut durchfließt den Dialysator, harnpflichtige Substanzen werden entzogen, das Blut fließt in eine Vene des Patienten zurück. Je nach Schwere der Erkrankung muß der Patient vorübergehend oder dauernd (wöchentlich z. B. 3mal 6 Stunden) an die Dialyse angeschlossen werden.

Erkrankungen der Nieren und des Harnapparates

Niereninsuffizienz

Die Niereninsuffizienz ist im eigentlichen Sinne keine Krankheit, sondern ein Symptomenkomplex, gekennzeichnet durch eine Einschränkung der Nierenfunktion. Die Ausscheidung von Stoffen, die Filtration und die Regulation der Flüssigkeit des Extrazellularraumes ist gestört. Die Konzentrationen der harnpflichtigen Substanzen im Blut sind über die Norm erhöht.

Man unterscheidet zwischen einer akuten Niereninsuffizienz durch Schock, Intoxikation – sie führt ohne ärztliche Behandlung zum Tod – die chronische Niereninsuffizienz und eine angeborene Niereninsuffizienz.

Als Ursache für eine chronische Niereninsuffizienz finden sich Glomerulonephritiden, Nephretitisformen, Zystennieren u. a. renale Erkrankungen. Der chronischen Niereninsuffizienz geht ein enormer (40 %) Parenchymverlust voraus. Bei weiterem Parenchymverlust wird die Funktion der Nieren weiter beeinträchtigt, und die harnpflichtigen Substanzen im Blut steigen an.

Ausdruck einer Niereninsuffizienz ist die Urämie, verbunden mit der Retention harnpflichtiger Substanzen, besonders von Harnstoff und Kreatinin. Die Retention dieser Stoffe führt im Rahmen einer eingeschränkten Nierenfunktion zu charakteristischen Veränderungen einiger Blutwerte. **Urämie**

Das Serumkreatinin reagiert bei vorhandener Nierenschädigung am empfindlichsten. Die Bestimmung des Serumkreatinins erlaubt Rückschlüsse auf die jeweils bestehende Nierenfunktion. Ursachen für eine Urämie können sein: Schrumpfniere, Gichtniere, Zystenniere, Steinverschluß, Prostatahypertrophie, ausgedehnte Tbc u. a.

Ein akutes Nierenversagen kann bei gesunden Nieren auftreten; es ist nach Behandlung der auslösenden Ursachen wieder rückgängig zu machen. Ursachen für eine akute Niereninsuffizienz sind: Kreislaufschock, toxische Substanzen wie Quecksilber, Allergien auf Medikamente. Der betroffene Patient scheidet fast keinen Urin aus und muß sofort an die künstliche Niere angeschlossen werden. Diese künstliche Niere ist so lange notwendig, bis die Ursachen beseitigt sind. **Ursachen**

Steinbildung

Normalerweise wird die Konkrementbildung (Steinbildung) unterdrückt. Unter verschiedenen pathologischen Störungen ist aber eine Harnsteinbildung möglich. Sie entsteht durch die Ausfällung von Harnbestandteilen, die normalerweise in gelöstem Zustand ausgeschieden werden.

Etwa zwei Drittel aller Harnsteine bestehen aus Calciumoxalat oder aus einem Gemisch aus Calciumoxalat und Calciumphosphat (Hydroxylapatit). Dieses sind meistens die größten Steine. Sie haben eine graue Farbe und bimssteinartige Konsistenz.

Harnsteine

25 % aller Harnsteine sind Harnsäuresteine (Uratsteine), relativ häufig finden sich auch Magnesium-Ammonium-Phosphatsteine. Die Entstehungsursache bleibt in den meisten Fällen unklar, wenn auch prädisponierende Faktoren, Erblichkeit, zunehmendes Alter, aber auch Fehlernährung eine gewisse Rolle in der Harnsteinentstehung spielen.

Eine vermehrte Ausscheidung der verschiedenen Steinbildner könnte die Entstehung von Harnsteinen begünstigen. So entstehen z. B. Calciumphosphatsteine besonders häufig bei Krankheiten, die mit einer Hypercalciurie oder Hyperphosphaturie einhergehen, z. B. beim primären Hyperparathyreoidismus.

Die genannten Konkremente finden sich am häufigsten im Nierenbecken in Gestalt von sogenanntem Harngrieß oder in Form größerer Steine.

Die Steine sind erbsen- bis bohnengroß, können aber auch größer werden und dabei das Nierenbecken oder die Nierenkelche völlig ausfüllen (sogen. Ausgußsteine).

Nierensteine

Leitsymptom der Nephrolithiasis ist die Nierenkolik. Patienten klagen über plötzlich einsetzende, heftige krampfartige Schmerzen, ausgehend vom Nierenlager mit Ausstrahlung in die Leistengegend. Der Patient krümmt sich vor Schmerzen. Die Beschwerden können mit Schüttelfrost, Kollaps-

174

symptomen und einer vorübergehenden Harnverhaltung einhergehen.

Die Nierensteinkoliken treten allerdings nur dann auf, wenn sich der Stein im Harnleiter bewegt. Größere Steine können eine Stauung und Erweiterung des Nierenbeckens verursachen. Diese Stauung führt in der Regel zu Infektionen. Eine **Koliken** länger andauernde Nephrolithiasis ist immer mit einer chronischen Pyelonephritis (Nierenbeckenentzündung) kombiniert.

Nach einer Kolik findet sich meistens eine Makrohämaturie; im Sediment sind Erythrozyten nachweisbar. Bei einem Spontanabgang des Konkrementes können sich die Koliken wiederholen.

Wenn Nierensteine ohne Schmerzen die Harnwege passieren, ist dieses sehr oft mit einem unbestimmten Druckgefühl in der Lendengegend verbunden.

Nierensteine ab einer bestimmten Größe von 2–3 mm können im Ultraschall dargestellt werden. Aber auch röntgenologisch lassen sich vor allem kalkhaltige Konkremente sehr einfach erkennen. Klagt der Patient über Nierenschmerzen oder Nierenkoliken mit Hämaturie, ist immer an eine Nephrolithiasis zu denken. Kleinere Steine können spontan abgehen. Dieser Vorgang kann durch Trinkkuren und mechanische Erschütterung beschleunigt werden.

Uretersteine werden je nach Größe und Lage mit einer Schlinge entfernt, während größere Steine immer chirurgisch entfernt werden müssen.

Eine chemische Auflösung der Steine durch Gabe bestimmter Medikamente ist nicht bei allen Steintypen möglich. Auch die heute sehr häufig und mit **Sprengung** Erfolg angewandte „Sprengung" der Nierensteine ist nicht bei allen Steintypen möglich.

Die Behandlung einer Nierenkolik im akuten Stadium erfolgt mit Spasmolytika und Analgetika.

Nach chirurgischer Entfernung oder nach Abgang der Steine sollten zur Prophylaxe weiterer Steinbildung diätetische und medikamentöse Maßnahmen ergriffen werden. Die tägliche Flüssigkeitszufuhr sollte etwa 2 Liter betragen.

Je nach chemischer Zusammensetzung der Nierensteine sind diätetische Maßnahmen notwendig, z. B. bei Oxalatsteinen sind oxalsäurereiche Lebensmittel wie Rhabarber, Spinat, Spargel, Kakao zu meiden.

Entzündliche Erkrankungen

Nierenbeckenentzündung

Die Pyelonephritis ist eine bakterielle Entzündung des Nierenbeckens und des Interstitiums. Die häufigsten Erreger sind: E. coli, Streptokokken, Staphylokokken, Pseudomonas u. a. Die meisten Erreger stammen aus der Darmflora. Krankenhausinfektionen sind die Ursache für das Auftreten von durch Pseudomonas (Hospitalismuskeime) verursachter Pyelonephritis.

Dispositionen für die Entstehung einer Pyelonephritis sind:

Harnstau

1. mechanische Faktoren
   Eine Obstruktion der Harnwege führt zur Harnstauung
   (Stenosen, Steine, Prostatahypertrophie, Mißbildungen, Dauerkatheter, Schwangerschaft)
2. hämatogene Faktoren
   vorausgegangene Infektionen
   (Tonsillitis, Appendizitis, Prostatitis)
3. prädisponierende Faktoren
   Stoffwechselerkrankungen wie Diabetes mel., Gicht, Laxanzienabusus und chronische Obstipation.

Die Infektionsanfälligkeit ist – bedingt durch die kurze Urethra – bei der Frau größer als beim Mann.

Charakteristische klinische Leitsymptome der akuten Pyelonephritis sind Lendenschmerzen,

Brennen beim Wasserlassen (Dysurie), vermehrter Harndrang und häufiges Wasserlassen (Pollakisurie). Das Nierenlager ist beidseitig klopfempfindlich. Erstes Symptom ist meistens ein Temperaturanstieg; entweder langsam bis auf 38,5°C oder plötzlich auf 40°C und mehr. Das Fieber wird begleitet von Kopfschmerzen, Frösteln und Schüttelfrost. Uncharakteristische Beschwerden sind Kopfschmerzen, Müdigkeit, Appetitlosigkeit, Brechreiz, Erbrechen und Gewichtsabnahme.

Die Harndiagnose zeichnet sich im wesentlichen durch Pyurie, Bakteriurie, Hämaturie und Proteinurie aus. Der Urin ist von trüber Beschaffenheit; häufig fällt ein übler Geruch auf. Das Blutbild weist eine Leukozytose auf, die BSG ist stark erhöht. Selten taucht eine Hypertonie auf. **Harndiagnose**

Bei älteren Patienten können bei septischen Zuständen mit Fieber und Schüttelfrost Nieren- und Blasenschmerzen fehlen. Die Behandlung der akuten Pyelonephritis erfolgt durch Gabe von Antibiotika. Meistens heilt die unkomplizierte akute Pyelonephritis ohne Rezidive gut aus; ansonsten ist mit einem chronischen Verlauf zu rechnen.

Bei älteren Patienten sollte die akute Verlaufsform in der Klinik behandelt werden. Patienten mit septischen Zuständen neigen gerade im Alter zu zerebralen Funktionsstörungen mit Bewußtseinstrübung bis hin zum Koma. Vor allem sollte der ältere Patient täglich ausreichend Flüssigkeit zu sich nehmen (etwa 2 Liter). Wenn sich die Nierenfunktion verschlechtert, ist auf eine strenge Bilanzierung der Wasser- und Elektrolytzufuhr zu achten, da hier sehr rasch eine Lungenstauung und Linksherzinsuffizienz auftreten können. Nach Abklingen der akuten Phase ist es ratsam, die urologische Situation abzuklären, d.h. die Ursache für die akute Pyelonephritis zu beseitigen.

Wiederholen sich Pyelonephritisschübe, so liegt meistens eine chronische Pyelonephritis zu- **Chronische Pyelonephritis** grunde. Durch unzureichende und zu kurze Therapie kann die akute Verlaufsform in die chronische übergehen. Die charakteristischen Krankheitszeichen fehlen meistens; sie kann klinisch stumm verlaufen.

Der Verdacht auf einen chronischen Harnwegsinfekt ergibt sich in den meisten Fällen erst nach einer Anamnese eventuell vorausgegangener urologischer Erkrankungen.

Hinweise auf eine chronische Pyelonephritis sind leicht erhöhte Temperatur, dumpfe, schwer lokalisierbare Rückenschmerzen, Gewichtsabnahme. Eine eindeutige Diagnose kann nur durch den typischen Urinbefund gestellt werden, der allerdings in der inaktiven Phase fehlen kann. Der Nachweis von Bakterien im Urin ist hier bedeutend.

Pathologisch führt eine chronische Pyelonephritis zu einer Schrumpfung des Nierenparenchyms. Infolge dieser Parenchymzerstörung kommt es zur Einschränkung der Nierenfunktion und als späte Folgeerscheinung zur Schrumpfniere.

Im Vordergrund der Behandlung steht die antibiotische Therapie. Bei längerer Therapiedauer ist auf die Entstehung von Resistenzen zu achten.

Zystitis und Uretritis

Die Zystitis ist gekennzeichnet durch Dysurie und die Pollakisurie. Sie verläuft in den meisten Fällen ohne einen signifikanten Harnbefund und ohne allgemeine Entzündungszeichen.

Bei zystischen und uretrischen Beschwerden mit zusätzlichem Bakterienbefund im Urin ist eine Antibiotikatherapie wichtig; vor allem, um die Gefahr einer aufsteigenden Entzündung zu verhindern.

Nephritis

Die Nephritis ist eine Erkrankung des Interstitiums mit gleichzeitiger Störung der Glomerulus- und Tubulusfunktion. Das Interstitium der Nierenrinde ist durch granulozytäre Infiltrate mit Lymphozyten, Plasmazellen und eosinophilen Leukozyten durchsetzt.

Die Ursache dieser Erkrankung ist nicht einheitlich. Eitrige, bakterielle interstitielle Nephritiden gehören nicht zu dieser Gruppe. Es handelt sich hierbei vielmehr um allergische Entzündungen. Nach den neuesten Erkenntnissen spielen Immunvorgänge bei der Entstehung dieser Erkrankung eine wichtige Rolle.

Drei verschiedene Ursachen könnten hier in Frage kommen:

1. Bildung von Antikörpern gegen die tubuläre Basalmembran
2. verzögerte zelluläre Immunreaktion auf körpereigene und körperfremde Antigene
3. Ablagerung von Immunkomplexen.

Immunvorgänge

Der Nachweis der genannten Mechanismen läßt sich beim Menschen nicht leicht erbringen.

Es lassen sich zwei Haupttypen der akuten interstitiellen Nephritis unterscheiden: die infektiöse und die medikamentöse Form.

Bei der infektiösen Form handelt es sich um seltene Frühkomplikationen septischer Infekte. Diese Nephritis wurde früher häufig nach Scharlach, Diphtherie beobachtet. Heute kann sie als Begleiterkrankung bei Brucellosen, Typhus und bei viralen Infekten auftreten.

Bei der medikamentösen Form wird eine direkte Schädigung der Tubuluszellen durch nierentoxische Medikamente hervorgerufen. Medikamente, auch nicht nephrotoxisch wirkende, können eine Überempfindlichkeitsreaktion hervorrufen. Zu diesen Medikamenten gehören Antibiotika (Penicillin, Sulfonamide, Ampicillin u.a.).

Sowohl bei der infektiösen als auch bei der medikamentösen Form sind die Nieren vergrößert, ödematös und infiltriert. Die Symptome können sehr unterschiedlich sein. In schweren Fällen bietet sich das Bild einer akuten Niereninsuffizienz mit Fieber, Lendenschmerzen und Oligurie (geringe Harnmenge). Bei leichteren Formen ist oft nur eine Urinveränderung zu beobachten. Hypertonie und Ödembildung sind seltener.

Die Diagnose der akuten interstitiellen Nephritis ist schwierig; häufig wird sie verwechselt mit einer akuten Glomerulonephritis. Bei der Anamnese ist die Angabe wichtig, ob ein Medikament länger eingenommen wurde, von dem man weiß, daß es zu Nierenkomplikationen führen kann. Bei unsicherer Diagnose ist eine Nierenbiopsie notwendig.

In den meisten Fällen tritt spontan, nach Behandlung, eine Besserung ein.

Prognostisch ungünstig ist die granulomatöse Verlaufsform. Trotz Cortisontherapie weist diese Erkrankung eine geringe Rückbildungstendenz auf.

Bei der infektiösen Form der Nephritis ist eine Antibiotikabehandlung der ursächlichen Krankheit wichtig. Durch Gabe von Cortison läßt sich der Krankheitsverlauf verkürzen.

Chronische Nephritis

Die chronische Verlaufsform einer Nephritis entsteht entweder aus der akuten Form oder nach chronischem Medikamentenabusus. Gerade bei geriatrischen Patienten steht hier die Analgetikanephropathie an erster Stelle. Deren Hauptverursacher ist das Phenancetin (Kopfschmerzmittel); aber auch die Azetylsalizylsäure und Paracetamol können in Frage kommen.

Bei der Analgetikanephropathie findet man eine Verdickung der Basalmembran der Kapillaren und einzelne Nekrosen der Tubuluszellen. Später kommt es zur Nekrose der Papille. Ob toxische Einflüsse auf das Tubulussystem oder Störungen durch Hemmung der Prostaglandin-Synthese dabei eine Rolle spielen, bleibt ungeklärt.

Ein täglicher Konsum von 1 g Phenancetin über 5 Jahre läßt mit Sicherheit eine Analgetikanephropathie entstehen. Langjähriger Schmerzmittelabusus ist also die Voraussetzung für das Entstehen dieser Erkrankung. Aus diesem Grund ist sie im späteren Alter keine Seltenheit. Die Patienten zeigen häufig eine schmutziggraue Verfärbung der Haut, vor allem an den Ellenbogen. Sie wirken vorgealtert und zeigen eine größere Anfälligkeit gegenüber Ulkusleiden.

Schmerzmittel-Abusus

Patienten mit Analgetikanephropathie gelten als labil und psychisch auffällig. In den meisten Fällen liegt ein weiterer Abusus vor, z.B. Laxanzien oder bestimmte Schlafmittel.

Klinische Symptome sind Polyurie und damit verbundene hohe Verluste an Kalium und Natrium. Eine metabolische Azidose tritt auf durch die Störung der renalen Säureausscheidung. Die Erkrankung kann bis hin zur Niereninsuffizienz fortschreiten. Oberstes Prinzip der Behandlung ist das Absetzen des Analgetikums. Danach kann sich die Nierenfunktion wieder normalisieren.

Die glomerulären Erkrankungen befallen die verschiedenen Strukturen des Glomerulums, das Endothel, die Basalmembran und das Epithel. Diese Veränderungen bedingen den Durchtritt von Serumeiweiß und häufig auch von Erythrozyten in den Primärharn. Schwere Schädigungen der Kapillarwand beeinträchtigen die glomeruläre Filtration. Die Ursachen der Glomerulopathien sind vielfältig. Nach morphologischen Kriterien lassen sich zwei Hauptgruppen unterscheiden:

Glomerulo-nephritis

1. Glomerulonephritiden mit entzündlicher Komponente, vermutlich mit immunologischen Reaktionen.
2. nichtentzündliche, metabolisch bedingte.

Die akute diffuse Glomerulonephritis tritt hauptsächlich bei Kindern und jüngeren Menschen auf. (Diffuse Glomerulonephritis bedeutet, daß sämtliche Glomeruli befallen sind.)

Ursache der akuten Glomerulonephritis ist eine Antigen-Antikörper-Reaktion, hauptsächlich die Glomeruli betreffend. Hauptsymptome sind: Hämaturie, Proteinurie, Hochdruck und Ödeme.

Ödembildung

Die Ödembildungen sind Folgen der Durchlässigkeitserhöhung, nicht Ausdruck einer Nierenfunktionsstörung. Ödeme entstehen durch Eiweißmangel und die daraus sich entwickelnde Verminderung des Blutvolumens.

Histologische Veränderungen der Kapillarwand der Glomerulumschlingen führen zum Durchtritt von Serumeiweiß. Zirkulierende Immunkomplexe, die sich leicht in den Glomeruli ablagern, setzen dort eine Reihe von schädigenden Mechanismen in Gang. Die Basalmembran wird durchlässiger für Proteine.

Wenige Tage nach überstandener Angina zeigt der Patient eine Verschlechterung seines Allgemeinbefindens. Er klagt über Kopfschmerzen, Glieder- und Kreuzschmerzen. Besonders um die Augen machen sich die Ödeme bemerkbar (Lidödeme).

Harndiagnose

Der Blutdruck des Patienten ist erhöht. Die Harndiagnostik zeigt eine braunrote Verfärbung des Urins als Folge einer Hämaturie. Durch die histologischen Veränderungen der Kapillarwand in den Glomeruli tritt vermehrt Protein aus und ist im Urin nachweisbar.

Pathologische glomeruläre Veränderungen führen zum nephrotischen Syndrom. Dieses ist immer gekennzeichnet durch eine Proteinurie (mehr als 3 g Protein pro Tag).

Eine akute Glomerulonephritis muß mit Antibiotika behandelt werden. Heilt die Erkrankung nicht aus, kann sich die chronische Verlaufsform daraus entwickeln.

Die chronische Glomerulonephritis, meist beide Nieren betreffend, führt in schweren Fällen zur chronischen Niereninsuffizienz. Die pathologischen Veränderungen lassen das Parenchymgewebe der Nieren schrumpfen. Durch diese ständigen Veränderungen des Nierengewebes kommt es zu Schrumpfnieren.

Schrumpfniere

Auch die chronische Glomerulonephritis verläuft je nach Schweregrad mit und ohne nephrotischem Syndrom.

Häufigste Ursache für eine chronische Glomerulonenphritis im Alter ist die diabetische Nephropathie (s. u.). Das nephrotische Syndrom ist – wie schon erwähnt – durch eine hohe Eiweißdurchlässigkeit der Nieren gekennzeichnet. Klinische Symptome sind Bluthochdruck, Proteinurie, Hämaturie und Ödembildung. Die chronische Niereninsuffizienz ist das Endstadium der Glomerulonephritis.

Die Therapie beinhaltet eine eiweißarme, kalorienreiche Diät (Kartoffel-Ei-Diät), Flüssigkeitszufuhr zur Ausscheidung von stickstoffhaltigen Verbindungen. Bei Zunahme und Verschlechterung der Niereninsuffizienz wird die Funktion der Nieren durch die „künstliche Niere" (Dialyse) übernommen.

Im Rahmen eines gestörten Stoffwechsels treten beim Diabetes mellitus verschiedene Nierenveränderungen auf. Das von Kimmelstiel und Wilson beschriebene Syndrom der diabetischen Nephropathie beinhaltet eine Hypertonie, Proteinurie und Ödeme. Im Spätstadium des Diabetes kommt es zu einer Glomerulosklerose, die zur Niereninsuffizienz führt.

Diabetische Nephropathie

Die diabetische Glomerulosklerose ist die Folge einer diabetischen Mikroangiopathie (Gefäßschäden). In den Wänden der Nierengefäße lagern sich hyaline kugelartige Gebilde ab.

Die Glomerulosklerose tritt sowohl beim juvenilen als auch beim Altersdiabetes auf. Laufende Kontrollen des Serumkreatinins und der quantitativen Proteinurie geben Auskunft über den Grad der funktionellen Schädigung. Eine Therapie der Glomerulosklerose ist nicht möglich; die Behandlung kann sich lediglich auf symptomatische Maßnahmen beschränken. Der Verlauf der diabetischen Nephropathie kann durch konsequente Blutdruckeinstellung und diätetische Maßnahmen verlangsamt werden.

Gichtniere (Uratnephropathie)

Bei einem chronisch erhöhten Harnsäurespiegel ist mit der Entwicklung einer Uratnephropathie zu rechnen. Histologische Veränderungen der Gichtniere umfassen eine Gefäßsklerose und degenerative Veränderungen des Tubulussystems. Für die Nierenschädigung kommen nephrosklerotische Veränderungen in Frage. Selten finden sich Ablagerungen von Uratkristallen im Nierenmark. Klinisch findet sich eine Hyperurikämie.

Bei Patienten ohne Gichtmanifestation wird die Gichtniere oft nicht erkannt.

Die Behandlung der Gichtniere umfaßt eine Behandlung der Gicht selbst. Therapeutisch wird Allopurinol verabreicht. Wichtig für den Patienten sind ausreichende Trinkmengen.

Nierentuberkulose

Eine Nierentuberkulose entsteht durch hämatogene Streuung von Lungenherden. Nach einer Latenzzeit von 3 bis 15 Jahren können beide Nieren erkranken. Ein Übergreifen auf Prostata, Samenblasen und Nebenhoden ist möglich. Bei jüngeren Männern bis zum 30. Lebensjahr ist eine Zystitis verdächtig.

Klinische Symptome einer Nierentuberkulose sind schlechtes Allgemeinbefinden, Erhöhung der BSG und Fieber.

Eine Zystoskopie und eine Katheterharnuntersuchung auf Tuberkelbakterien sind diagnostisch sehr wichtig. Bei der Nierentuberkulose handelt es sich um eine offene Tuberkulose, da die Tuberkelbakterien durch den Harn ausgeschieden werden.

Wird die Nierentuberkulose nicht behandelt, so kommt es zu einer tuberkulösen „käsigen" Zerstörung der Nieren, bei beidseitiger Beteiligung sogar zur Urämie.

Therapeutisch wird die Nierentuberkulose mit Antibiotika und Tuberkulostatika behandelt.

Tumore und Mißbildungen

Bei der Zystenniere handelt es sich um eine infantile Form der Nierendegeneration. Eine Vergrößerung der unzähligen Zysten führt zur Urämie. **Zystenniere**

Zu den wichtigsten malignen Tumoren gehört das Hypernephrom. **Hypernephrom**

Dieser Tumor findet sich am häufigsten beim männlichen Geschlecht und entwickelt sich ab dem 50. Lebensjahr. Der Tumor geht vom Tubulusepithel aus; je nach Schweregrad kommt es zu einem Durchbruch der Nierenkapsel und Eindringen in die Nierenvene. Der Patient klagt über einen dumpfen Dauerschmerz in der Lendengegend, kolikartige Beschwerden sind selten. Häufig werden gastrointestinale Beschwerden genannt wie Brechreiz, Erbrechen, Meteorismus und Krämpfe. Zu den Allgemeinsymptomen wie bei jedem Malignom gehören: Gewichtsabnahme, Müdigkeit. Klinisch läßt sich eine Hämaturie feststellen. Das Hypernephrom wächst sehr langsam, es wird aber leider meistens sehr spät erkannt.

Bei Entdeckung des Nierentumors sind in etwa 40 % der Fälle bereits Metastasen vorhanden.

Die Therapie der Wahl ist eine radikale Nephrektomie. Die Behandlung durch Bestrahlung bewirkt eine Verkleinerung des Tumors und macht häufig erst dann inoperative Formen chirurgisch zugängig. Die Gabe von Zytostatika beim Hypernephrom hat sich bis heute nicht bewährt.

Blasenkarzinom

Neben dem Prostatakarzinom ist das Blasenkarzinom das zweithäufigste Karzinom des Urogenitaltraktes. Tumorerzeugende Faktoren werden wahrscheinlich mit dem Harnstrom an das Epithel herangetragen. In erster Linie sind wohl exogene Karzinogene (Aniline, Phenacitin, Zyklamate, Arsen bei Winzern und β-Naphthylamin aus der Farbstoff- und Gummiindustrie) für die Entstehung von Blasentumoren verantwortlich.

Die Tumorentwicklung bezieht sich auf die Harnblasenwand.

Klinische Symptome eines Blasenkarzinoms sind in erster Linie Mikro- und Makrohämaturie. (Jede Hämaturie sollte solange als tumorbedingt angesehen werden, bis ein Karzinom ausgeschlossen ist.) Patienten haben Miktionsbeschwerden, wie Pollakisurie, Dysurie und Strangurie.

Stauungsniere

Die lokale Tumorausbreitung mit infiltrativem Wachstum kann zur Harnstauungsniere, inkompletten Blasenentleerung und Schrumpfblase führen. Eine Metastasierung sowohl hämatogen als auch lymphogen ist möglich, bevorzugte Organe sind Leber und Lunge. Die Therapie des Karzinoms ist abhängig von der lokalen Tumorausdehnung und der Lokalisation, aber auch von dem morphologischen Differenzierungsgrad. Mögliche Therapieformen sind operativ: die totale Zystektomie mit oder ohne Entfernung der regionalen Lymphknoten. Heute besteht chirurgisch auch die Möglichkeit, den Harnleiter nach Zystektomie in ein ausgeschaltetes Dünndarm- oder Colonsegment zu verpflanzen. Andere Behandlungsmethoden sind die Strahlentherapie oder die systemische Chemotherapie.

Wegen seiner großen Malignität und hohen Rezidivhäufigkeit ist das Blasenkarzinom sehr schwer zu behandeln.

Harninkontinenz

Die Zahl der Menschen, die an einer Harninkontinenz leiden, ist sehr hoch; in Deutschland sind etwa 460000 Menschen harninkontinent. Viele Betroffene sprechen nicht darüber, noch nicht einmal mit ihrem Hausarzt.

Die Inkontinenz stellt heute den zweithäufigsten Grund für die Einweisung in ein Pflegeheim dar.

In den meisten Fällen läßt sich gerade die Harninkontinenz behandeln, eine Heilung ist oft möglich. Frauen sind davon stärker betroffen als Männer; mit steigendem Alter nähert sich die Zahl der Betroffenen in beiden Geschlechtern an.

Bestimmte Krankheitsbilder, die sehr häufig eine Inkontinenz nach sich ziehen, sind:
– chronisch rezidivierende Harnwegsinfekte
– Menopause
– beim Mann der Zustand nach
  Prostataoperationen.

Kontinenzgrade

Die Harninkontinenz wird in sogenannte Kontinenzgrade eingeteilt:
K 1 = kontinente Harn-Sammel- und Entleerungsfunktion
K 2 = Teilinkontinent:
  gelegentlicher oder häufiger Urinfluß ohne vollständige Blasenentleerung; Harnverlust innerhalb von 4 Std. bis zu 100 ml.
K 3 = Teilinkontinent:
  unkontrollierter Urinfluß mit gelegentlicher vollständiger Blasenentleerung, z.B. Belastung; Harnverlust innerhalb von 4 Std. 100–200 ml

K 4 = Inkontinent:
Häufige unkontrollierte Blasenentleerung,
Harnverlust innerhalb von 4 Std. 200 ml und
mehr.

Verschiedene Formen der Harninkontinenz:

1. Belastungs-(Streß-)Inkontinenz

**Inkontinenz-
Formen**

Körperliche Belastung (Husten, Pressen, Niesen,
Schwertragen) führen bei ungenügendem Harn-
röhrenverschluß zu einem unfreiwilligen Harnverlust.

2. Drang-Inkontinenz

Intensiver Harndrang und nicht hemmbare Blasenmotorik führen bei intaktem Harnröhrenver-
schluß zu einem unfreiwilligen Harnverlust.

3. Reflex-Inkontinenz

Diese Art der Inkontinenz tritt bei Querschnittge-
lähmten und Multipler Sklerose oder bei Nervenschädigungen im Rückenmark auf. Unfreiwilliger
Harnverlust ohne Harndrang erfolgt bei selbstän-
diger unwillkürlicher Blasenkontraktion.

4. Überlauf-Inkontinenz

Unfreiwilliger Harndrang bei großen Restharn-
mengen und mangelnder Blasenmotorik.

Eine spezielle Erscheinung ist die Reizblase, in der
Mehrzahl durch psychovegetative Störungen ausgelöst. Es handelt sich um eine nicht zu unter-
drückende und in der Füllungsphase auftretende
unkontrollierte Blasenkontraktion, die mit und
ohne Harndrang auftritt.

Fast jeder zweite über 80jährige leidet unter Inkontinenz. Besonders gefährdet sind Frauen, die
mehrere Schwangerschaften hinter sich haben
oder eine angeborene Bindegewebsschwäche. Es

ist Aufgabe des Arztes, abzuklären, welche Ursachen der Inkontinenz zugrunde liegen. Dauerkatheter sollten immer nur zurückhaltend eingesetzt werden, speziell in Alten- und Pflegeheimen, da zum Teil erhebliche Komplikationen beobachtet werden. Falls eine Dauerableitung unumgänglich ist, sollte immer ein suprapubischer Katheter vorgezogen werden. **Dauerkatheter**

Es gibt eine Reihe von therapeutischen Möglichkeiten, um die Harninkontinenz zu heilen. Ein operatives Vorgehen bei der Ursachenbeseitigung für eine Inkontinenz, z.B. bei Prostatahypertrophie, Blasensteinen, Tumoren ist unverzichtbar. Bei einer Beckenbodenschwäche ist oft eine Beckenbodengymnastik, evtl. in Kombination mit Hormonen, ausreichend. Liegt eine neurogene Blasenstörung vor – dieses betrifft gerade ältere Menschen – kann durch Toilettentraining und gleichzeitige Unterstützung von Medikamenten (Anticholinergika) oftmals ein guter Erfolg erzielt werden.

1. Was ist die kleinste Bau- und Arbeitseinheit der Niere? **Wiederholungsfragen**
2. Durch welche Prozesse wird in der Niere der Urin gebildet?
3. Welche Stoffe werden mit dem Urin ausgeschieden?
4. Wann müssen Patienten an einen Hämodyalisator angeschlossen werden?
5. Was besagt ein Anstieg des Serumkreatinins?
6. Was sind die Ursachen für die Entstehung von Nierensteinen?
7. An welche Erkrankungen ist immer bei einer Hämaturie zu denken?
8. Was sind die Ursachen für eine Pyelonephritis?
9. Mit welchen Folgen ist bei einer Pyelonephritis zu rechnen?
10. Wodurch kann gerade bei älteren Patienten eine chronische interstitielle Nephritis entstehen?

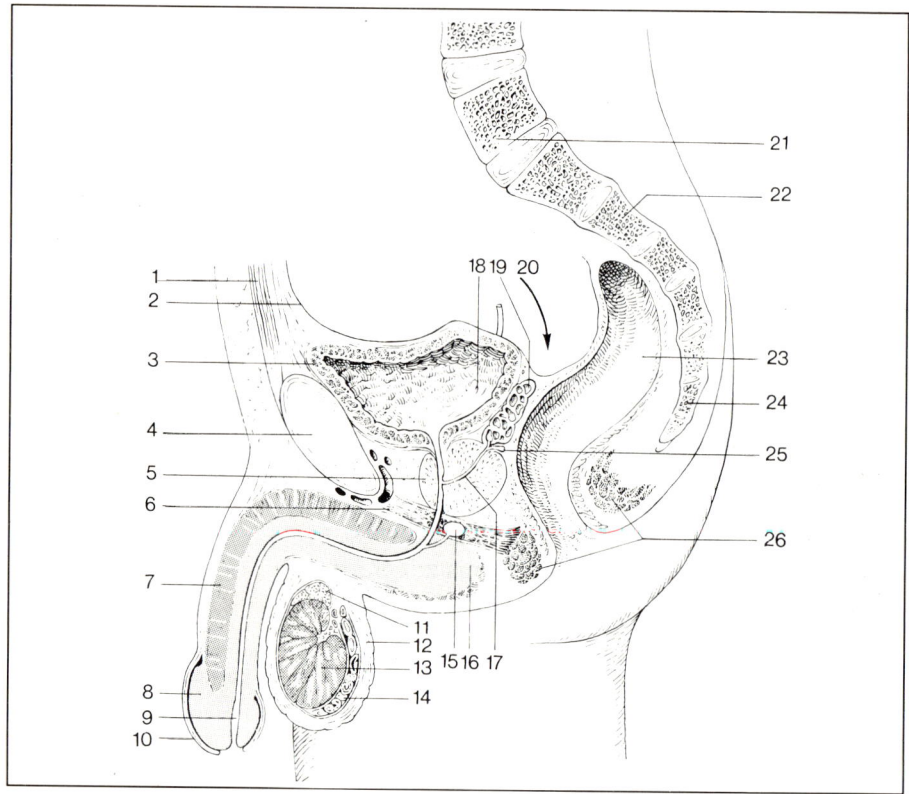

Abb. 22: *Mittelschnitt durch ein männliches Becken.* 1 Bauchwandmuskulatur, 2 Bauchfell, 3 glatte Muskulatur der Harnblasenwand, 4 Schamfuge, 5 Vorsteherdrüse (Prostata), 6 bindegewebiger Beckenboden, 7 Schwellkörper des männlichen Gliedes, 8 Eichel, 9 kahnförmige Grube der Harnröhre, 10 Vorhaut, 11 Nebenhodenkopf, 12 Hodensack, 13 Hoden, 14 Nebenhodenschweif, 15 Bulbourethraldrüse, 16 Zwiebel des Harnröhrenschwellkörpers, 17 Spritzgang, 18 Schlitz des Harnleiters, 19 Bläschendrüse, 20 Douglasscher Raum, 21 fünfter Lendenwirbel, 22 Kreuzbein, 23 Rektum, 24 Steißbein, 25 letzter Abschnitt des Samenleiters, 26 äußerer willkürlich innervierter Schließmuskel des Rektums (aus: Faller, Der Körper des Menschen, Thieme-Verlag, Stuttgart).

den hat etwa eine Länge von 250 m, wobei das einzelne Kanälchen 50 cm lang ist.

Spermatogenese

In diesen gewundenen Hodenkanälchen vollzieht sich die Spermatogenese, die Reifung der Spermien. Die Spermien sind hochspezialisierte, eigenbewegliche Zellen. Das Spermium unterteilt sich

in Kopf, Hals, Mittelstück und Schwanz. Der Kopf-
teil enthält den Zellkern mit dem väterlichen Erb-
material. Schwanz und Mittelstück sorgen für die
Beweglichkeit und Fortbewegung des Spermiums.
Der Hoden ist Produktionsstätte androgener
Stoffe. Das Hoden-Androgen (Testosteron) wird in
den Leydigschen Zellen des Hodens produziert.
Mit Hilfe des Testosterons vollzieht sich die Spermatogenese. Die in den Hodenkanälchen gebildeten unreifen Spermien gelangen über das Kanäl-
chennetz, eine Endstrecke des Hodenkanälchen-
systems, in den Nebenhoden. Hier vereinigt sich
das Kanälchensystem zum Nebenhodengang; dieser geht in den Samenleiter über.

Der Nebenhoden (Epididymis) liegt dem Hoden an **Nebenhoden**
der hinteren Seite auf. Seine Aufgabe ist die Speicherung der Spermien. Die unreifen Spermien gelangen im Nebenhoden zur Endphase der Sper-
miogenese. Durch den hier vorherrschenden pH-
Wert von 6,5 verbleiben sie in absoluter Bewe-
gungsruhe.

Die glatte Muskulatur des Nebenhodens bewirkt,
daß durch das Zusammenziehen die gespeicherten
Spermien schnell in Richtung Samenleiter gepreßt
werden können.

Samenleiter (Ductus deferens)

Der Samenleiter, ein Kanal von 50 cm Länge, beginnt am unteren Ende des Nebenhodens und
zieht durch den Leistenkanal in die Bauchhöhle.
Samenleiter mit Blutgefäßen und Nerven bilden
den sogenannten Samenstrang.

Der Samenleiter verläuft an der Hinterwand der
Harnblase zum Blasengrund und kreuzt den Ure-
ter. Vor Eintritt in die Prostata erweitern sich die
Samenleiter zur Ampulla ductus deferens.

Bevor der Samenleiter in die Prostata eintritt, ver- **Prostata**
einigt er sich mit dem Ausführungsgang der Bläs-
chendrüsen (vesicula seminalis).

193

Prostata, Bläschendrüse und Ampulle gehören zu den akzessorischen Geschlechtsdrüsen, die während der Ejakulation der Spermien Sekrete produzieren. Diese schaffen ein für die Aktivität der Spermien wichtiges Milieu.

Der Ductus deferens, als aktives Transportorgan, ist in der Lage, durch seine glatte Muskulatur die Spermien aus den Nebenhoden anzusaugen und durch die Harnsamenröhre zu entleeren.

Spritzgang

Die verengte Endstrecke des Samenleiters verläuft als Ductus ejaculatorius (Spritzgang) durch das Gewebe der Prostata und mündet mit schlitzförmiger Öffnung auf dem Samenhügel. An der Stelle, wo die Urethra die Prostata durchläuft, vereinigen sich Harnwege und Geschlechtswege zur Harnsamenröhre. Die glatte Muskulatur des Samenhügels und ein Venengeflecht verhindern in der Mündungsstelle das Eindringen von Harn.

Die Prostata (Vorsteherdrüse) hat etwa die Form und Größe einer Kastanie und ist die größte akzessorische Geschlechtsdrüse. Harnröhre und Spritzgänge durchbohren die Prostata.

Die Prostata besteht aus etwa 30–50 tubuloalveolären Einzeldrüsen. Ihre Ausführungsgänge münden im Bereich des Samenhügels. Das milchig-schleimige Sekret der Drüse stimuliert die Beweglichkeit der Spermien. Bei älteren Männern kommt es sehr häufig zu einer Prostatahypertrophie. Die Vergrößerung führt zu anatomischen Veränderungen am Blasenausgang.

Cowpersche Drüsen, die in den hinteren Teil der Harnröhre münden, liefern ein Sekret, das vor der Ejakulation entleert wird und vorhandene Harnreste in der Harnsamenröhre unwirksam macht.

Harnröhre

Die männliche Harnröhre, etwa 20–25 cm lang, ist innen mit Schleimhaut ausgekleidet. Sie weist in den verschiedenen Abschnitten Krümmungen auf, die beim Katheterisieren beachtet werden müssen, da dieses sonst zu schweren Komplikationen führen kann.

Die Harnsamenröhre ist in den Penis, das äußere männliche Geschlechtsorgan, eingebaut. Der Penis als Kopulationsorgan erfüllt die wichtige Aufgabe, das männliche Geschlechtsprodukt, die Spermien, bei der Ejakulation in das hintere Scheidengewölbe des weiblichen Genitaltraktes zu bringen.

Äußere Organe

Anatomisch unterscheidet man am Penis die Peniswurzel, den beweglichen Penisschaft und den Penisrücken mit Eichel (Glans penis). An der Spitze der Eichel mündet die Harnröhre. Der Penis wird von einer dünnen Haut überzogen, die – über den Schaft verschieblich – mit der Eichel verwachsen ist. Eine Hautduplikation des Penisschaftes legt sich als Vorhaut über die Glans.

Der Penis besitzt zwei Schwellkörper. Das Corpus cavernosum ist als wesentlicher Bauteil des Penis an der Erektion beteiligt. Das corpus spongiosum ist an der Versteifung des Gliedes nicht beteiligt. Es sorgt für die Durchlässigkeit der Urethra während der Ejakulation.

Diese Schwellkörper sind blutreiche, schwammige, von Muskeln durchzogene Gebilde, die sich rasch mit Blut füllen und dadurch den Penis in seiner Lage, seinem Volumen und seiner Beschaffenheit verändern. Bei Füllung der Schwellkörper mit Blut kommt es zur Vergrößerung und Versteifung des Penis. Die Versteifung wird nervös gesteuert. Bei der Erektion handelt es sich um einen Reflex der arteriellen Gefäße. Arterielles Blut strömt in den Schwellkörper, die Bälkchenmuskulatur erschlafft. Es herrscht eine Blutzufuhr bei gedrosseltem Abfluß. Die Blutfüllung der Schwellkörper bewirkt das Aufrichten des Penis. Bei der Erschlaffung wird die arterielle Blutzufuhr gestoppt, das Blut fließt durch die Venen ab.

Schwellkörper

Die Erektion wird durch den Parasympathikus gesteuert, die Ejakulation (Samenerguß) durch den Sympathikus. Die Samenflüssigkeit wird bei der Ejakulation durch die Kontraktion der Beckenbodenmuskulatur ausgestoßen. Bei der Ejakulation wird der Samenspeicher des Nebenhodens entleert.

Anatomie und Physiologie der weiblichen Genitalorgane

Zu den inneren weiblichen Geschlechtsorganen gehören Eierstock (Ovarium), Eileiter (Tuba uterina), Gebärmutter (Uterus) und Scheide (Vagina).

Die äußeren Genitalien bilden die großen und kleinen Schamlippen (Vulva) und die Clitoris.

Die inneren Genitalien liegen im kleinen Becken.

Eierstöcke (Ovarien)

Die Eierstöcke sind 2,5–5 cm lang, mandelförmig und liegen beiderseits der Gebärmutter. Sie sind mit Bändern zwischen Gebärmutter und kleinem Becken aufgehängt.

Gelbkörper

Das geschlechtsreife Ovar hat eine buckelige, von Gelbkörpern zerklüftete narbige Oberfläche. Das senile Ovar ist klein und von Narben übersät.

Man unterscheidet am Eierstock eine Mark- und eine Rindenschicht. In der Markschicht, aus Bindegewebe bestehend, verlaufen größere Blutgefäße. Unter der Markschicht liegt die zellenreichere Rindenschicht. Diese enthält beim reifen Ovar verschiedene Stadien der Eifollikel und Gelbkörper.

Die Eierstöcke sind die weiblichen Keimdrüsen. Ihre funktionelle Bedeutung liegt in der Bildung von befruchtungsfähigen Gameten (Keimzellen); diese entstehen in rhythmischer Folge durch den Prozeß der Follikelreifung.

196

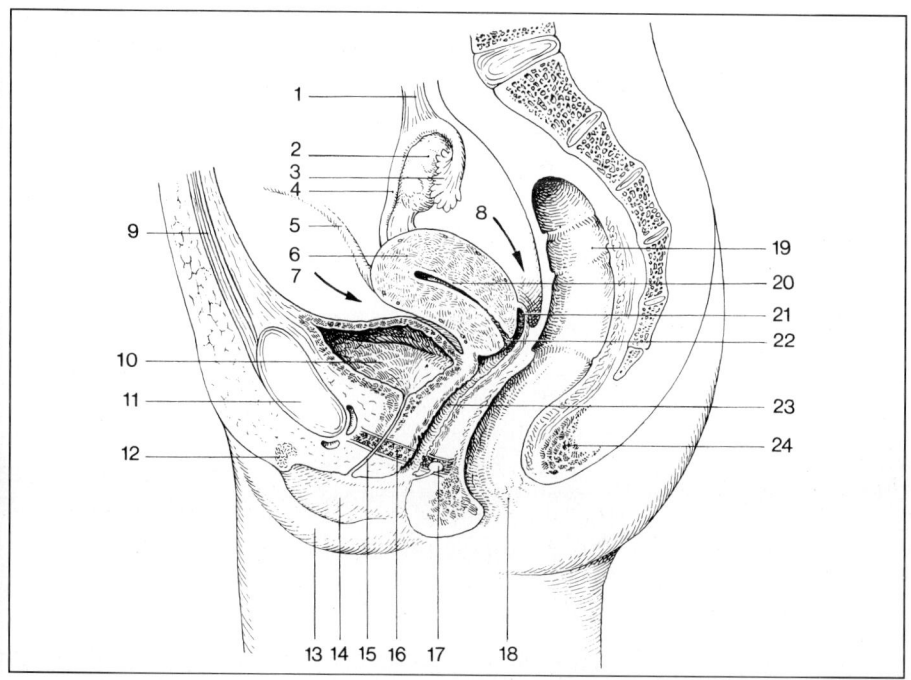

Abb 23: *Mittelschnitt durch ein weibliches Becken.* 1 Aufhängeband des Eierstockes, 2 Ovar, 3 Fimbrientrichter des Eileiters, 4 Eileiter, 5 rundes Führungsband der Gebärmutter, 6 Myometrium der Gebärmutter, 7 vordere Exkavation, 8 Douglasscher Raum, 9 Bauchwandmuskulatur, 10 Harnblase, 11 Schamfuge, 12 Schwellgewebe des Kitzlers, 13 große Schamlippe, 14 kleine Schamlippe, 15 weibliche Harnröhre, 16 bindegewebiger Beckenboden, 17 Vorhofdrüse, 18 Anus, 19 Rektum, 20 Endometrium der Gebärmutter, 21 hinteres Scheidengewölbe, 22 äußerer Muttermund, 23 Scheide, 24 äußerer willkürlich innervierter Schließmuskel des Rektums (aus: Faller, Der Körper des Menschen, Thieme-Verlag, Stuttgart).

Follikel

Die einzelnen Follikel werden nach ihrem Entwicklungsrad unterschieden. Der Follikel besteht aus Eizelle und den sie umgebenden Follikelzellen. In der Rindenzone des Eierstocks findet die Differenzierung der Oozyten (Eizellen) statt. Bereits während der Embryonalzeit vermehren sich die Oogonien sehr rasch. Kurz nach der Geburt befinden sich alle weiblichen Geschlechtszellen, etwa 400000–500000, in dem teilungsfähigen Zustand (Wartestadium).

197

In diesem Zustand können die Oozyten über viele Jahre verbleiben. Etwa 90 % der angelegten Oozyten degenerieren bis zum Beginn der Pubertät.

Geschlechtsreife

Bei Eintritt der Geschlechtsreife nehmen die verbleibenden Eizellen in der ersten Hälfte des Monatszyklus, angeregt durch Hormone, die Teilung (Meiose) wieder auf. Die Follikelreifung wird durch das follikelstimulierende Hormon ausgelöst. Durch Zellveränderungen des Follikelepithels unterscheidet man in der Reifungsphase den Primärfollikel und den Sekundärfollikel. Alle vier Wochen reift ein Sekundärfollikel zum Tertiärfollikel. Die Endstufe des Tertiärfollikels wird als Graafscher Follikel bezeichnet.

In dem Tertiärfollikel hat sich nun eine Höhle (Bläschen) gebildet, welche mit Flüssigkeit und Östrogenen gefüllt ist. Das follikelstimulierende Hormon fördert die Produktion von Östrogenen in den Zellen des Follikels.

Basalmembran

Zwischen Eizelle und dem diese umgebenden Follikelepithel liegt eine Basalmembran, die aus den Fortsätzen der Follikelzellen entstanden ist. Sie dient der Ernährung der Eizelle. Am 15. Tag des 28-Tage-Zyklus kommt es zum Follikelsprung (Ovulation). Die Eizelle löst sich von ihrem Follikelepithel und gelangt in die Tubenöffnung des Eileiters. Das zurückbleibende Follikelepithel bildet anschließend den Gelbkörper (Corpus luteum), eine Hormondrüse. Diese produziert unter dem Einfluß des Luteinisierungshormons LH das Progesteron. Das LH ist an der Umwandlung des Follikelepithels zum Gelbkörper beteiligt. Innerhalb von 3 Tagen wird der Gelbkörper aufgebaut. Die Rückbildung des Gelbkörpers erfolgt etwa 10 Tage nach der Ovulation, am 14. Tag ist die Hormonproduktion eingestellt. Durch den Rückbildungsvorgang entsteht eine bindegewebige Narbe. Besteht eine Schwangerschaft, bleibt der Gelbkörper etwa 4 Monate funktionstüchtig

(Schwangerschaftsgelbkörper), danach übernimmt die Plazenta die Produktion des Progesterons.

Eileiter (Tuba uterina)

Der Eileiter ist 8–20 cm lang, liegt intraperitoneal und erstreckt sich vom Eierstock bis zu der Gebärmutter. Die Eileiter enden in 1–2 cm langen Fransen, den Fimbrien (Fimbrientrichter), von denen **Fimbrien** eine dem Ovar fest aufliegt. Dieser Trichter erweitert sich zur Ampulle. Uteruswärts verengt sich das Lumen, der Eileiter durchsetzt die Uteruswand und mündet in das Uteruslumen.

Die Innenfläche des Eileiters läßt längsverlaufende Falten, Gleitschienen für die Fortbewegung der Eizelle, erkennen. Die Eileiter bestehen aus Schleimhaut und Muskulatur. Die Schleimhaut besitzt ein Flimmerepithel und Drüsenzellen, die während des Monatszyklus abgestoßen werden. Die Muskulatur dient der Bewegung von Eizellen, Spermien und Eileitersekret.

Bei Entzündungen der Eileiter kommt es, bedingt **Entzündungen** durch die Faltenbildung der Schleimhaut, sehr leicht zu Verklebungen. Die physiologische Bedeutung des Eileiters liegt in der Aufnahme des Eies beim Follikelsprung. Die Tubenpassage der Eizelle dauert 4–5 Tage; nur 6–12 Stunden ist das Ei befruchtungsfähig. Die Ampulle des Eileiters ist der Ort der Befruchtung. Gelangt die Eizelle beim Eisprung nicht in den Eileiter, wird aber befruchtet, kommt es zu einer Bauchhöhlenschwangerschaft.

Während der Befruchtung verschmelzen Ei- und **Befruchtung** Samenzelle. Die beiden Zellkerne vereinigen sich. Während der Wanderung in den Uterus teilt sich der Zellkern weiter. Die befruchtete Eizelle nistet sich in der Gebärmutter ein.

Gebärmutter (Uterus)

Die Gebärmutter hat die Form einer Birne, deren verdickter Teil nach oben gerichtet ist, während der dünne Abschnitt abwärts nach vorne gebogen ist. Der Uterus ist zwischen Mastdarm und Blase aufgehängt. Am oberen Teil des Uterus, dem Corpus uteri, liegen beiderseits die Bänder, mit denen der Uterus aufgehängt ist. Der Fundus, die obere Kuppe des Uterus, überragt die Einmündungen der Tuben. Danach geht der Uterus in die 6 mm lange Uterusenge über. Anatomisch schließt sich **Zervix** daran der Uterushals (Zervix) an. Der Zervixkanal mündet mit dem Muttermund (Portio) gegen die hintere Scheidenwand. Ein Schleimpfropf am äußeren Muttermund schützt diesen Bereich vor aufsteigenden Entzündungen.

Die Uteruswand weist ein Drei-Schichten-System auf; von innen nach außen verlaufen: Schleimhaut – Muskulatur – Perimetrium. Die Schleimhaut enthält zahlreiche Uterusdrüsen. In die Schleimhaut nistet sich das befruchtete Ei. Bleibt das Ei unbefruchtet, so wird es mit der Schleimhaut zusammen während des Monatszyklus (Menstruation) ausgeschieden. Die Blutungen werden durch den Abbau der Schleimhaut hervorgerufen.

Der Gebärmuttermuskulatur kommt besonders während der Schwangerschaft eine besondere Bedeutung zu. Sie kann sich während der Schwangerschaft um das 20fache vermehren.

Klimakterium

Mit dem 40.–50. Lebensjahr hören die Zyklen allmählich auf. Schleimhaut und Uterusmuskulatur atrophieren. Die Monatsblutungen werden unregelmäßig und hören schließlich auf. Es kommt zu einer Störung des hormonellen Gleichgewichtes mit nachlassender Bildung von Ovarialsteroiden. Man bezeichnet diesen Zustand als Klimakterium. Bei vielen Frauen wird das Klimakterium von vegetativen Störungen begleitet.

Die Scheide (Vagina) ist ein 8–10 cm langes muskuläres Rohr. Innen ist sie mit Schleimhaut ausgekleidet, Drüsen fehlen hier völlig. Das Scheidensekret stammt aus dem Zervix uteri (Gebärmutterhals). Das saure Milieu der Scheide, entstanden aus dem Umbau von Glykogen in Milchsäure, schützt die Scheide vor aufsteigenden Infektionen.

Äußere weibliche Genitalorgane (Vulva)

Das äußere weibliche Genitale wird durch die beiden großen Schamlippen (labia majora) und die beiden kleinen Schamlippen (Labia minora) bestimmt. Bei den Schamlippen handelt es sich um Hautfalten, die die Vagina nach außen verschließen. Zwischen den beiden kleinen Schamlippen vor der Uretralöffnung liegt die Clitoris (Kitzler). Durch Blutfüllung ist sie schwell- und verlängerungsfähig.

Schamlippen

Zahlreiche Drüsen, kleine und große Vorhofdrüsen, münden beiderseits der Scheidenöffnung. Es handelt sich dabei um Schleimdrüsen, die den Scheidengang anfeuchten.

Erkrankungen der männlichen Genitalorgane

Entzündliche Erkrankungen

Bei der Prostatitis handelt es sich um eine bakterielle Entzündung der Prostata. Die Infektion erfolgt als aufsteigende Entzündung. Seltener findet sich eine hämatogene Prostatitis mit Harnröhren- und Nebenhodenbeteiligung.

Prostatitis

Die Patienten klagen über Schmerzen in der Leisten- und Dammgegend und über Miktionsbeschwerden (Störungen der Harnblasenentleerung).

Pollakisurie (Oftharnen) und Strangurie (Zwangsharnen) gehören zu den klinischen Symptomen.

Die Prostata ist beim Tastbefund druckschmerzhaft.

Die Prostatitis wird symptomatisch behandelt.

Tumore des Urogenitaltraktes

Nicht nur Querschnittslähmung, Steinbildung, Hemiphlegie, sondern auch Prostataadenome und Prostatakarzinome führen zu Blasenentleerungsstörungen.

Prostataadenom
(gutartiger
Tumor)

Die Prostatahypertrophie (Vergrößerung) ist eine Alterserscheinung bei etwa 50 % aller Männer über 60 Jahren. Durch die Vergrößerung der Prostata kommt es zu Miktionsbeschwerden. Es entsteht ein Druck auf die Harnröhre, der die Blasenentleerung erschwert.

Patienten mit einem Prostataadenom müssen beim Wasserlassen pressen, der Harnstrahl ist schwach, am Ende der Blasenentleerung tröpfelt der Urin nur noch. Dieses Tröpfeln wird verursacht, wenn gegen Ende der Blasenentleerung die Harnblase den engen Widerstand der Harnröhre überwindet. Die Blasenmuskulatur überwindet diese Mehrarbeit, indem sie hypertrophiert.

Nach einiger Zeit wird die Blase nicht mehr total entleert, ein Restharn bleibt in der Blase zurück. Der Patient spürt einen Druck in der Blase, verbunden mit erneutem Harndrang. Da sich eine Prostatavergrößerung langsam entwickelt, gewöhnen sich die Patienten an das mühsame Wasserlassen.

Restharn

Vergrößert sich allerdings auf Dauer die Restharnmenge, kommt es zu einem Urinstau bis in das Nierenbecken mit der Gefahr einer Nierenerkrankung. Die erschwerte Blasenentleerung begünstigt die Entstehung einer Zystitis und Pyelonephritis.

Diagnostisch kann die hypertrophe Prostata rektal getastet werden.

Die Behandlung erfolgt mit β-Sitosterinen (Phytopharmaka). Wenn sich die Prostata dadurch nicht verkleinert, ist eine Prostataektomie das Mittel der Wahl.

Das Prostatakarzinom ist bei Männern über 60 Jahren das dritthäufigste Karzinom.

Prostata-karzinom

Der Tumor ist rektal tastbar, meistens handelt es sich um einen mikroskopischen Zufallsbefund. Der Tastbefund zeigt eine steinharte, höckerige Prostata. Dieser Tumor zeigt eine ausgeprägte Metastasierungstendenz, sowohl lymphogen als auch hämatogen. Bei der hämatogenen Metastasierung sind Wirbelsäule, Beckenknochen besonders betroffen, aber auch Lunge und Leber. Klinische Symptome des Prostatakarzinoms sind Hämaturie, Strangurie und Nykturie. Die saure Phosphatase ist im Serum erhöht. Die Diagnose erfolgt als Tastbefund oder anhand der schon vorhandenen Fernmetastasen.

Die Therapie beinhaltet eine sofortige Entfernung des Tumors, falls dieser noch nicht zu fortgeschritten ist. Inoperable Fälle werden mit Hormonen und einer Strahlentherapie behandelt. Bei einer Hormonbehandlung können sich auch die Metastasen zurückbilden: dieses bedeutet eine Lebensverlängerung über Jahre.

Erkrankungen der weiblichen Genitalorgane

Das Klimakterium ist die Übergangsphase von der Geschlechtsreife zum Alter. Es ist geprägt durch eine Störung des hormonellen Gleichgewichtes infolge Wegfalls der Follikelreifung.

Mit der letzten Blutung (Menopause) ist die Geschlechtsreife beendet.

Menopause

Die nachlassende Bildung der Geschlechtshormone wirkt sich auch auf die Genitalorgane aus. Der Uterus wird kleiner. Mit zunehmendem Alter findet sich eine vollkommene Atrophie der Vaginalschleimhaut. Das äußere Genitale schrumpft, Clitoris und die kleinen Labien verkleinern sich.

Im hohen Alter wird die Schambehaarung spärlicher und verfärbt sich grau-weiß. Nur bei sehr mageren Frauen verkleinert sich die Brust; das Drüsengewebe wird durch Fett ersetzt.

Viele Frauen neigen durch die nachlassende Ovarialfunktion zu Adipositas.

Die Beschwerden des Klimateriums und der Postmenopause sind individuell verschieden, betreffen aber jede Frau. Im Verlauf der allgemeinen Rückbildung der Geschlechtsorgane treten Veränderungen auf, die das physiologische Maß überschreiten können.

Colpitis senilis

Nach dem Wegfall der hormonellen Stimulation kommt es zu einer Atrophie der Vaginalschleimhaut. Eine mangelhafte Benetzung der Vaginalwand macht diese trocken. Es kommt zu einer Abnahme der Glykogen- und Milchsäurebildung und damit zu einer Infektion mit unspezifischen Bakterien. Diese entzündliche Veränderung wird als Colpitis senilis bezeichnet.

Patientinnen klagen über Juckreiz, Ausfluß und Kohabitationsbeschwerden, möglicherweise sogar verbunden mit Verletzungen.

Die Colpitis senilis wird je nach Alter der Patientin lokal, aber auch systemisch mit Östrogenen behandelt. Bei Frauen im hohen Alter ist eine Lokaltherapie ausreichend.

Pruritus und **Kraurosis vulvae**

Mit dem Erlöschen der Ovarialfunktion tritt eine atrophische Veränderung der Vulvahaut auf. Diese Veränderung führt bei einigen Frauen zu einem quälenden Juckreiz (Pruritus vulvae). Diagnostisch sollte hierbei eine endogene Störung, wie Diabetes mellitus, ausgeschlossen werden. Die Patientinnen kratzen sich im Schlaf die juckenden Stellen, so daß Kratzeffekte mit Sekundärinfektionen hinzukommen können.

Es tritt eine weißliche Verdickung der Vulva-schleimhaut auf, die als Leukoplakia vulvae bezeichnet wird. Sie ist fleckförmig, kann aber auch die ganze Vulvahaut bis zum Damm erfassen. Die Kraurosis vulvae entsteht durch die Sklerosierung der Vulvahaut. Die Haut wird papierdünn, trocken und leicht verletzlich. Die Veränderung löst einen quälenden Juckreiz aus. Eine zunehmende Kraurosis vulvae führt zu einem vollkommenen Schwund der kleinen Labien und der Clitoris. Der Scheideneingang verengt sich zunehmend, eine Kohabitation wird unmöglich.

Leukoplakia

Die Krauroris vulvae gilt als Präkanzerose für ein Vulvakarzinom.

Kleinste Hautverdickungen oder -veränderungen sollten histologisch abgeklärt werden.

Therapeutisch werden Kraurosis vulvae und Leukoplakie vulvae mit Sitzbädern (Dauer 15 Min. bei 37°C, Badezusatz, z.B. Kamillosan) und cortisonhaltigen Cremes und Salben behandelt. Das Abtrocknen nach dem Bad und peinlichste Sauberkeit sind äußerst wichtig. Von einer operativen Entfernung der betroffenen Hautpartien ist wenig zu erwarten, da kraurotische Veränderungen an den Wundrändern wieder auftreten können.

Entzündliche Genitalerkrankungen

Die Ursachen für eine Vulvitis sind recht mannigfaltig. Falsche oder mangelhafte Hygiene, mechanische Reizung durch Wäsche oder Monatsbinden und Mikroorganismen können die Ursache für eine Vulvitis sein.

Vulvitis

Juckreiz

Bei der Diagnose einer Vulvitis sollte auch immer an eine innere Erkrankung gedacht werden, z. B. Diabetes mellitus. Die Patientinnen klagen über einen heftigen Juckreiz, z. T. mit brennenden Schmerzen, besonders beim Wasserlassen. Am äußeren Genitale finden sich eine Rötung und Schwellung der großen und kleinen Labien. Durch die Infektion wird vermehrt Sekret in der Vagina gebildet (Fluor).

Die Diagnose einer Vulvitis ist recht leicht, da die Haut- und Schleimhautoberfläche Kratzeffekte aufweisen. Um die Ursache abzuklären, ist eine mikroskopische Untersuchung des Fluors notwendig.

Die Therapie der Vulvitis ist trotz unterschiedlicher Genese einheitlich. An erster Stelle steht die Behandlung der Entzündung und der Schwellung. Sitzbäder mit Kamillosan, Salbenbehandlung (Mischungen aus Cortison und Antibiotika bzw. Antimykotika) und eine hygienische Körperpflege gehören zu den therapeutischen Maßnahmen.

Kolpitis

Ursachen einer Kolpitis sind Infektionen, Östrogenmangel und chemische und mechanische Reizungen.

Die Vagina wird bei einer Infektion mit Mikroorganismen besiedelt.

Unspezifische Erreger sind Candida albicans (Soorpilze), Trichomonaden, Gonokokken, Herpes-simplex-Virus u. a. Gerade während der Menstruation und der Schwangerschaft ist die Vagina besonders anfällig gegenüber Infektionen.

Die klinischen Symptome einer Kolpitis sind gelblich bis bräunlicher Ausfluß (Fluor). Die Patientinnen klagen über Juckreiz und ein Brennen im Bereich der großen und kleinen Labien. Die Fluordiagnose erfolgt mikroskopisch. Sie ist sehr wichtig, um eine Geschlechtskrankheit auszuschließen.

Die sinnvollste Therapie ist hier eine Antibiotika/ Antimykotikagabe. Bis zur Abheilung sollte die Patientin keinen Verkehr haben. Meistens empfiehlt sich eine Mitbehandlung des Partners.

Erreger der Bartholinitis sind Streptokokken und Staphylokokken. Es besteht eine schmerzhafte Schwellung der Drüse mit Hautrötung. Die Vorwölbung führt zum Verschluß des Ausführungsganges im Bereich der kleinen Labien. Die Schwellung kann bis zu hühnereigroß werden. Die klinische Diagnose ist eindeutig. Kommt es zu einem „Abszeß", muß dieser eröffnet werden. Danach sind tägliche Sitzbäder notwendig. Eine Abheilung kann in einigen Tagen erfolgen. Die Patientin sollte über hygienische Maßnahmen in der Genitalsphäre aufgeklärt werden.

Bartholinitis
(Entzündung der Bartholinischen Drüsen)

Tumore

Zu den häufigsten gutartigen Genitaltumoren zählt das Myom. Hierbei handelt es sich um eine Vermehrung der glatten Muskelfasern unter gleichzeitiger Wucherung des Bindegewebes. Für das Myomwachstum sind die Östrogenproduktion und Gabe von Östrogenen vermutlich verantwortlich. Diese Vermutung ergibt sich aus der Tatsache, daß Myome im geschlechtsreifen Alter entstehen, ihr Wachstum nach Eintritt in die Menopause beendet wird. Sie können sich dann sogar ganz zurückbilden.

Myom

Bei etwa 20 % der Frauen im Alter zwischen 30 und 50 Jahren entwickeln sich Myome.

Klinische Symptome eines Myoms sind Kreuzschmerzen, Völlegefühle im Unterbauch, Druck auf die Blase mit Harndrang und Blutungsanomalien.

Myompatientinnen klagen über schmerzhafte, verstärkte und verlängerte Menstruation.

Bei gynäkologischen Untersuchungen kann das Myom getastet werden.

Therapeutisch kann ein Myom hormonell behandelt werden. Je nach Lage und Sitz kann eine chirurgische Entfernung notwendig sein.

Myome, auch ohne klinische Symptome, sollten regelmäßig kontrolliert werden.

Polypen

Polypen sind gestielte Schleimhautwucherungen. In der Gebärmutter unterscheidet man die Zervixpolypen und die Korpuspolypen. Polypen sind meistens symptomlos und werden oft zufällig bei einer gynäkologischen Untersuchung festgestellt. Sie sind meistens gutartig. Beim Entfernen sollte besonders der Ansatzpunkt des Stiels (Ausgangspunkt des Polypen) untersucht werden, um keine Karzinome zu übersehen.

Bösartige Tumore

Bei dem Gebärmutterkrebs unterscheidet man zwischen dem Zervixkarzinom (Gebärmutterhalskarzinom) und dem Korpuskarzinom (Gebärmutterkörperkarzinom).

Zervixkarzinom

Fast 70 % aller Uteruskarzinome sind in der Zervix lokalisiert. Sie entstehen am häufigsten an der Grenzzone zwischen Zylinderepithel des Zervixkanals und dem Plattenepithel der Portio. Der Altersgipfel für die Häufigkeit liegt bei 40–50 Jahren.

Die Entzündung der Vagina mit Zerstörung der normalen vaginalen Flora spielt sicher auch eine wesentliche Rolle. Die Ausbreitung des Karzinoms kann Vagina, Korpus und Harnblase betreffen. Es erfolgt eine Metastasenbildung in Lunge und Knochen.

Klinische Symptome eines Zervixkarzinoms sind blutiger Ausfluß, Kontaktblutungen, Zwischenblutungen. Später kommen Unterleibsschmerzen und Schmerzen bei der Blasenentleerung oder beim Stuhlgang dazu.

Die endgültige Diagnose eines Karzinoms erfolgt histologisch.

Zur Therapie stehen Operation, Bestrahlung und die Kombination beider zur Verfügung. Alle aus der Behandlung entlassenen Frauen müssen nachuntersucht werden. Zur Prophylaxe ist eine jährliche gynäkologische Untersuchung wichtig.

Die Häufigkeit des Korpuskarzinoms ist in letzter Zeit zunehmend. Risikofaktoren für die Entstehung eines Korpuskarzinoms sind: Adipositas, Diabetes, Hypertonie. Der Altersgipfel liegt bei 50–60 Jahren; bevorzugt befallen werden Frauen in der Postmenopause. Bedingt durch die dicke Muskelwand des Uterus, bleibt das Karzinom lange auf den Uterus beschränkt. Wächst es in die Zervix, kann es sich hier ausbreiten. Das Karzinom befällt in erster Linie die Uterusschleimhaut, von daher kommt es relativ früh zu Blutungen.

Korpuskarzinom

Die Diagnose kann nur durch histologische und zytologische Untersuchungen gesichert werden.

Die Therapie beinhaltet eine operative Entfernung des Uterus. Bei Frauen über 45 sollten auch gleichzeitig Eierstöcke und Eileiter entfernt werden (Adnexie).

Nicht alle Karzinome am Ovar sind auch dort entstanden; sie können Metastasen von Karzinomen anderer Organe, z.B. des Magen-Darm-Traktes, sein.

Ovarialkarzinom

Beim Ovarialkarzinom kommt es sehr rasch zu Ansiedlungen der Metastasen in Leber, Lunge und Wirbelsäule. Häufig fehlen Frühsymptome. Die Patienten bemerken eine Vergrößerung des Leibesumfanges mit Bildung einer Aszites. Die Behandlung besteht in einer Operation des Tumors, Nachbestrahlung und Gabe von Zytostatika. Die Prognose ist schlecht, da die Früherkennung meistens ein Zufallstreffer ist.

Vulvakarzinom

Als dritthäufigstes Genitalkarzinom tritt ein Vulvakarzinom meistens in der Menopause auf. Bei fast 50 % der Fälle ging eine Kraurosis vulvae der kanzerogenen Entartung voraus. Die Veränderung bleibt sehr lange auf die Vulva beschränkt. Relativ früh kommt es allerdings dann zur Ulzeration. Die Infektion der Geschwüre führt zu eitrig-blutigem, meistens übelriechendem Fluor und Schmerzen.

Die alleinige Strahlenbehandlung ist ziemlich erfolglos. Wenn möglich, sollte die Vulva einschließlich der Leistendrüsen entfernt werden.

Erkrankungen der Brustdrüse

Die Anatomie der Brustdrüse als Hautanhangsdrüse wird unter dem Kapitel Haut beschrieben. Die krankhaften Veränderungen an der Brustdrüse sollen hier im Zusammenhang mit den Erkrankungen der weiblichen Genitalorgane aufgeführt werden.

Mastopathie

Die Mastopathie ist eine Veränderung des Drüsengewebes, deren Ursache ungeklärt ist. Diskutiert wird eine Verschiebung der Hormonverhältnisse Gestagene – Östrogene. Vermutet wird allerdings auch eine Empfindlichkeit des Drüsengewebes auf Ovarialhormone. In einer oder beiden Brüsten lassen sich zahlreiche z.T. zusammenhängende Knoten tasten. Die Knoten bestehen aus bindegewebigen oder epithelialen Wucherungen und Zysten; sie sind verschieblich.

Da durch eine Palpation nicht immer entschieden werden kann, ob ein Knoten gut oder bösartig ist, sollte eine Probeexzision durchgeführt werden.

Patientinnen mit Mastopathie müssen regelmäßig durch Palpation und Mammographie kontrolliert werden.

Mammakarzinom

Das Mammakarzinom steht an der Spitze aller Krebslokalisationen der Frau, es übertrifft noch die Häufigkeit des Zervixkarzinoms. Der Altersgipfel liegt bei 45–55 Jahren. Es erkranken eher Frauen, die nicht geboren haben, als Frauen mit mehreren Kindern.

Je früher die Diagnose gestellt wird, desto größer sind die Heilungschancen.

Bei dem Mammakarzinom handelt es sich meistens um einzelne Tumore, die unscharf gegenüber der Umgebung abgegrenzt sind. Die Knoten lassen sich gegen die Umgebung schlecht verschieben. Es kommt zu Einziehungen der Brustwarze oder zu Hautrunzelungen, wenn das Karzinom mit der Brusthaut in Verbindung steht. Die Haut hat ein apfelsinenschalenähnliches Aussehen. Die axillären Lymphknoten sind vergrößert. In fortgeschrittenen Fällen kommt es zu einer hämotogenen Metastasierung des Skelettes, vor allem der Wirbelsäule.

Patientinnen klagen über Rückenschmerzen. Die Diagnose kann nur histologisch erfolgen. Die Therapie beinhaltet eine operative Entfernung der Brustdrüse einschließlich des darunterliegenden Muskels und der dazugehörigen Lymphknoten. Im Anschluß an die Operation erfolgt eine Strahlentherapie und, je nach Hormonempfindlichkeit des Tumors, eine Chemotherapie.

Therapie

Der Verlust der Brust ist für die Frau eine schwer zu tragende körperliche Veränderung. Eine psychische Betreuung auch mit dem Hinweis auf evtl. mögliche plastische Operationen sollte Gegenstand der Nachbehandlung sein.

1. Wo werden die Spermien gebildet, und wo werden sie gespeichert?
2. Welche Aufgabe erfüllt die Prostata?
3. In welchem weiblichen Organ vollzieht sich die Follikelreifung?

Wiederholungsfragen

4. Wo findet die Befruchtung der Eizelle statt?
5. Welche Erkrankungen führen beim Mann zu Blasenentleerungsstörungen?
6. Welche Symptome treten während des weiblichen Klimakteriums auf?
7. Wie wird die Kraurosis vulvae behandelt?
8. Welches sind die klinischen Symptome eines Myoms?
9. Welches Uteruskarzinom taucht eher im Alter auf?
10. Warum sind gynäkologische Vorsorgeuntersuchungen auch bei älteren Frauen wichtig?

Haut und Schleimhäute

Die Haut stellt die äußere Hülle des Körpers dar. Sie dient der Anpassung des Organismus an die Umwelt. Als lebenswichtiges Organ hat sie eine ganze Reihe von Funktionen:

1. Schutzorgan
2. Speicherorgan
3. Wärmeregulator
4. Lieferant von Sekreten und Exkreten
5. Sinnesorgan

Anatomie und Physiologie

Bau der Haut

Die Haut besteht aus drei Schichten, der Oberhaut (Epidermis), der Lederhaut (Corium oder Cutis) und der Unterhaut (Subcutis).

Oberhaut

Die Oberhaut, Epidermis, setzt sich aus zwei Schichten zusammen:

1. der Hornhaut mit verhorntem Epithel
2. der unverhornten Keimschicht.

An verschiedenen Körperstellen, die auch mechanisch stark beansprucht werden, ist die Epidermis sehr dick, z. B. an der Fußsohle und am Handteller. Die Hornschicht enthält wasserlösliche Stoffe, die Wasser binden können und somit die Haut geschmeidiger machen.

Die Hautfettung schützt die Oberfläche vor dem Entzug wasserlöslicher Substanzen und ist für die Durchlässigkeit der Epidermis verantwortlich.

Entfernt man die Hornhaut, wird die Haut für Wasser und andere Stoffe durchlässiger.

Die Lederhaut besteht aus faserigem Bindegewebe, das in den tieferen Lagen immer lockerer wird. Elastische Fasern geben der Haut die not-

Lederhaut

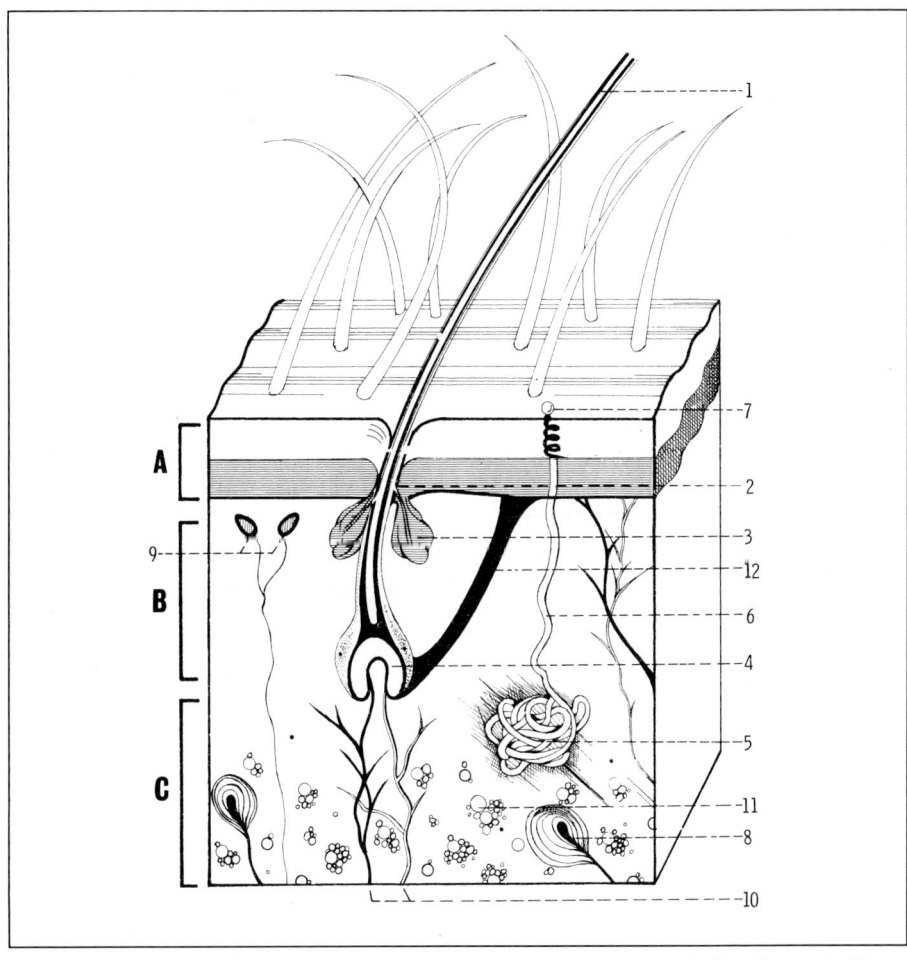

Abb. 24: *Schematische Darstellung eines Schnittes durch die Haut.* A Oberhaut mit Horn- und Keimschicht, B Lederhaut, C Unterhaut, 1 Haar, 2 Spaltraum zwischen Haar und Wurzelscheide, 3 Talgdrüse, 4 Haarwurzel, 5 Schweißdrüse, 6 Ausführungsgang der Schweißdrüse, 7 Mündung einer Schweißdrüse = Pore, 8 und 9 Nervenendorgane für die Hautsinnesempfindungen, 10 Blutgefäße für die Ernährung des Haares, 11 Fetteinlagerungen, 12 Haaraufrichtemuskel (aus: Krankenpflegehilfe, Thieme-Verlag, Stuttgart).

wendige Spannkraft. Die Lederhaut weist drei Schichten auf, sie enthält zahlreiche Blutgefäße und die zur Wärmeregulation notwendigen Schweißdrüsen.

Dicht unter der Oberhaut liegen die Hautsinnes-
organe: die Tastkörperchen, die Schmerzpunkte
und die Empfindungsorgane für Wärme und Kälte.

Unterhaut

Die in der Lederhaut befindlichen Talgdrüsen liefern das Hautfett.

Die Unterhaut, Subcutis, vermittelt die Verbindung zwischen Cutis und Muskulatur. Sie besteht
aus kollagenem Bindegewebe mit eingeschlosse-
nen Fettläppchen. Diese Zellen sind normalerweise voll mit Fett beladen. Die Ausbildung der
Subcutis ist je nach Geschlecht, Alter, Körperregion, hormonellen Einflüssen und Ernährung unterschiedlich ausgebildet. Sie isoliert das Körper-
innere gegen thermische Einflüsse und hat eine
metabolische Funktion im Kohlenhydrat- und
Fettstoffwechsel.

Besonderheit der Subcutis ist die Bildung von
Schleimbeuteln, die in erster Linie da vorhanden
sind, wo die Haut gegen eine harte Unterlage gedrückt wird, z. B. am Ellenbogen, an der Kniescheibe und an der Ferse.

Schleimbeutel

Zahlreiche Arzneimittel können aufgrund der Beschaffenheit der Subcutis in diese injiziert werden
(subkutane Injektion).

Die dickste Haut findet man am Rücken, Gesäß,
Handteller und Fußsohle, die dünnste am Augenlid.

Die Haut verfügt über ein dichtes Nervengeflecht
und steht damit im Dienst der Sinneswahrneh-
mung: Wärme- und Kältegefühl, Tastsinn,
Schmerzsinn, Empfindung für Juckreiz und Licht-
reize.

Die Farbe der Haut ist von ihrem Blut- und Pig-
mentgehalt abhängig und somit von Mensch zu
Mensch verschieden. In der Epidermis und in der
Cutis finden sich Zellen, sogenannte Melanozyten,
die das Melanin, das Farbpigment, produzieren.

Hautfarbe

215

Diese Melaninpigmentierung ist genetisch festgelegt.

Dunkelhäutige Menschen unterscheiden sich von hellhäutigen durch die Menge an Melanin in den einzelnen Melanozyten. Die Pigmentbildung wird durch eine Aminosäure (Tyrosin), durch kupferhaltige Enzyme und Sauerstoff beeinflußt.

Die Pigmentierung der Epidermis stellt einen Strahlenschutz dar; dabei absorbiert das Melanin die Sonnenstrahlen. Neben dem Melanin kennt man noch andere Hautpigmente: die Lipopigmente. Hierzu gehört das Lipofuscin; dieses wird fälschlicherweise Alterspigment genannt. Es ist ein spezieller Zellbefund in den durch Alterung veränderten Zellen, z.B. auch in der Haut. Bei den senilen Pigmentflecken der Haut spielt aber in erster Linie das Melanin eine Rolle und nicht das Lipofuscin.

Anhangsorgane der Haut

Anhangsorgane der Haut sind Drüsen, Haare und Nägel.

Bei den Drüsen der Haut handelt es sich um Talgdrüsen und Knäueldrüsen. Die Talgdrüsen stehen mit Haarbälgen in Verbindung. Sie sondern den Hauttalg ab, der Haare und Haut mit einer schützenden Fettschicht überzieht.

Talgdrüsen

Kleinere Talgdrüsen finden sich auch an haarlosen Stellen, z.B. an den Lippen und an den Augenlidern.

Die Knäueldrüsen werden nach ihrem Sekret unterteilt in:

1. Schweißdrüsen

Sie sind über die ganze Haut verteilt. Das Sekret der Schweißdrüsen ist der Schweiß, bestehend aus 98% Wasser, Kochsalz, Ammoniak und Harnstoff.

Schweißdrüsen können durch ihre hohe Wasserabgabe an die Umgebung die Nieren bei ihrer Funktion unterstützen.

2. Ohrschmalzdrüse

Sie befindet sich in der Auskleidung des äußeren Gehörganges und produziert das Ohrschmalz.

3. Analdrüsen

Sie befinden sich um die Afteröffnung und sezernieren einen Riechstoff.

Die Brust- oder Milchdrüse **Brustdrüse**

Die Brustdrüse (Mamma) produziert die Milch, die zur Nahrung von Neugeborenen dient. Sie ist die größte Hautdrüse. Die Brustdrüse ist nur beim weiblichen Geschlecht voll entwickelt. Sie besteht aus einem Drüsenkörper und einem umhüllenden Fettpolster. Die Brustdrüse setzt sich zusammen aus 15–20 einzelnen Drüsen, die in einen Ausführungsgang, den Milchgang, münden.

Nägel sind Horngebilde der Haut, vorkommend an **Nägel** den Rücken der Finger- und Zehenendglieder. Sie haben eine aus der Epidermis hervorgegangene Struktur. Nägel haben wichtige Schutzfunktionen. Nagelveränderungen können mit inneren Erkrankungen in Verbindung stehen.

Haare dienen in erster Linie zum Schutz. Fast die **Haare** gesamte Körperoberfläche ist behaart, außer Lippen, Handteller, Fußsohlen und Teilen der äußeren Genitalien. Sie vergrößern somit die Verdunstungsoberfläche des Körpers. Haare sind Hornröhren, die aus Einstülpungen der Epidermis hervorgehen.

Der unter der Epidermis gelegene Teil des Haares ist die Haarwurzel; der Teil, der in die Epidermis hineinragt, ist der Haarschaft, der in die Haarspitze ausläuft. Die Haarwurzel endet mit dem Haarfollikel. Hormonrezeptoren sind auch vorhanden, ihr Ausmaß bestimmt den Behaarungstyp.

Das einzelne Haar besteht aus Mark und Rinde mit dem für die Haarfarbe charakteristischen Pigment.

Mit den Haaren stehen Talgdrüsen und ein Muskel in Verbindung. Durch seine Kontraktion kann das Haar sich aufrichten. Das Haar selbst wird durch sensible Nerven versorgt. Haare sind meistens gruppenweise angeordnet.

Die Haut stellt ein wichtiges Sinnesorgan für die Druck- und Berührungs-, Temperatur und Schmerzwahrnehmung dar. Diese Sinnesempfindung verläuft in Form von Rezeptorsystemen über die gesamte Körperoberfläche.

Veränderungen des Haarwachstums können Symptome für innere Erkrankungen sein.

Erkrankungen der Haut

Altershaut

Mit zunehmendem Alter läßt die Elastizität der Haut nach, das subkutane Fettgewebe nimmt ab. Die Haut des älteren Menschen wird dünner. Da auch die Schweißsekretion im Alter abnimmt und der Talgspiegel auf der Haut sinkt, wird die Altershaut sehr empfindlich gegenüber Austrocknung. Um Krankheiten vorzubeugen, muß die Haut des älteren Menschen sehr gut gepflegt werden.

Die Kopfhaare des älteren Menschen werden schütter und oft gelb- bis schmutziggrau. Die Haare an den Augenbrauen, an den Ohren und am Naseneingang werden buschiger.

Die Nägel werden mit dem Alter dicker und brüchiger. Sie wachsen langsamer, verändern häufig ihre Wachstumsrichtung und werden unförmig dick, besonders an der Großzehe. Die Körperpflege des älteren Menschen ist aus den genannten Gründen besonders wichtig.

Entzündliche Erkrankungen der Haut

Die Infektion mit dem Herpes-Virus ist beim Menschen sehr häufig. Beim älteren Menschen taucht die Erkrankung zwar seltener auf, dafür ist das Krankheitsbild schwerer. Eine atypische Verlaufsform macht die Diagnose hier schwieriger.

Man unterscheidet zwei Typen des Herpes-Virus, die für den Menschen in Frage kommen:

Typ I befällt in erster Linie die Haut (Mundschleimhaut, Lippen, Kopf, Oberkörper)
Typ II verursacht vor allem den Herpes genitalis (die Genitalschleimhaut).

Das klinische Bild des Herpes simplex zeigt in erster Linie die Bläschenbildung. Diese sind meistens gruppenweise angeordnet und stecknadelkopfgroß. Ihr Inhalt wird nach 2–3 Tagen eitrigtrüb und kann sich nach außen entleeren.

Herpes simplex

Fast 90 % der Menschen machen bis zum Erwachsenenalter eine Herpes-simplex-Erstinfektion durch; sie wird allerdings bei 99 % aller Menschen nicht bemerkt.

Bei den restlichen erfolgt die Manifestation in Form einer schweren Viruserkrankung mit Leber- und Gehirnbeteiligung, bei bestehendem Immundefekt.

Der menschliche Körper bildet Antikörper gegen die Infektion; dennoch vermutet man, daß das Virus nicht aus dem Körper eliminiert wird.

Streß, UV-Licht, Traumata, Allergien u. a. gelten als provozierende Faktoren, durch die es zu einer sekundären Herpesmanifestation kommen kann.

Die Therapie erfolgt lokal mit austrocknenden Mitteln. Bei einer generalisierten Form erfolgt eine Interferon-Therapie.

**Herpes zoster
(Gürtelrose)**

Gürtelförmig angeordnete, schmerzhafte Bläschen sind das klinische Bild des Herpes zoster. Der Erreger ist der Varizellen-Zoster-Virus (Windpockenerreger).

Die Erstinfektion verläuft als Varizellen (Windpocken) bei nicht immunen Personen ab; die Zweitinfektion verläuft als Herpes zoster.

Seit der Erstinfektion verweilt das Virus in den Ganglien, vermehrt sich hier unter verschiedenen Einflüssen und breitet sich in den von dem Ganglion ausgehenden Nervensträngen aus. Die Erkrankung zeigt nach 7–18 Tagen Symptome wie Fieber und Störungen des Allgemeinbefindens. Nach einigen Tagen treten kleine Knötchen auf im Bereich des Ausbreitungsbezirkes eines Hirn- oder Spinalnervs. Meistens ist das Ausbreitungsgebiet einseitig. Der Bläschenbildung können gelegentlich neuritisartige Schmerzen vorausgehen. Das Auftreten von Bläschen ist häufig mit einem Temperaturanstieg und einer Lymphknotenschwellung verbunden. Die Pusteln sind mit zunächst klarem, später eitrig-trübem Inhalt gefüllt. Außer der Haut können auch innere Organe davon befallen sein, z.B. Herz, Nieren, Gehirn. Komplikationen des Zoster können zu Enzephalitis, Meningitis sowie Stimm- und Gaumensegellähmung führen.

Der Herpes zoster wird heute in erster Linie mit virustatischen Medikamenten behandelt. Zur Schmerzbehandlung werden Analgetika gegeben.

Die Verabreichung von Vitaminen ist nach Meinung einiger Autoren sinnlos.

Bakterielle Infektionen

Pyodermien

Pyodermien sind exogene Infektionen, sie werden meistens durch Staphylokokken oder Streptokokken hervorgerufen. Durch die genannten Erreger entstehen entzündliche Erkrankungen der Haut und der Hautanhangsgebilde.

Durch Streptokokken verursachte Pyodermien neigen zu großflächigen Ausbreitungen, staphylogene Pyodermien eher zu abgekapselten, meist an Hautanhangsgebilde gebundene Prozesse. Die Erkrankung entsteht in erster Linie bei Personen, deren Immunsystem in gewisser Weise abgeschwächt ist. Infektionsquellen sind kontaminierte Gegenstände (Waschlappen), der Patient selbst, aber auch seine Umgebung (Pflegepersonal).

Zu den infektionsfördernden Faktoren gehören der Diabetes mellitus, Unterernährung und unhygienische Wohnverhältnisse.

Je nach Sitz der Erkrankung entstehen völlig verschiedene Krankheitsbilder.

Impetigo ist die Infektion der Epidermis; von einem Erysipel spricht man, wenn sich die Infektion in den Lymphspalten abspielt. Phlegmone sind flächenhafte Ausbreitungen der Infektion.

Impetigo

Die streptogene Impetigo beschränkt sich auf oberflächliche Hautzonen. Sie ist gekennzeichnet durch bogig begrenzte flache Erosionen mit aufgelagerten gelben Krusten und heilt sehr langsam ab. Für die streptogene Impetigo sind länger persistierende eitrige Bläschen typisch. Sie ist hauptsächlich lokalisiert an Körperöffnungen (Nase, Mund, Gehörgang).

Impetigo muß mit lokalen Antibiotika behandelt werden, in schweren Fällen ist eine systematische Behandlung mit Antibiotika notwendig. Zur lokalen Behandlung bei streptogener Impetigo ist Fusidinsäure (z. B. Fucidine) geeignet.

Erysipel ("Wundrose", "Gesichtsrose")

Erreger der Erysipel sind hämolysierende Streptokokken. Sie befallen die Haut einschließlich Subcutis und gehen in den meisten Fällen von kleinen Erosionen und Schrunden aus.

221

Das Erysipel beginnt meistens mit einer fieberhaften Erkrankung, Schüttelfrost und flammender Rötung der Haut, die sich rasch ausbreitet. An den betroffenen Extremitäten sind die Lymphknoten geschwollen. Eine chronische Verlaufsform entsteht durch Zurückbleiben einiger Erreger, z.B. nach unterlassener oder ungenügender Therapie. Ein rasches Abklingen der akuten Form täuscht häufig eine bleibende Abheilung nur vor.

Komplikationen der chronischen Form sind Lymphstauungen mit Elephantiasis (unförmige Anschwellung von Körperteilen, besonders der Extremitäten) der betroffenen Regionen.

Bei einem Erysipel ist daher eine möglichst frühzeitige Behandlung mit hohen Antibiotika-Dosen wichtig. Anschließend sollten etwa ein halbes Jahr lang alle 2–3 Wochen Depotpenicilline gegeben werden. Eine örtliche Therapie hat hier wenig Bedeutung. Als angenehm empfunden werden feuchte Umschläge mit Kaliumpermanganat-Lösung.

Follikulitis

Die Erreger einer Follikulitis sind Staphylokokken. Sie vermehren sich in den Haarfollikeln und verursachen dort eine Entzündung. Am häufigsten davon betroffen sind Männer. Durch Drücken, Kratzen und vor allem durch das Rasieren wird die Infektion verschleppt. An der betroffenen Stelle treten Pusteln mit gerötetem Randsaum auf. Patienten klagen über Schmerzen und Spannungsgefühle. Die Therapie erfolgt hier mit Antibiotika und desinfizierenden Mitteln.

Furunkel

Dringt der Eitererreger tiefer in den Follikel, entsteht in dem umgebenden Gewebe eine Entzündung mit Nekrosebildung des Follikels. Das betroffene Follikel wird dann als Eiterpfropf ausgestoßen (Furunkel).

Häufig beobachtet man auch ein Übergreifen auf das kutane und subkutane Gewebe.

Sind mehrere Follikel davon betroffen, spricht man von einem Karbunkel. Gerade ältere Männer neigen zu Karbunkeln im Nackenbereich.

Die Furunkulose ist das wiederholte Erkranken des Patienten an Furunkeln.

Ursache ist häufig eine Abwehrschwäche, aber auch ein Diabetes mellitus.

Die Therapie erfolgt mit Antibiotika, sowohl extern als auch intern.

Furunkel müssen ruhiggestellt und dürfen keinesfalls ausgedrückt werden. Die Umgebung sollte desinfiziert werden. Ein Schieferteerwatteverband könnte die Reifung beschleunigen. Bei verzögertem Durchbruch ist ein chirurgischer Eingriff in Erwägung zu ziehen.

Pilzerkrankungen

Die Erreger der Candidamykosen sind z.B. Candida albicans. Gerade bei älteren Menschen führen ein defekter Säuremantel und eine mangelnde Schweißabdunstung zur Erweichung der Haut. Dieses begünstigt eine Pilzinfektion. Aber auch Übergewicht, Diabetes, Turmore und Arzneimittel wie Antibiotika zählen zu den Dispositionsfaktoren; sie begünstigen das Candidawachstum.

Die erkrankte Haut zeigt eine stecknadelkopf- bis linsengroße Bläschenbildung.

Die Patienten klagen über Juckreiz. Gerade auch Schleimhäute (Mund) können davon befallen sein. In schweren Fällen kommt es zur Candidainfektion innerer Organe.

Die Therapie der Candida bezieht sich in erster Linie auf die Beseitigung der begünstigenden Faktoren. Lokal und intern werden Candidosen mit Antimykotika behandelt.

Parasitäre Erkrankungen

Verschiedene Krätzmilben rufen krankhafte Veränderungen an der Haut des Menschen hervor. Die Übertragung erfolgt in erster Linie durch direkten

Körperkontakt, weniger durch Wäsche oder Kleider.

Weibliche Milben graben Gänge in die Hornschicht und legen hier ihre Eier ab. Auf der Haut zeichnen sich diese Milbengänge durch schwärzliche Linien ab, an deren Ende die Milbe als kleines Bläschen erscheint.

Behandelt wird die Scabies mit Vollbädern und Einreibungen.

Wichtig ist eine Desinfektion der Kleider und der Wäsche.

Hexachlorcyclohexan (Jacutin) sollte aufgrund seiner toxischen Wirkung großflächig hier nicht mehr eingesetzt werden, sondern Pyrethrumextrakt (z.B. Goldgeist).

Balanitis

Die Balanitis ist eine Entzündung der Eichel, die von einer einfachen Rötung, Erosion, bis hin zum Geschwür durch ungünstige hygienische Verhältnisse (Dauerkatheterträger) verursacht wird. Eine Überlagerung mit Pilzen ist möglich.

Sie wird behandelt mit antiseptischen Maßnahmen (antimykotische Salben).

Hauttuberkulose

Der Erreger der Hauttuberkulose ist das Mycobacterium tuberculosis.

Meistens sind Hauttuberkulosen Teilerscheinungen einer Allgemeintuberkulose. Die häufigste Form der Hauttuberkulose ist die Tuberculosis cutis luposa (Lupus vulgaris). Hier dringen die Tuberkelbakterien von außen in die Haut ein; oder aber die Infektion erfolgt über den Blut- oder Lymphweg.

Am meisten davon betroffen sind schlecht durchblutete Gebiete des Gesichtes und der Extremitäten.

Klinisch zeigen sich schmerzlose braunrote Knötchen (Tuberkel). Unter Glasspateldruck erkennt man die typischen nicht wegdrückbaren, „apfelgeleeartigen" tuberkulösen Granulome. Auf den Lupusnarben können sehr häufig Karzinome entstehen.

Die Behandlung erfolgt mit Tuberkulostatika; oft ist eine chirurgische Maßnahme erforderlich.

Allergische Erkrankungen der Haut

Bei einer Allergie handelt es sich immer um eine Antigen-Antikörper-Reaktion. Unverträglichkeiten sind nicht unbedingt allergische Reaktionen.

Gerade auf der Haut äußern sich sehr viele immunologische Reaktionen (s. Kap. Immunologie). Es ist bekannt, daß im Alter die Immunabwehr nachläßt.

Viele ältere Menschen reagieren z.B. auf Arzneimittel mit allergischen Erscheinungen an der Haut. Die bekannteste Form ist die Urtikaria.

Für die Entstehung einer Urtikaria kommen allergische, toxische, aber auch physikalische Ursachen in Frage.

Urtikaria

Bei der allergisch bedingten Urtikaria kommt es zu einer Antigen-Antikörper-Reaktion der Cutis und der Gefäße. Durch den Allergenreiz werden Histamine freigesetzt. Im kutanen und subkutanen Gewebe kommt es zum Austritt von Plasma mit anschließender Ödembildung.

Die allergische Reaktion kann ausgelöst werden durch: Pflanzen, Insektengifte, Pharmaka, Nahrungsmittel (Eier, Fisch, Nüsse, Zitrusfrüchte), Inhalation von Staub und Pollen.

Bei der toxisch bedingten Urtikaria dringt das Allergen von außen in die Haut.

Ursachen hierfür sind Kontakte mit Brennesseln, Ameisen, Quallen.

225

Aber auch Wärme, Kälte, Strahlen und Druck können Histamine freisetzen; dadurch entsteht eine physikalisch bedingte Urtikaria.

Die akute Urtikaria verläuft mit Ödematosen und Cutisveränderungen, die sich in einer Anhäufung von rötlichen Quaddeln äußert.

Diese Quaddeln können nach einigen Tagen wieder abklingen, aber auch längere Zeit andauern.

Patienten klagen über heftigen Juckreiz. Dauert der Hautausschlag länger als 6 Monate, spricht man von einer chronischen Urtikaria. Diese chronische Form findet sich im Zusammenhang mit Magen-Darm-Erkrankungen, Tumoren u.a. Die Diagnose ist oft schwierig und setzt eine gründliche Untersuchung mit Befragung nach verdächtigen Noxen voraus.

Die Therapie besteht in erster Linie darin, die verdächtige Noxe zu meiden, wenn diese überhaupt bekannt ist. Eine orale Gabe von Antihistaminika ist oft ausreichend. In bedrohlichen Fällen sollten Kortikoide i.v. verabreicht werden.

Quincke-Ödem

Dieses Ödem stellt eine nicht juckende hochakute Variante der Urtikariaquaddel dar. Bevorzugt davon betroffen sind jüngere Frauen.

Es kommt zu starken ödematösen Schwellungen, vor allem im Gesicht, meistens an den Augenlidern und Lippen. Lebensbedrohlich ist dabei die Beteiligung des Rachenraumes mit einer Schwellung des Kehldeckels (Glottisödem).
Ein Quincke-Ödem entsteht in wenigen Minuten und verschwindet nach Stunden wieder.

Die Therapie erfolgt wie bei der Urtikaria. Ein Glottisödem muß sofort mit abschwellend wirkenden Medikamenten (Cortison) behandelt werden.

Vasculitis allergica

Die Vasculitis allergica ist eine allergische Reaktion der kleinen Gefäße der Lederhaut (Cutis). Sie wird ausgelöst durch Medikamente, Infekte und bei älteren Menschen vor allem durch Tumore. Bei der Vasculitis allergica wird die Gefäßwand durch Nekrosebildung geschädigt. Die Therapie erfolgt mit Kortikoiden. Bei nicht arteriellen Durchblutungsstörungen haben sich Kompressionsverbände als günstig erwiesen.

Als lebensbedrohliche, sehr seltene allergische Reaktion sollte hier noch das Lyell-Syndrom erwähnt werden. Hierbei löst sich die nekrotische Epidermis großflächig ab (Syndrom der verbrühten Haut).

Ekzeme sind akute oder chronische Erkrankungen der Epidermis. Diese Erkrankungen beinhalten in den meisten Fällen eine Hautrötung mit Knötchen-, Bläschen- und Schuppenbildung der Oberhaut.

Ekzeme

Ein Ekzem entsteht als nicht allergische Unverträglichkeitsreaktion nach Berührung bestimmter Stoffe, als allergische, aber auch als toxische Reaktion.

Die häufigste Hauterkrankung ist das Kontaktekzem, welches sowohl toxisch als auch allergisch bedingt sein kann.

Bei dem toxischen Ekzem wird die Haut direkt geschädigt, während bei dem allergischen Kontaktekzem zuerst eine Sensibilisierung vorausgegangen sein muß. Hinter dem allergischen Kontaktekzem steckt immer eine immunologische Reaktion.

Toxische Ekzeme

Eine Sonderform des Ekzems ist das Unterschenkelekzem. Es entsteht durch eine gestörte venöse Blutzirkulation.

Die Therapie des Kontaktekzems ist gerade bei älteren Menschen sehr schwierig.

Die Suche nach Kontaktallergenen ist hier sehr kompliziert, da sich der ältere Mensch oft nicht mehr daran erinnert.

Toxische Ekzeme können ausgelöst werden durch Waschmittel, Plastikhandschuhe, Handcremes u. a.

Eine andere, auch zur Gruppe der Ekzeme zählende Erkrankung ist das seborrhoische Ekzem. Man findet hierbei oft scharf begrenzte Herde von bräunlich-gelblicher bis rötlicher Farbe am behaarten Kopf, im Gesicht und in der vorderen und hinteren Schweißrinne des Körpers. Die befallenden Hautpartien zeigen eine fettige Schuppung, z. T. sogar mit entzündlichen Gewebeveränderungen.

Als Therapie eignen sich bei „Kopfherden" teerhaltige Shampoos und Tinkturen, bei „Hautherden" Entfettung mit alkoholischen Lösungen, schwefelhaltigen Cremes und Waschen mit sauren Seifen.

Bei den Autoimmunerkrankungen reagiert der Organismus gegen körpereigene Proteine. Es findet eine Immunreaktion gegen eigene Antigene statt.

Lupus erythematodes

Der Lupus erythematodes ist eine akut oder chronisch verlaufende entzündliche Erkrankung, die sich sowohl auf der Haut als auch an den inneren Organen und Gelenken manifestieren kann. Ursache für diese Erkrankung ist die Bildung von Antikörpern gegen körpereigene Zellkerne. Typische Hautveränderungen, rote narbig abheilende Platten, bilden im Gesicht die chrakteristische Schmetterlingsform; sie muß nicht bei allen Erkrankten auftreten.

Pemphigus

Hierbei handelt es sich um eine schwere Hauterkrankung, die auch die Schleimhäute befallen kann. Das klinische Hauptsymptom ist die Bläschenbildung (Pemphigus = Bläschen). Nässende, schuppende vereiternde Bläschen führen zu flächenhaften Veränderungen der Haut. Bei der Blasenbildung handelt es sich um intraepidermale Blasen.

Ursache für diese Autoimmunerkrankung ist die Bildung von Antikörpern gegen die Interzellularsubstanz der Epidermis. Im Gegensatz dazu gibt es eine pemphigoide Erkrankung. Hierbei handelt es sich um subepidermale Blasenbildung.

Die Psoriasis ist eine sehr häufig vorkommende vererbte Hauterkrankung.

Psoriasis vulgaris (Schuppenflechte)

Auslösende Faktoren sind: Infekte, hormonelle Faktoren, Traumen, psychische Belastung u. a.

Auf der Haut findet sich ein scharf begrenzter Fleck, der von einer wechselnd starken, silbrigweißen Schuppenauflagerung bedeckt ist. Bevorzugt betroffen sind Ellenbogen, Knie und Extremitätenaußenseiten.

Behandelt wird die Psoriasis extern und intern mit Kortikoiden und Retinoiden (Vitamina A), extern mit Teer-Salizylsäure und Dithranolsalben.

Tumore der Haut

Zu den benignen Hauttumoren älterer Menschen gehören seborrhoische Warzen („senile Warzen"). Gelblich-braune bis schwarze warzige Tumore sind über den ganzen Körper verteilt. Eine bösartige Umwandlung findet nicht statt. Zu den Präkanzerosen zählt die Keratosis senilis. Sie entsteht vorwiegend auf einer bereits pathologisch veränderten Haut, besonders auf der lichtexponierten Altershaut. Die ersten Veränderungen zeigen sich als bräunliche Flecke auf dem Handrücken, die sich langsam vergrößern. Später entstehen daraus scharf begrenzte erythematöse Herde mit festhaftender Schuppung.

Erfolgt keine Therapie, so entwickelt sich daraus ein Keratom. In etwa 25% der Fälle erfolgt eine maligne Entartung.

Das Basaliom ist der wohl auch im Alter häufigste maligne Tumor. Das Basaliom ist ein semimaligner Tumor, da er nicht metastasiert.

Basaliom

Man unterscheidet zwischen einem oberflächlichen Typ des Basalioms und einem häufiger vorkommenden tiefen Basaliom. Das tiefe Basaliom entsteht vorwiegend auf Licht- und Wetterexponierter Haut, oft im oberen Drittel des Gesichtes. Die oberflächlichen Basaliome kommen in erster Linie am Körperstamm und an den Extremitäten vor.

Das tiefe, knotige Basaliom beginnt als perlmuttartig glänzende, stecknadelkopfgroße Papel von grau-gelbem bis rötlich-braunem Farbton. Später entstehen bis zu pfenniggroße Herde mit erhabenem wallartigen Rand.

Das tiefe Basaliom kann ulzerieren. Dabei kommt es zu einem geschwürigen Zerfall mit Blutungen und Verkrustungen. Oberflächenbasaliome erscheinen als flache, bräunliche Scheiben, die z. T. mit Schuppen bedeckt sind.

Die Therapie der Basaliome ist eine vollständige chirurgische Entfernung, da sonst die Gefahr eines Wachstums in die Tiefe mit Muskel- und Knochenbeteiligung besteht. Patienten mit einem Basaliom entwickeln nach Entfernung in etwa 20 % der Fälle neue Basaliome.

Plattenepithelkarzinome (Spinaliom)

Im Gegensatz zum Basaliom handelt es sich hierbei um ein echtes bösartiges Karzinom, da es metastasiert. Es wächst wesentlich schneller und kann auch auf Schleimhäuten vorkommen.

Spinaliome treten bei älteren Menschen auf (55–60 Jahre) und finden sich im Gesicht (Lippen und Zunge), an den Handrücken, aber auch im Genitalbereich (Vulvakarzinom und Peniskarzinom).

Die Therapie der Wahl ist eine chirurgische Entfernung.

Melanome

Melanome sind ebenfalls bösartige Geschwülste der Haut. Sie können an jeder Stelle auftreten, auch an den Schleimhäuten. Häufig entwickeln sie sich an schon vorhandenen Leberflecken; diese Zellen neigen dazu, zu entarten.

Seit einigen Jahren nimmt die Erkrankungshäufigkeit zu. Eine vermehrte UV-Exposition wird hiermit in Zusammenhang gebracht.

Die meisten Melanome sind braun-schwarze bis bläulich schwarze, rasch wachsende Geschwülste. Es gibt aber auch farblose Melanome.

Eine Metastasierung erfolgt frühzeitig. Die Metastasen können sich in Leber, Lunge, Gehirn, Herz, Knochen, Pankreas, Nebennierenrinden bilden. Grundsätzlich kann jedes Organ davon betroffen sein. Es sollte bei einem Melanom niemals eine Teilexzision entnommen werden, da hierdurch die Metastasierung gefördert werden kann.

Die Frühtherapie der Wahl ist auch hier eine rechtzeitige Entfernung im Gesunden.

Ulcus cruris varicosum

Den meisten Unterschenkelgeschwüren liegt eine chronische Veneninsuffizienz zugrunde. Hauptlokalisation ist die Innenseite des Unterschenkels.

Als Spätfolge einer ausgeprägten chronischen Veneninsuffizienz kann sich das Geschwür manschettenförmig um den Unterschenkel legen.

Kompressionsverbände sind notwendig, um die venöse Blutstauung und das damit zusammenhängende Gewebsödem zu beseitigen. Gummielastische Binden sind hierbei wesentlich wirksamer als textilelastische Binden. Man sollte sie auch nachts belassen. Bei nächtlicher Abnahme der Binde sollte diese vor dem Aufstehen wieder angelegt werden. In der Ruhepause sollte das Bein hochgelagert werden.

Medikamentös wird ein Ulcus cruris je nach Stadium antiseptisch oder granulationsfördernd behandelt. Einfache Umschläge mit Fibrolansalbe oder Leukasesalbe dienen dazu, das Gewebe zu reinigen.

Granulationsfördernde Medikamente sollen die Wundheilung anregen.

Thermische Hautschäden

Thermische Hautschäden entstehen gerade bei älteren Menschen durch Verbrennungen, z. B. durch zu langes Einwirken von Heizkissen, Wärmflaschen u. ä.

Die dadurch entstandenen Hautdefekte können mit Bepanthensalbe behandelt werden; größere Verbrennungen erfordern eine spezielle Behandlung.

Hautschäden durch innere Erkrankungen: diabetische Hautveränderungen beruhen größtenteils auf Gefäßveränderungen. Verschiedene Dermatosen treten bei bestehendem Diabetes auf oder werden durch ihn begünstigt, z. b. Ulcus cruris, diabetisches Ganqrän.

Bei Lymphknotenschwellungen, länger andauerndem Fieber, Husten, Diarrhoe, Altersakne, persistierender Follikulitis und persistierender Herpes-Infektion sollte eine HIV-positiv-Infektion nicht ausgeschlossen werden, vor allem, wenn der ältere Patient Operationen mit Bluttransfusionen hinter sich hat.

Wiederholungsfragen

1. Die Haut als wichtiges Organ erfüllt welche Aufgaben?
2. Welche Aufgabe hat die Subcutis?
3. Wie äußert sich ein Herpes simplex?
4. Was sind die Komplikationen bei Herpes zoster (Gürtelrose)?
5. Welche Faktoren begünstigen die Entstehung von Pilzerkrankungen?
6. Wodurch können thermische Hautschäden entstehen?

Das Auge

Anatomie und Physiologie des Sehorgans

Das Auge ist ein komplexes, photoempfindliches Organ. Es nimmt Licht- und Farbeindrücke aus der Umgebung auf und vermittelt diese über den Sehnerv (Nervus opticus) an das Sehzentrum im Gehirn.

Das Auge besteht aus dem optischen Apparat, dem Augapfel (bulbus oculi). Hierbei handelt es sich um einen kugelförmigen Körper, der eingebettet in Fett in der knöchernen Augenhöhle liegt.

Die Augen verfügen über:
- ein Linsensystem
- eine Schicht aus photoempfindlichen Zellen
- ein System aus Nerven und Zellen, das die visuelle Information an das Gehirn weiterleitet.

Jedes Auge besteht aus drei verschiedenen Schichten, die die Hüllen bilden, und drei Binnenräumen.

Augenhäute

Die drei übereinander gelagerten Häute haben eine Stütz-, Nähr- und Schutzfunktion. Jedes Auge besteht aus folgenden Schichten und Unterschichten:

1. der äußeren Schicht (Tunica fibrosa)
   - Hornhaut (Cornea)
   - Lederhaut (Sclera)

2. der mittleren Schicht (Tunica vasculosa)
   - Regenbogenhaut (Iris)
   - Strahlenkörper (Corpus ciliare)
   - Aderhaut (Chorioidea)

3. der inneren Schicht
   - Netzhaut (Retina)

Anatomie und Physiologie des Sehorgans

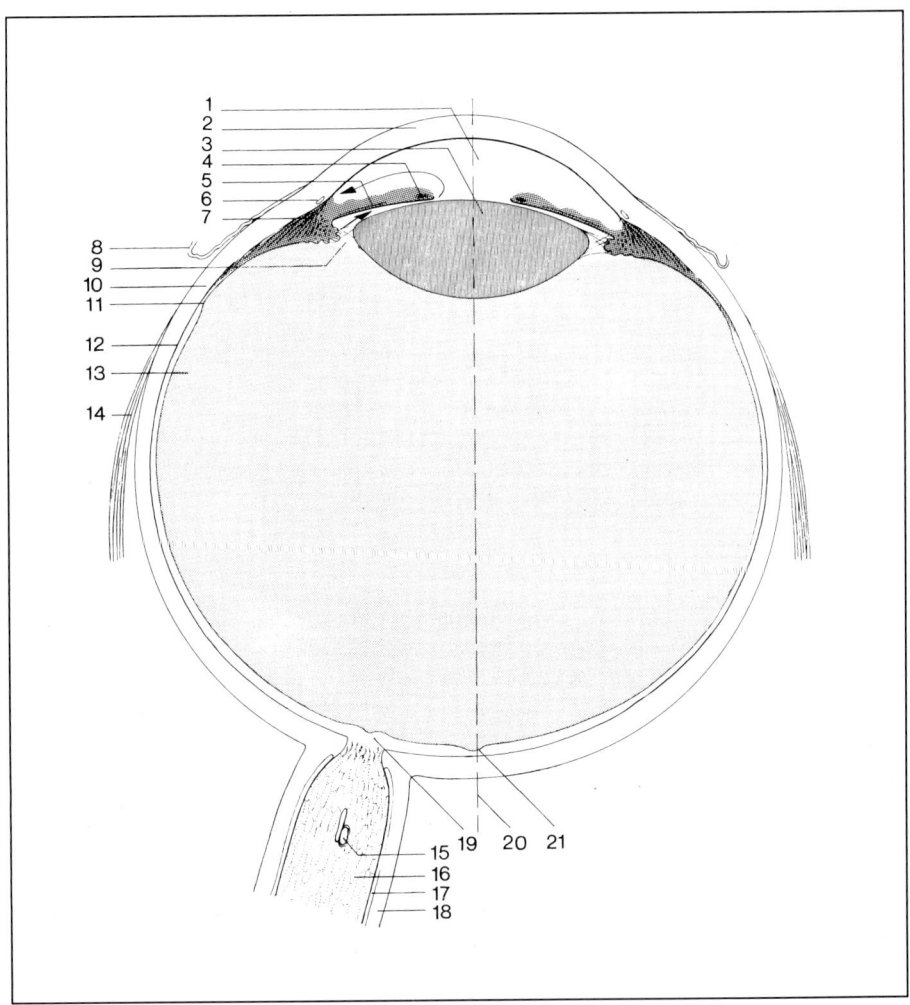

Abb. 25: *Horizonalschnitt durch das menschliche Auge.* 1 vordere Augenkammer mit Kammerwasser, 2 Hornhaut, 3 Linse, 4 Sphinktermuskel der Regenbogenhaut, 5 Dilatatormuskel der Regenbogenhaut, 6 Schlemmscher Kanal, 7 glatte Muskulatur des Zillarkörpers, 8 Übergang der Bindehaut vom Augapfel auf das Augenlid, 9 hintere Augenkammer mit Fasern des Aufhängeapparates der Linse, 10 Lederhaut, 11 Übergang des lichtempfindlichen Teils der Netzhaut in den blinden Teil der Netzhaut, 12 Aderhaut, 13 Glaskörper, 14 innerer gerader Augenmuskel, 15 Zentralarterie, 16 Sehnerv, 17 Liquormantel des Sehnerven, 18 Durascheide des Sehnerven, 19 Sehnervenpapille, 20 optische Achse des Auges, 21 Gelber Fleck mit Fovea centralis (Stelle der größten Sehschärfe) (aus: Faller, Der Körper des Menschen, Thieme-Verlag, Stuttgart).

Die drei Binnenräume betreffen:

– die vordere Augenkammer
– die hintere Augenkammer
– den Glaskörperraum

Anhangsgebilde des Sehorgans sind: das Ober- und Unterlid mit den Wimpern, die Tränendrüsen, die ableitenden Tränenwege und die Augenhöhlen.

Äußere Augenhaut

Die vordere Augenhaut besteht aus der durchsichtigen Hornhaut (Cornea) und der undurchsichtigen Lederhaut (Sclera). Beide bilden durch die hohe Zug- und Dehnungsfestigkeit eine derbe, widerstandsfähige Hülle für den weichen Augeninhalt.

Die Sclera setzt sich aus straffem Bindegewebe zusammen. Sie besitzt eine Reihe von Lücken für den Durchtritt von Nerven und Gefäßen. Die größte Lücke wird durch den Sehnerv bedingt.

Ein Sechstel der äußeren Augenhaut besteht aus der lichtdurchlässigen Cornea. Sie ist uhrglasartig in die schwächer gekrümmte Lederhaut eingefügt. Das Hornhautgewebe ist 5-schichtig und von glasähnlicher Beschaffenheit. Infolge ihrer Durchsichtigkeit kann man hinter der Hornhaut die im Inneren des Augapfels liegenden Gebilde, wie z.B. die Iris erkennen.

Die histologische Feinstruktur, der Wassergehalt und die Krümmung der Hornhaut sind ihrer optischen Funktion angepaßt. Der hohe Wassergehalt des Hornhautparenchyms wird von außen durch die Tränenflüssigkeit und von innen durch das Kammerwasser der vorderen Augenkammer konstant gehalten. Die dauernde Berieselung durch die Tränenflüssigkeit schützt die Vorderseite der Cornea vor Austrocknung. Die Tränenflüssigkeit wird ständig in sehr kleinen Mengen in den Tränendrüsen gebildet. Durch die Bewegung der Augenlider wird sie gleichmäßig über die Cornea verteilt. Es bildet sich ein dünner Tränenfilm, der die optischen Eigenschaften der Hornhautoberfläche verbessert. Der Teil des Tränenwassers, der nicht an der Luft verdunstet, wird über den Tränennasengang in die Nasenhöhle abgeleitet.

Tränen haben zusätzlich eine Spülfunktion, wenn z.B. ein Fremdkörper zwischen Augenlid und Auge gerät. Außerdem sind die in den Tränen enthaltenen Enzyme gegen Krankheitserreger als Infektionsschutz wirksam.

Hornhaut

Das Hornhautgewebe zeigt Zellarmut sowie Gefäß- und Strukturlosigkeit. Hornhaut, Linse, Lederhaut und Glaskörper gehören zu den bradytrophen Geweben, d.h., die Ernährung dieser Gewebe erfolgt durch Diffusion. Eine hohe Elastizität der Hornhaut schützt diese vor Druck und Stoß. Cornea und Sclera sind falzartig miteinander verzahnt. In dem Übergangsgebiet zwischen Cornea und Sclera verlaufen ringförmig Venen, die sich zum Schlemmschen Kanal vereinigen. Dieser leitet die Flüssigkeit der vorderen Augenkammer, das Kammerwasser, ab.

Mittlere Augenhaut

Die mittlere Augenhaut, wie ein Blutschwamm aussehend, wird auch als Uvea bezeichnet. Sie gliedert sich in drei Abschnitte:
- Aderhaut (Choroidea)
- Iris
- Corpus ciliare (Strahlenkörper), bestehend aus Ziliarmuskel und Ziliardrüse.

Akkomodation

Die Hauptaufgaben der mittleren Augenhaut sind Regulierung des Lichteinfalls durch die Pupille, die Akkomodation und Kammerwasserbildung durch den Strahlenkörper sowie die Ernährung der in der Netzhaut befindlichen Stäbchen und Zapfen.

Die Aderhaut, zwischen Sclera und Retina gelegen, ist gefäßreich. Zwischen den Blutgefäßen liegt lockeres Bindegewebe. Zahlreiche Melanozyten geben der Aderhaut die charakteristische schwarze Farbe. Die Aderhaut dient vor allem der Ernährung der angrenzenden Retina, die selbst gefäßlos ist; von daher können Schäden der Aderhaut Schädigungen der Retina nach sich ziehen.

Der Ziliarkörper (Strahlenkörper) liegt vor der Aderhaut in Höhe der Linse. Er bildet einen dünnen Ring an der inneren Oberfläche des vorderen Teils der Sclera. Zur Augenkammer hin wird der Ziliarkörper von dem lichtunempfindlichen Teil der Retina bedeckt. Er steht mit dem Glaskörper, der Sclera, mit der Linse und der hinteren Augenkammer in Kontakt.

Strahlenkörper

Sein histologischer Aufbau zeigt lockeres Bindegewebe. Der Ziliarmuskel, der durch den Parasympathikus versorgt wird, spielt für die Akkomodation (Nahsehen) eine Rolle; z.B. lähmt Atropin, ein Parasympatholyticum, den Muskel und macht dadurch eine Nahakkommodation unmöglich.

Ziliarmuskel

Die Ziliarfortsätze (Processus ciliares) sind Erhebungen des Ziliarkörpers. In den Zellen des Ziliarfortsatzes wird das Kammerwasser produziert. Es gelangt aus der hinteren Augenkammer in die vordere Kammer und wird über den Schlemmschen Kanal abgeleitet. Das Auge enthält etwa 0,2 bis 0,4 ml Kammerwasser. Etwa alle 1–2 Stunden wird der Inhalt der Augenkammern erneuert.

Ein erhöhter Abflußwiderstand durch Verschluß der ableitenden Venensysteme erhöht den intraokularen Druck. Diese Erkrankung wird als Glaukom (grüner Star) bezeichnet und kann zur Erblindung führen.

Die Regenbogenhaut (Iris) folgt dem Ziliarkörper nach vorne und liegt zwischen Hornhaut und Linse. Die Linse wird nur teilweise von der Iris

Regenbogenhaut

Pupille

bedeckt; in der Mitte bleibt eine runde Öffnung frei, die Pupille. Der Durchmesser der Pupille liegt zwischen 1,5 mm und 8 mm. Die Iris ist aus mehreren Schichten aufgebaut. Sie ist besonders reich an Pigmentzellen, den Melanozyten. Diese sorgen dafür, daß das Licht durch die Pupille in das Augeninnere gelangen kann. Die Melanozyten sind für die Augenfarbe verantwortlich. Sind wenig Pigmentzellen vorhanden, ist die Augenfarbe blau. Mit zunehmender Pigmentierung nimmt die Iris verschiedene Tönungen an.

Zwei glatte Muskelbündel sorgen für die Öffnung der Pupille entsprechend der Stärke des einfallenden Lichtes. Die Pupille verengt sich bei Lichteinfall und erweitert sich bei Abblendung. Diese Muskulatur wird auch vom Parasympathikus innerviert.

Linse

Die Linse, zwischen Iris und Glaskörper gelegen, ist an den Ziliarfortsätzen aufgehängt. Diese Aufhängung ist wichtig für die Akkommodation. Die Linse ist ein epitheliales Organ ohne Nerven und Gefäße. Sie hat eine bikonvexe Form mit stärkerer Krümmung der Rückfläche. Die Linse besteht histologisch aus Linsenkapsel, Epithel und Linsenfasern.

Die Ernährung der gefäßlosen Linse erfolgt über Diffusion aus dem Kammerwasser.

Die Linsenkapsel, eine elastische Haut, schützt die Linse vor Aufquellung und Trübung durch das Kammerwasser.

Infolge Wasserverlust und Abnahme der Enzymaktivitäten verändert sich die Linse mit dem Alter. Die Fähigkeit zur passiven Formveränderung wird geringer; es kommt zur Alterssichtigkeit (Presbyopie).

Physiologisch ist die Linse Teil des dioptischen Apparates, das optische System des Auges.

Glaskörper

Der Glaskörper bildet den Hauptanteil des Bulbus. Er liegt zwischen Linse und Netzhaut und besteht aus einem durchsichtigen Gel. Seine gallertige Beschaffenheit wird bedingt durch den hohen Wassergehalt von 99 %.

Der hintere Teil bedeckt die ganze hintere Bulbushälfte und reicht bis in die vordere Bulbushälfte hinein.

In der Retina liegen die Pigmentzellen, die Rezeptoren und die Nervenzellen des Auges. Mit einem Augenspiegel kann man die hintere Bulbushälfte, den sogenannten Augenhintergrund, betrachten. Besonders auffallend ist dabei ein runder weißer Fleck, in dessen Zentrum rötliche Stränge verlaufen: das ist die Austrittsstelle des Sehnervs (Nervus opticus). Dieses Gebiet wird auch als blinder Fleck bezeichnet, da hier Photorezeptoren fehlen.

Retina

In der Nähe der Austrittsstelle der Nervus opticus liegt ein gelblich pigmentierter Fleck, die Macula lutea. In deren Mitte befindet sich eine Vertiefung der Retina, die Zentralgrube (Fovea centralis). Sie ist die Stelle des schärfsten Sehens; die hier liegenden Photorezeptoren werden einzeln von Nerven versorgt.

Die Sinnesschicht der Retina besteht aus Photorezeptoren. Am menschlichen Auge kann man zwei Typen von Photorezeptoren unterscheiden, die Stäbchen (ca. 120 Millionen) und die Zapfen (ca. 6 Millionen). Im Bereich der Fovea centralis, der Stelle des schärfsten Sehens, enthält die Retina nur Zapfen.

Stäbchen und Zapfen

Stäbchenzellen, dünne, lange Zellen, sind sehr lichtempfindlich und stellen die Rezeptoren für schwaches Licht dar, z.B. in der Dämmerung oder bei Nacht. Die Stäbchenzellen enthalten den sogenannten Sehpurpur (Rhodopsin), der etwa 30 % des einfallenden Lichtes absorbieren kann.

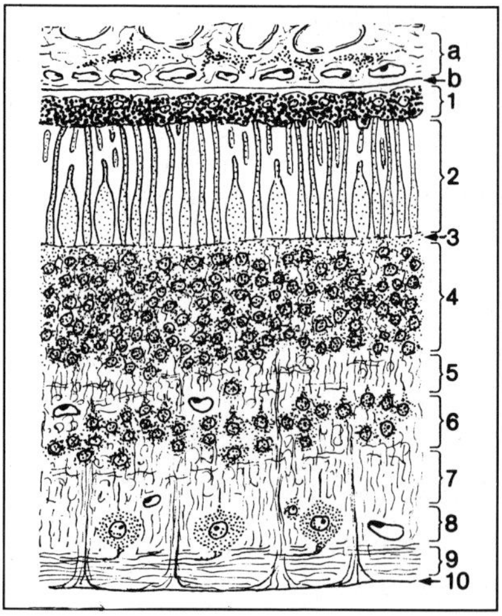

Abb. 26: *Schichten der Retina.* Vergr. etwa 250-fach. a Lamina choroidocapillaris, b Lamina basalis (Bruchsche Membran).

(aus: Leonhardt, Histologie des Menschen, Thieme Verlag, Stuttgart)

1. Pigmentepithel		Stratum pigmenti
2. Schicht der Stäbchen und Zapfen		
3. äußere Gliagrenzmembran	1. Neuron	
4. äußere Körnerschicht		
5. äußere plexiforme Schicht		Stratum cerebrale
6. innere Körnerschicht	2. Neuron	
7. innere plexiforme Schicht		
8. Optikus-Ganglienzellenschicht		
9. Optikus-Nervenfaserschicht		
10. innere Gliagrenzmembran	3. Neuron	

Die Zapfenzellen sind länglich und für das photoptische Sehen (Farbsehen) verantwortlich. Die Zapfenzellen sind nur gegen Licht höherer Intensität empfindlich. Sie enthalten die Sehpigmente Jodopsin und Zyanopsin.

Die genannten Sehpigmente sind photosensibel, d. h., durch Lichteinfall in das Auge werden sie zersetzt.

Der chemische Zerfall des Sehpurpurs durch den Lichteinfall löst eine Erregung im zugehörigen Rezeptor aus. Die dabei entstandenen Potentiale werden zum Zentralnervensystem übertragen und lösen den Prozeß des Sehens aus.

Der Sehvorgang ist ein komplizierter biochemischer Prozeß, an dem außer den Sehfarbstoffen auch Kalzium und Vitamin A (als Bestandteil des Rhodopsins) beteiligt sind.

Sehfarbstoff

Das Fehlen von einzelnen Farbpigmenten führt zu Farbanomalien. In der Retina sind sehr spärlich Blutgefäße vorhanden.

Bei bestimmten Erkrankungen, wie z.B. Diabetes oder Hypertonie, hat die Untersuchung der Retinagefäße große diagnostische Bedeutung.

Anhangsorgane des Auges

Die Anhangsorgane stellen in erster Linie Schutz- und Hilfsorgane des Auges dar.

Die Bindehaut, Conjunctiva, eine dünne durchsichtige Schleimhaut, bedeckt den vorderen Teil des Auges bis zur Cornea. Sie verbindet die Lider mit dem Augapfel.

Die Bindehaut schützt das Auge vor dem Eindringen von Fremdkörpern, Keimen und sonstigen Schädigungen.

Die Augenlider sind bewegliche Gewebsfalten; sie dienen dem Schutz des Auges. Bei Lidschluß ist der Augapfel vollkommen bedeckt. Die äußere Haut des Augenlides ist mit feinen Härchen, Talg- und Schweißdrüsen bedeckt.

Augenlider

An der vorderen Lidkante stehen in mehreren Reihen die Augenwimpern. Sie sind am oberen Lid länger als am unteren.

Das Öffnen und Schließen des Auges erfolgt über den Schließmuskel und den Lidheber.

Die Tränenflüssigkeit wird von der Tränendrüse gebildet; diese liegt im vorderen Teil der Augenhöhle.

Tränenapparat

Die Ausführungsgänge der Tränendrüse verlaufen zwischen Augenlidern und dem Augapfel.

Das Sekret der Tränendrüse, die Tränenflüssigkeit, hält die Oberfläche der Cornea, der Conjunctiva und der Augenlider feucht. Abgeleitet wird die Tränenflüssigkeit über sogenannte Tränenkanälchen. Mehrere Tränenkanälchen vereinigen sich und münden in den Tränensack. Die Endstrecke des Tränensackes mündet im unteren Nasengang.

Die Tränenflüssigkeit enthält Enzyme und hat damit bakterizide Eigenschaften.

Wird mehr Tränenflüssigkeit gebildet, als über die ableitenden Wege abfließen kann, läuft diese über den Lidrand, wie z.B. beim Weinen.

Sehvorgang

Das optische System des Auges, der „dioptrische Apparat", ist ein Linsensystem, das auf der Retina ein umgekehrtes, stark verkleinertes Bild der Umwelt abbildet.

Den vorderen Teil des dioptrischen Apparates bilden Cornea, vordere Augenkammer und Iris.
Die Brechkraft einer Linse wird durch die Bestimmung ihrer Brennweite (f) gemessen. Diese Brechkraft wird in Dioptrien ausgedrückt.

$$\text{Brechkraft} = \frac{1}{f} \text{ (dpt)}$$

Brechkraft

Die Gesamtbrechkraft des Auges beim Blick in die Ferne beträgt 58,6 dpt. Die größte Brechkraft des Auges liefert die Übergangsfläche Luft – Cornea (48 dpt).

Die Erhöhung auf 58,6 dpt wird durch die Linse bewirkt.

Bei einer Brechkraft von 58,6 dpt wird beim Blick in die Ferne das Bild auf der Netzhaut scharf abgebildet.

Beim Blick in die Nähe, z.B. beim Lesen, muß die Brechkraft erhöht werden.

Diese Erhöhung wird durch eine Zunahme der Krümmung der Linsenoberfläche bewirkt.

Beim Blick in die Nähe (Nahakkommodation) kontrahiert sich der Ziliarmuskel, die Linse wird kugelförmiger. Beim Blick in die Ferne (Fernakkommodation) ist der Ziliarmuskel nicht kontrahiert, die Linse wird dadurch flacher.

Durch die Krümmung der Linsenoberfläche, die bedingt ist durch ihre Eigenelastizität, nimmt die Brechkraft zu. Die Kontraktion des Ziliarmuskels wird durch parasympathische Nerven kontrolliert. Mit zunehmendem Alter nimmt die Elastizität der Linse und damit die Akkommodation ab. Ältere Menschen benötigen dann zum Lesen eine Brille. Dieses bezeichnet man als Alterssichtigkeit (Presbyopie). Akkomodationsstörungen sowohl im Nah- als auch im Fernbereich müssen durch eine Brille korrigiert werden.

Es wird auf der Netzhaut ein scharfes Bild entworfen, wenn die Distanz zwischen der vorderen Hornhaut und der Retina etwa 24,4 mm beträgt.

Ist die Distanz länger als 24,4 mm, so erscheint ein unscharfes Bild auf der Netzhaut. Es liegt eine Kurzsichtigkeit vor (Myopie); ferne Gegenstände werden nicht scharf abgebildet. **Kurzsichtigkeit**

Ist die Distanz geringer, so liegt eine Weitsichtigkeit vor (Hyperopie). Beide Störungen müssen durch eine Linse (Brille) korrigiert werden.

Das Ausmaß des Lichteinfalls wird am Auge durch die Pupillenweite bestimmt. Die Pupille verengt sich bei Belichtung. Die Lichtreaktion betrifft immer beide Pupillen, auch wenn nur eine durch getrennte Belichtung mit Hilfe einer Taschenlampe beleuchtet wird. Auch die nicht beleuchtete Pupille verengt sich.

Die Pupillenreaktion des Auges ist ein sinnvoller Schutzmechanismus, der z.B. bei hellem Sonnenschein den Lichteinfall auf die Netzhaut reduziert.

Die Pupillen werden durch Kontraktion des in der Iris gelegenen Muskels enger. Der Muskel wird durch parasympathische Nervenfasern innerviert. Die Pupillenweite bzw. die Innervation der Muskulatur wird durch Alkohol, Kaffee, Nikotin beeinflußt.

Als Astigmatismus bezeichnet man Krümmungsanomalien der Cornea.

Erkrankungen des Auges

Insuffizienzen

Glaukom

Unter der Bezeichnung Glaukom (grüner Star) werden verschiedene Krankheitsbilder zusammengefaßt, die alle als Ursache eine pathologische Steigerung des Augeninnendruckes haben.

Der Augeninnendruck (intraokularer Druck) liegt im gesunden Auge zwischen 15 und 22 mm Hg. Er ist in der Regel seitengleich, schwankt aber in einem 24-Stunden-Rhythmus um 4 mm Hg.

Augendruck

Der Druck des Kammerwassers wird durch Zufluß aus der Ziliardrüse und Abfluß über den Schlemmschen Kanal in einem stabilen Gleichgewicht gehalten. Jede Drucksteigerung beruht auf einem Mißverhältnis zwischen Zu- und Abfluß.

Es wird unterschieden zwischen einem primären und einem sekundären Glaukom. Das sekundäre Glaukom entsteht als Folge von Augenerkrankungen, z.B. Entzündungen, Tumoren, Diabetes u.a. Ein primäres Glaukom findet sich bei älteren Menschen; etwa 3% der Altersklassen über 50 Jahren sind davon betroffen.

Bei einem primären Glaukom liegt eine Druckerhöhung vor, die auf einer Abflußminderung des Kammerwassers, bedingt durch zunehmende Verfilzung des Trabekelwerkes, beruht.

Eingeteilt wird das primäre Glaukom in das

1. akute Glaukom oder Winkelblockglaukom
2. chronische Glaukom oder Offenwinkelglaukom.

Akutes Glaukom

Beim akuten Glaukom erhöht sich innerhalb von Stunden der intraokulare Druck auf das Vier- bis Fünffache seines Normalwertes.

Gerade beim älteren Menschen bedingt eine Dickenzunahme der Linse die Verengung des Kammerwinkels, so daß eine Abflußsperre des Kammerwassers eintritt.

Auslösende Faktoren für ein akutes Glaukom sind in den meisten Fällen nicht bekannt.

Alterungsvorgänge, wie bindegewebige Umbauprozesse im Ziliarkörper, Größenzunahme der Linse und Verfilzung des Trabekelwerkes spielen eine Rolle. Andere auslösende Faktoren können sein: Operation, Unfall, Streß, toxische Wirkungen u. a.

Mydriasis

Auch eine Mydriasis (Pupillenerweiterung durch Sympathikusreizung) und eine starke Miosis können die Ursache für einen plötzlichen Glaukomanfall sein.

Physiologische Merkmale eines akuten Glaukoms sind:

– eine Hypertrophie des Ziliarkörpers
– Vergrößerung der Linse
– Verengung des Kammerwinkels
– Verhärtung des Augapfels.

Zu den Allgemeinsymptomen gehören Kopfschmerzen, Übelkeit mit Brechreiz, Fieber und Schüttelfrost. Diese können so sehr überwiegen, daß die Lokalsymptome wie Schwinden des Sehvermögens und Lichtscheu vom Patienten unbeachtet bleiben.

Der erhöhte Augeninnendruck löst über die Hornhautnerven einen dumpfen Schmerz aus. Das Augenlid ist ödematös geschwollen, die Hornhaut ist matt und glanzlos. Die Pupillen sind erweitert. Das Auge ist durch die oberflächliche Gefäßstauung gerötet.

Oft ist das Sehvermögen auf das Erkennen von Handbewegungen herabgesetzt. Therapeutisch muß der intraokulare Druck rasch gesenkt werden. Der Patient bekommt stündlich Pilocarpin-Tropfen, um die Pupillen zu verengen. Zur Behandlung der Ödeme erhält der Patient Diamox.

Chronisches Glaukom
(Weitwinkelglaukom)

Das chronische Glaukom ist fast immer doppelseitig. Da es in der Regel keine Beschwerden macht, wird es oft nur zufällig entdeckt, z.B. bei Bestimmung der Lesebrille (Weitsichtigkeit).

Das Weitwinkelglaukom ist ein reines „Altersglaukom".

Innendruck

Der Augeninnendruck ist erhöht, da der Abfluß des Kammerwassers durch das Trabekelsystem in den Schlemmschen Kanal erschwert ist. Das Weitwinkelglaukom beginnt für den Patienten unbemerkt und schleichend. Der Patient hat kaum Beschwerden. Die klinischen Symptome wie Regenbogenfarben- oder Nebelsehen fehlen. Das Pupillenverhalten ist unauffällig, die Regenbogenhaut ist reizfrei. Da das chronische Glaukom beschwerdefrei ist, sollte bei jedem 40- und 50jährigen regelmäßig der Augeninnendruck gemessen werden.

Durch den nur langsamen Anstieg des Augeninnendruckes und die Beschwerdefreiheit besteht bei Nicht-Erkennen die Gefahr einer Sehnervatrophie mit typischen Gesichtsfeldausfällen, die nicht mehr reversibel sind.

Das chronische Glaukom wird mit Medikamenten (Adrenalinderivaten, β-Rezeptorenblockern, Miotika), die den intraokularen Druck regulieren, behandelt.

Eine laufende Kontrolle durch den Facharzt ist erforderlich. Läßt sich der Innendruck nicht medikamentös regulieren, ist eine Operation notwendig.

Der Altersstar (Cataracta senilis) ist eine altersbedingte Eintrübung der Linse, die in der Regel erst um das 60. Lebensjahr auftritt.

Altersstar

Zu Beginn werden von dem Patienten oft nur Blendungsgefühle und eine geringe Sehverminderung bemerkt. Beim Fortschreiten nimmt die Sehverschlechterung zu.

Bei vollständiger Sehtrübung sind nur noch Handbewegungen direkt vor dem Auge wahrnehmbar.

Der Patient hat graue bis weißliche Pupillen. Die Cataracta senilis kann medikamentös nicht behandelt werden. Der Altersstar oder „graue Star" muß operiert werden. Wird die Linse operativ entfernt, gibt es Korrekturmöglichkeiten durch Kontaktlinsen und die sogenannte Starbrille, eine Sammellinse mit +12 dpt Stärke oder durch eine künstliche Linse, die in das Auge eingepflanzt wird.

Die Erschlaffung des Muskels bewirkt im Alter häufig eine Auswärtskantung des Unterlidrandes. Das untere Tränenpünktchen steht ab, es kommt zum Tränenträufeln. Durch gleichzeitiges Tränenwischen entsteht das sogenannte „Wischektropium". Dieses kann nur operativ behandelt werden.

Ektropium senile

Durch die altersbedingte Verschiebung des Tonusgleichgewichtes der Muskelfasern wird das Augenlid nicht mehr ausreichend entspannt. Patienten mit einem Entropium haben eine Einwärtskantung des Unterlides mit Fehlstellung der Wimpern.

Entropium senile

Die Wimpern scheuern auf der Hornhaut und es besteht die Gefahr eines Hornhautgeschwürs (Ulcus corneae).

Das Entropium wird zunächst durch Anlegen eines Pflasterzuges senkrecht zum Unterlid behandelt. Entzündungszustände werden mit Augensalben behandelt; später sollte auch ein Entropium operativ beseitigt werden.

Glaskörper-trübung

Der Glaskörper liegt zwischen Linse und Netzhaut. Das kolloidale Gerüst des Glaskörpers unterliegt dem Alterungsprozeß. Durch ein Absinken des Hyaluronsäuregehaltes nimmt die Viskosität ab. Es treten Stabilitätsveränderungen auf, wie Verflüssigung, Abhebung des Glaskörpers von der Pupille.

Veränderungen, z.B. Ausfällen der gelösten Bestandteile, zellige Einlagerungen führen zu Trübungen, die als Schlieren oder Flocken sichtbar werden. Der Patient bemerkt diese Veränderungen als feine Punkte (fliegende Mücke), „Mouches volantes".

Glaskörpertrübungen können auch bei Netzhauteinrissen oder Kapillarblutungen (Diabetes) auftreten.

Netzhautablösung

Bei älteren Menschen besteht eine Destruktion und Verflüssigung des Glaskörpers. Das Gerüstwerk des Glaskörpers zerfällt, und es tritt eine hintere Abhebung des Glaskörpers von der Netzhaut ein.

Durch rasche Blickbewegungen zerrt der Glaskörper an den feinen Verbindungen zur degenerativ veränderten Netzhaut. Ist die Netzhaut eingerissen, tritt die Glaskörperflüssigkeit durch das Loch und trennt das Sinnesepithel mit seinen Stäbchen und Zapfen von ihrer ernährenden Unterlage.

Der Patient bemerkt eine spontane Sehstörung. Frühsymptome einer Netzhautablösung sind Blitz-

und Funkensehen, später schiebt sich ein zunehmender Schatten vor das Auge.

Wenn die Ablösung die Netzhautmitte erreicht hat, besteht eine hochgradige Sehverschlechterung.

Die operative Behandlung der Netzhautablösung erfolgt heute durch die Laserkoagulation.

Durch den Elastizitätsverlust der Linse erfährt diese mit dem Alter eine Krümmung. Der Krümmungsradius der Linse verkleinert sich, die Brechkraft nimmt zu, d.h. der Nahpunkt rückt in die Ferne. Eine Presbyopie tritt in der Regel nach dem 45. Lebensjahr auf und wird oft beim Lesen bemerkt. Bei Vorliegen einer Weitsichtigkeit wird die Presbyopie früher bemerkt. Kurzsichtige kompensieren die Alterssichtigkeit oft durch Abnehmen der Brille. **Alterssichtigkeit**

Korrigiert wird die Presbyopie durch eine Lesebrille.

Regulationsstörungen

Die Tränenbildung im Alter läßt physiologisch nach, diese verminderte Tränenbildung führt zum „trockenen Auge". **Trockenes Auge**

Austrocknungserscheinungen von Bindehaut und Hornhaut treten häufig postklimakterisch auf. Eine mangelnde Muzinsekretion oder auch eine ungenügende Lipidbildung führen zum „trockenen Auge".
Patienten mit verminderter Tränenbildung klagen über kratzende, sandige Gefühle am Auge. Behandelt wird das trockene Auge mit Tränenersatzlösungen, lokale Anwendung von physiologischer Kochsalzlösung.

Infolge einer gesteigerten Bildung von Tränenflüssigkeit und Verschluß der Tränenwege entsteht das Tränenträufeln. **Tränenträufeln**

Ursache dafür sind: Binde- und Hornhautreizungen, Nasennebenhöhlenerkrankungen, Trigeminusreizungen.

Durch die Abflußstörung rinnt die Tränenflüssigkeit über das Unterlid auf die Wange. Therapeutisch kann ein operativer Eingriff die Beschwerden bessern.

An erster Stelle steht die Behandlung der Ursache für das Tränenträufeln.

Diabetische Netzhautveränderungen

Die Retinopathia diabetica verläuft beim Altersdiabetes anders als beim jugendlichen Diabetes. Bei älteren Menschen sind die Veränderungen der Retina oft mit einer Arteriosklerose vermischt. Häufigste Ursache für eine plötzliche Sehverminderung ohne Schmerzen ist eine Retinopathia diabetica.

Zur klinischen Trias beim Altersdiabetes gehören: punktförmige Blutungen, Erweiterungen des venösen Systems, Mikroaneurismen. Die Gefäßneubildungen führen oft zu Glaskörperblutungen. Im fortgeschrittenen Stadium können Veränderungen durch eine Nephrosklerose hinzukommen, z. B. das Papillenödem und sog. Cotton-wool-Herde, kleine Exsudatherde am Augenhintergrund. Therapeutisch steht eine laufende ärztliche Kontrolle der Diabeteseinstellung im Vordergrund. Bei beginnender Gefäßneubildung im Netzhautniveau ist eine Laserkoagulation ratsam.

Die Zunahme der Diabeteserkrankungen in den letzten Jahren machen das diabetische Netzhautleiden zu einer häufig werdenden Erblindungsursache.

Entzündliche Erkrankungen des Auges

Die Bindehaut des Augapfels, eine zarte, durchsichtige Schleimhaut, wird vor allem durch die Tränenflüssigkeit feucht gehalten. Ein spezielles

Enzym der Tränenflüssigkeit sorgt für weitgehende Keimfreiheit des Bindehautsackes.

Die akute Conjunctivitis verläuft ohne ernste Sehstörungen. Der Patient klagt über Jucken, Brennen und ein Fremdkörpergefühl. Das klinische Bild zeigt die typische Trias: Lichtscheu, Tränen, Lidkrampf.

Conjunctivitis

Ursachen für eine akute Conjunctivitis können sein: Bakterien, Viren, Strahlen, Verätzungen. Die Therapie der akuten Conjunctivitis beinhaltet eine Ursachenbekämpfung, dazu gehört auch je nach Verursacher die Anwendung von Antibiotikasalben.

Bei Conjunctivitis senilis handelt es sich um eine chronische Bindehautentzündung. Bei dem Patienten finden sich in der Conjunctiva erweiterte Gefäße, weißliche Ablagerungen und ein eingedicktes Sekret in den Lidwinkeln. Die Schleimhautoberfläche ist zum Teil sehr trocken. Der Patient klagt über ein Schweregefühl in den Lidern.

Therapiert wird die Conjunctivitis senilis mit adstringierenden Augentropfen.

Das Gerstenkorn ist eine akute Staphylo- oder Streptokokkeninfektion der Lid-, Schweiß- oder Talgdrüsen.

Gerstenkorn

Meistens bildet sich am Lidrand ein Eiterpünktchen. Die Lidschwellung, bedingt durch entzündliche Ödeme, verursacht ein Druck- und Spannungsgefühl. Die Patienten haben Schmerzen. Im fortgeschrittenen Stadium kann eine Temperaturerhöhung hinzukommen. Bei häufigem Auftreten von Gerstenkörnern ist an Diabetes zu denken. Behandelt wird das Gerstenkorn mit Wärme und desinfizierenden oder antibiotischen Augensalben.

Als Hagelkorn bezeichnet man einen linsen- bis erbsengroßen Knoten oberhalb oder unterhalb des Lidrandes.

Hagelkorn

Es handelt sich hierbei um eine entzündliche Sekretstauung der Meibomschen Drüsen (Talgdrüsen) des unteren Lidblattes.

Wenn das Hagelkorn entzündet ist, sollte es wie ein Gerstenkorn behandelt werden. Später ist eine operative Ausschälung wichtig.

Iritis

Bei der Iritis steht die Entzündung der Regenbogenhaut im Vordergrund. Bei einer Iridozyklitis ist der Ziliarkörper in erster Linie von der Entzündung betroffen.

Das klinische Bild der Iritis ist gekennzeichnet durch eine Kammerwassertrübung, verursacht durch zellige Exsudation. Die Regenbogenhaut ist verfärbt und ödematös geschwollen. Patienten haben oft starke Schmerzen in der Tiefe der Augen. Sie klagen über Schmerzen bei Lichteinfall und eine Sehverschlechterung.

Bei einer Iridozyklitis tritt eine Glaskörpertrübung hinzu und in 15–20 % der Fälle sogar eine toxische Begleitneuritis.

Die chronische Iridozyklitis ist selten schmerzhaft und hat einen eher schleichenden Verlauf. Sie tritt meistens doppelseitig auf. Eine Iridozyklitis führt oft zu Verklebungen zwischen Iris und Linsenvorderfläche. Die zellige Glaskörpertrübung kann später in eine Linsentrübung übergehen.

Die akute Iritis wird mit einem Salbenverband behandelt, die Iris sollte durch den Augenverband ruhiggestellt werden.

Die chronische Iridozyklitis wird ebenfalls mit Salbenverbänden behandelt. Bei einem akuten Schub sollte eine Cortisonsalbe angewandt werden. Auch hier dient ein Augenverband zur Ruhigstellung.

Tumorerkrankungen des Auges

Xanthelasma

Bei einem Xanthelasma handelt es sich um Cholesterinablagerungen in der Lidhaut. Man kann es nicht als einen echten Tumor ansehen, sondern hier liegt eine lokale Stoffwechselstörung vor. Dabei besteht allerdings kein Zusammenhang zu allgemeinen Fettstoffwechselstörungen. Buttergelbe, beetartig erhabene Plaques liegen vorwiegend im oberen Lidbereich, sie sind mit der Haut leicht verschieblich.

Die befallenen Hautpartien werden chirurgisch entfernt.

Basaliom

Das Basaliom ist der am häufigsten auftretende bösartige Lidtumor. Meist sind ältere Patienten davon betroffen.

Basaliome sind Basalzellkarzinome, sie haben ihren bevorzugten Sitz am Unterlid.

Diese maligne Geschwulst bildet keine Metastasen, ist klinisch aber bösartig durch ihren Einbruch in die Tiefe.

Das Basaliom bildet zunächst Knötchen, später findet eine ulzerierende, gelegentlich tief infiltrierende Ausbreitung des ganzen Lidapparates statt.

Das Basaliom befällt Bulbus, Orbita und Tränenwege.

Ziel der Behandlung ist eine Tumorentfernung im Gesunden; die Erhaltung des Sehorgans sollte dabei angestrebt werden. Nach Tumorentfernung muß in allen Fällen eine Nachbestrahlung erfolgen.

Plattenepithelkarzinom

Hierbei handelt es sich um einen bösartigen Tumor, der vor allem bei älteren Menschen auftritt. Er kann lange unbemerkt verlaufen. Seine Metastasierung erfolgt lymphogen.

Das Wachstum beginnt mit einer warzenförmigen Erhebung. Die Geschwulst ist weißlich-höckerig und liegt im Lidspaltenbereich.

Plattenepithelkarzinome wachsen sehr schnell und zeigen eine Tendenz zum Einbruch in die

Augenhöhle. Auch hier sollte rechtzeitig eine Tumorentfernung stattfinden.

Melanom der Aderhaut

Das Melanom der Aderhaut ist ein sehr bösartiger, in der Regel langsam wachsender Tumor, der aber frühzeitig Metastasen bildet. Er tritt immer einseitig auf. Vorwiegend davon betroffen sind ältere Menschen ab dem 50. bis 70. Lebensjahr. Wegen fehlender subjektiver Störungen wird das Melanom erst sehr spät und oft zufällig diagnostiziert.

Durch die Wahrnehmung eines Schattens oder einer Netzhautablösung wird der Tumor entdeckt. Im 3. Stadium kommt es zum Einbruch in den Glaskörper, verbunden mit einem schmerzhaften Sekundärglaukom. Im Endstadium perforiert der Tumor durch die Augenhöhle, sowohl nach vorne als auch nach hinten.

Das Melanom metastasiert vor allem in Lunge, Leber, Gehirn und Knochen.

Im Frühstadium kann das Melanom der Aderhaut durch die Laserkoagulation zerstört werden. Bei ausgedehntem Tumorbefall sollte neben der Laserkoagulation eine Bestrahlung mit Kobalt 60 versucht werden.

Exophthalmus

Das Leitsymptom der Erkrankung der Orbita (Augenhöhle) ist der Exophthalmus. Er kann auftreten mit und ohne Störung der Beweglichkeit des Augapfels.

Neben angeborenen Schädelfehlbildungen können für einen Exophthalmus endokrine Störungen (Basedow durch eine Schilddrüsenerkrankung) sowie tumoröse Veränderungen in Betracht kommen (endokriner Exophthalmus s. Endokrine Organe).

Der maligne Exophthalmus entsteht durch eine Entgleisung der Stoffwechsellage des endokrinen Typs.

Das klinische Bild des malignen Exophthalmus zeigt: Lidödeme, Stauungen der Konjunktivalgefäße, Herabsetzen der Hornhautsensibilität und unvollständiger Lidverschluß.

Die Komplikationen eines malignen Exophthalmus sind ein Ulcus corneae und eine Spontanperforation der Hornhaut.

Therapeutisch muß in erster Linie hier die Grundkrankheit behandelt werden, z.B. die Schilddrüsenüberfunktion.

1. Aus welchen Hüllen setzt sich die vordere Augenhaut zusammen?

2. Welche Aufgabe hat die Tränenflüssigkeit und wo wird diese gebildet?

3. Was versteht man unter Akkommodation und wodurch wird diese bewirkt?

4. Wo wird das Kammerwasser abgeleitet?

5. Wie wird die gefäßlose Linse ernährt?

6. Wodurch entsteht die Presbyopie?

7. Welche Gebilde lassen sich am Augenhintergrund erkennen, und wann ist eine Untersuchung des Augenhintergrundes wichtig?

8. Welche Sinneszellen sind für das farbige Sehen verantwortlich?

9. Wodurch erhöht sich die Brechkraft des Auges?

10. Was ist die Hauptursache für ein Glaukom?

11. Warum ist eine Augenuntersuchung gerade bei Diabetikern wichtig?

12. Welcher Tumor am Auge tritt bei älteren Menschen am häufigsten auf?

13. Welche Ursachen hat ein Exophthalmus?

Wiederholungsfragen

Hals – Nase – Ohr

Anatomie und Physiologie

Zusammen mit der Sprache ist das Gehör für den Menschen eine wichtige Sinnesempfindung; beide zusammen stellen das bedeutendste zwischenmenschliche Kommunikationsmittel dar.

Das statoakustische Sinnesorgan (Hör- und Gleichgewichtsorgan) beinhaltet zwei Organe: das Hör- und das statische Organ, die beide eng miteinander verbunden sind.

Das Hörorgan dient der Wahrnehmung von Geräuschen, während das statische Organ Gleichgewichtsempfindungen vermittelt. Das Gehörorgan setzt sich anatomisch zusammen aus dem:

Hörorgan

1. äußeren Ohr
   bestehend aus: Ohrmuschel, Gehörgang und Trommelfell
2. Mittelohr
   bestehend aus: Paukenhöhle, Gehörknöchelchen, Ohrtrompete und Nebenhöhlen
3. Innenohr oder Labyrinth
   bestehend aus: innerem Gehörgang, Vorhof, knöcherne Bogengänge, knöcherne Schnecke.

Äußeres Ohr

Die Ohrmuschel ist eine Hautfalte und besteht hauptsächlich aus einem Knorpelsklett. Das Ohrläppchen ist frei von Knorpel und besteht nur aus Haut und Unterhautfettgewebe. In der Haut der Ohrmuschel liegen zahlreiche Talgdrüsen.

Der äußere Gehörgang verläuft von der Ohrmuschel bis zum Trommelfell. Er setzt sich zusammen aus einem knorpeligen und einem inneren knöchernen Teil und hat beim Erwachsenen eine Länge von 3 cm. Sein gekrümmter winkeliger Ver-

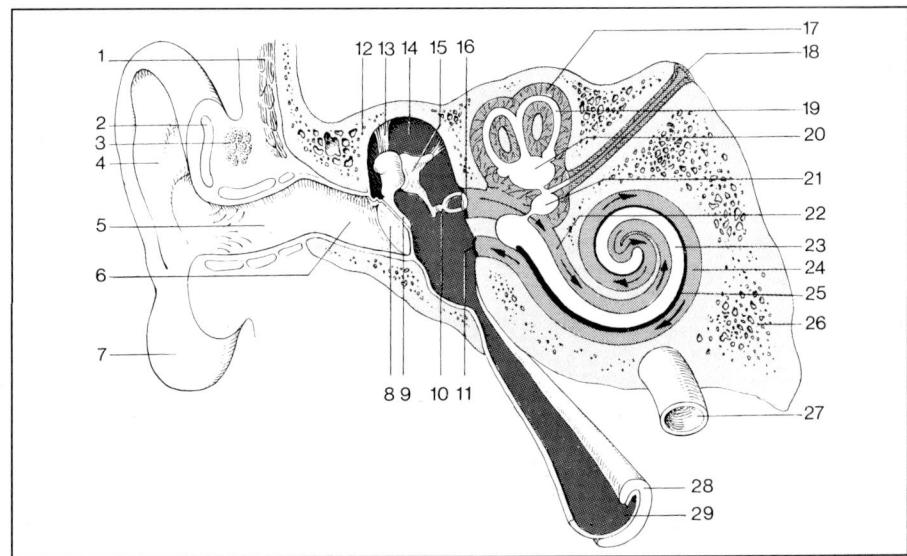

Abb. 27: *Schematisierte Übersicht über äußeres Ohr (hell), Mittelohr (dunkel) und Innenohr.*
1 Schläfenmuskel, 2 Ohrknorpel, 3 Ohrmuskel, 4 Ohrmuschel, 5 knorpeliger Teil des
äußeren Gehörganges, 6 knöcherner Teil des äußeren Gehörganges, 7 Ohrläppchen, 8
Trommelfell, 9 Hammergriff, 10 Steigbügel, 11 rundes Fenster, 12 Schläfenbein, 13 Band des
Hammerkopfes, 14 Paukenhöhle, 15 Amboß, 16 Steigbügelplatte im ovalen Fenster, 17
perilymphatischer Raum, 18 Ductus endolymphaticus, 19 häutiger Bogengang, 20 Utrikulus,
21 Sakkulus, 22 Vorhoftreppe, 23 Schneckenkanal, 24 Paukentreppe, 25 Cortisches Organ,
26 pneumatische Räume im Knochen, 27 Gehirnkarotis, 28 Knorpel der Ohrtrompete, 29
Schleimhaut der Ohrtrompete (aus: Faller, Der Körper des Menschen, Thieme-Verlag,
Stuttgart).

lauf kann durch Ziehen an der Ohrmuschel ausgeglichen werden. Dieses ist wichtig für das Oh-
renspiegeln und Ohrenspülen.

Die Haut des äußeren Gehörganges besitzt zahlreiche Härchen, Talg- und Schweißdrüsen. Ohr-
schmalzdrüsen sondern das Ohrenschmalz ab. Vermutlich haben hier Haare und Ohrenschmalz eine
Schutzfunktion. Eine übermäßige Produktion von
Ohrenschmalz kann zur Bildung eines Ohrpfrop-
fens führen, der den Hörsinn beeinträchtigt. Dieser
muß durch Ausspritzen beseitigt werden.

Verschlossen wird der äußere Gehörgang nach
innen durch eine querstehende Membran, das

Trommelfell (Membrana tympani). Dieses trennt den äußeren Gehörgang vom Mittelohr. Es hat die Form einer kreisrunden Scheibe mit einem Durchmesser von 10 mm. Die Farbe des Trommelfells ist rauchgrau bis durchscheinend. Bei der Ohrspiegelung kann der Arzt auch die hinter dem Trommelfell gelegenen Gebilde in der Paukenhöhle wahrnehmen.

Trommelfell

Das Trommelfell zeigt histologisch einen mehrschichtigen Aufbau. Die Aufgabe des Trommelfells besteht darin, Schallenergie auf die Gehörknöchelchen des Mittelohrs weiterzugeben.

Mittelohr

Das Mittelohr liegt zwischen Trommelfell und dem Innenohr; es wird auch als Paukenhöhle bezeichnet.

Diese Paukenhöhle ist ein spaltförmiger, mit Luft gefüllter Hohlraum, der im Inneren mit Schleimhaut ausgekleidet ist.

Der Hohlraum beherbergt die drei Gehörknöchelchen Hammer, Amboß und Steigbügel. Außerdem besteht zwischen Paukenhöhle und Schlund eine Verbindung, die Ohrtrompete (Tuba auditiva), auch Eustachische Röhre genannt.

Durch den Schluckakt wird der Hohlraum, die Paukenhöhle, über die Ohrtrompete belüftet.

Ohrtrompete

Luftdruckschwankungen, z.B. im Flugzeug oder bei Ein- und Ausfahrt in einen Tunnel, führen zu einem Druck auf den Ohren.

Hierbei handelt es sich um Spannungen des Trommelfells, die durch Druckunterschiede zwischen Atmosphäre und Paukenhöhle entstehen. Durch den Schluckakt öffnet sich die Eustachische Röhre, der Druckausgleich kann dadurch reguliert werden.

Das Trommmelfell steht mit dem ovalen Fenster über die drei Gehörknöchelchen in Verbindung. Diese, Hammer, Amboß, Steigbügel, übertragen die mechanischen Schwingungen, die am Trommelfell entstehen, zum Innenohr.

Gehörknochen

Der Hammer ist direkt am Trommelfell befestigt. Der Steigbügel ist in eine Knochenöffnung eingefügt, die als ovales Fenster bezeichnet wird. Untereinander sind die Gehörknöchelchen durch Gelenke verbunden. Über diese Knöchelchen gelangt die Schallenergie an das Innenohr.

Der Steigbügel bildet mit seiner Fußplatte die Grenze zum inneren Ohr. Zwei Muskeln des Innenohres sind an der Übertragung der Schallenergie beteiligt, sie regulieren die Bewegung der Gehörknöchelchen.

Innenohr

Das Innenohr, auch als Labyrinth bezeichnet, enthält die Sinnesepithelien sowohl für das akustische Organ als auch für das statische oder Gleichgewichtsorgan.

Es liegt im Knochen des Felsenbeins und besteht aus mehreren mit Flüssigkeit gefüllten membranösen Säcken und Kanälen.

Labyrinth

Das Labyrinth setzt sich aus einem membranösen und einem knöchernen Anteil, der das membranöse Labyrinth umgibt, zusammen. Zwischen beiden Teilen befindet sich ein mit Flüssigkeit gefüllter Spaltraum, der perilymphatische Spalt. Dieser ist die Fortsetzung des Subarachnoidalraumes der Hirnhäute. Die in ihm befindliche Perilymphe hat dieselbe Zusammensetzung wie der Hirnliquor (hohe Natrium-Konzentration, niedrige Kalium-Konzentration).

Den vorderen Teil des knöchernen Labyrinths bildet die Schnecke (Cochlea). Diese besteht aus drei übereinanderliegenden schlauchförmigen Kanäl-

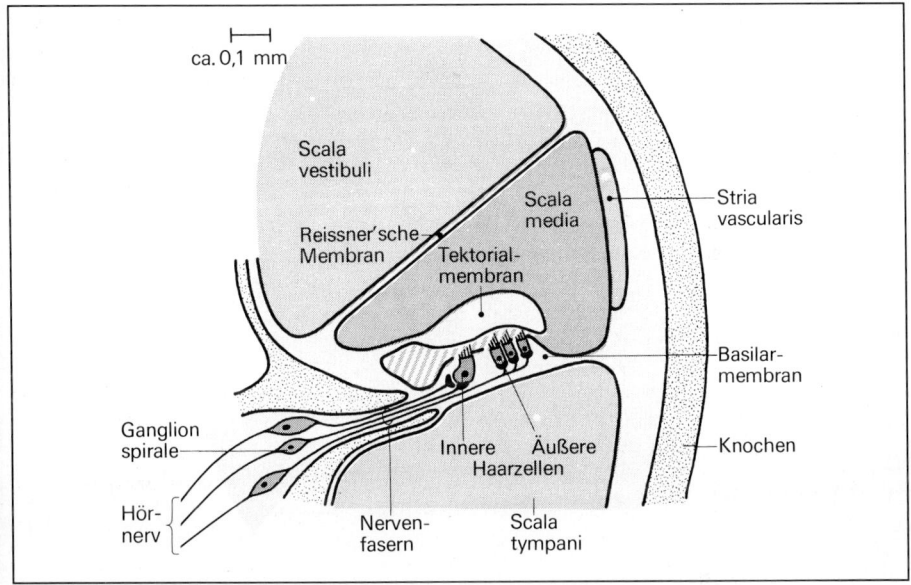

Abb. 28: *Schematische Darstellung eines Querschnitts durch eine Windung der Cochlea.*
Das auf der Basilarmembran befindliche Cortische Organ enthält die Receptorzellen (Haarzellen). Darüber deckt sich die Tektorialmembran (aus: R. F. Schmidt, Grundriß der Sinnesphysiologie, Springer-Verlag, Berlin).

chen, die spiralig aufgewickelt sind. Die Windungen der Schnecke liegen nicht in einer Ebene, sondern in verschiedenen Ebenen. In der Schneckenspindel, der Längsachse der Schnecke, befinden sich Kanäle für die Nervenfasern, die Gefäße und für das Ganglion spirale.

Die Cochlea ist in drei Räume unterteilt:

Cochlea

– die Vorhoftreppe (Scala vestibuli)
– den häutigen Bogengang (Ductus cochlearis)
– die Paukentreppe (Scala tympani).

Die Paukentreppe und der Bogengang enthalten die sogenannte Perilymphe. Der Schneckengang enthält die Endolymphe. Zwischen den beiden o.g. Räumen liegt die Basilarmembran. Auf dieser befindet sich das sogenannte Cortische Organ, der eigentliche sensorische Apparat. Das Cortische

261

Organ setzt sich aus Stütz- und Sinneszellen zusammen, diese bilden die Rezeptorzellen. Die Sinneszellen werden von einzelnen Nervenfasern des Ganglions spirale versorgt.

Cortisches Organ

Durch die Schallwellen wird das Cortische Organ erregt. Die Impulse werden über die Rezeptorzellen an die Nerven zum Gehirn weitergeleitet. Ein Fortsatz der Nervenzelle verläuft im Nervus acusticus zum Zentralnervensystem.

Hörvorgang

Schallwellen (Schwingungen von Molekülen), die von einer Schallquelle ausgehen, setzen das Trommelfell in Schwingungen. Das Trommelfell gibt diese Schwingungen durch die Gehörknöchelchen und die Perilymphe an das Innenohr weiter.

Schallwellen breiten sich in Luft, Flüssigkeiten und an elastischen Körpern (Membranen) aus.

Umformung

Zwischen dem Trommelfell und der Schnecke findet eine Umformung von Bewegungsenergie in Druckenergie statt. Diese Umwandlung ist notwendig, um Energieverluste beim Übergang vom schallweichen Medium Luft zum schallharten Medium Endolymphe aufzufangen. Die Druckwellen in der Perilymphe entstehen durch die Schwingungen der Steigbügelplatte. Der Muskel an der Steigbügelplatte und der Trommelfellmuskel können durch Kontraktion die Schwingungen dämpfen und schützen dadurch gegen zu hohe Schallstärken.

Die Druckwelle durchläuft den Kanal der Schnecke und wird übertragen auf die zwischen den Kanälen befindliche Flüssigkeit. Die Rezeptoren im Cortischen Organ werden durch mechanische Schwingungen erregt. Diese Erregung wird von den Hörnerven zum Hörzentrum in der Hirnrinde übermittelt.

Die Tonhöhenempfindungen sind von der Druckwellenausbreitung im Innenohr abhängig. Unterschiedliche Tonempfindungen sind durch die unterschiedliche Steifigkeit der in den Kanälen vorhandenen Membran bedingt. Hohe Töne haben ihr Schwingungsmaximum nahe dem Steigbügel, tiefe Töne an der Schneckenspitze.

Im Alter nimmt durch den Elastizitätsverlust des Innenohrs die Fähigkeit ab, hohe Töne zu hören. Nur die obere Hörgrenze ist demnach altersabhängig, sie sinkt von 21000 Hz auf 5000 Hz.

Gleichgewichtsorgan

Das Gleichgewichts- oder Vestibularorgan dient, wie der Name auch sagt, zur Aufrechterhaltung des Gleichgewichtes. Es ermöglicht eine Orientierung im Raum und hat seinen Sitz im Felsenbein.

Zum Gleichgewichtsorgan gehören drei Bogengänge, die in ihrer Form dem knöchernen Labyrinth entsprechen: das große Vorhofsäckchen (Utriculus) und das kleine Vorhofsäckchen (Sacculus).

Bogengänge

Die Innenwand der Vorhofsäckchen weist Neuroepithel auf, welches vom Nervus vestibularis innerviert wird.

Die Sinnesfelder des Gleichgewichtsorganes bestehen aus zwei Zelltypen, den Rezeptor- und den Stützzellen.

In den Bogengängen befindet sich Endolymphe. Infolge einer Drehbewegung des Kopfes wird diese Flüssigkeit in den Bogengängen bewegt. Diese Bewegung führt zu einer Verbiegung der Sinneshaare, die dann eine Erregung der ableitenden Nervenfasern bewirkt.

Sinneszellen

Die Sinneszellen in den Vorhöfen dienen der Wahrnehmung von Linearbeschleunigungen, z.B. Fahrt in einem Aufzug. Sie ragen mit ihren Sin-

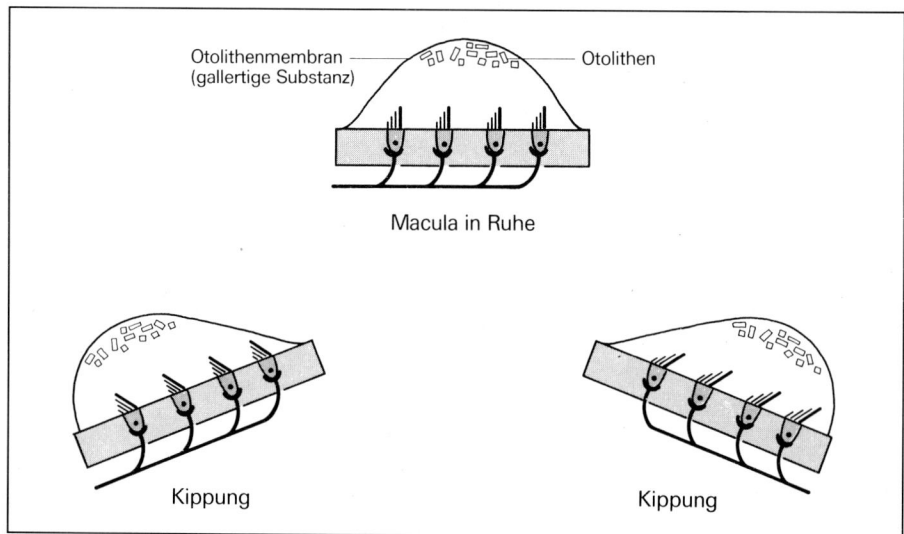

Abb. 29: *Schematische Darstellung eines Maculaorgans bei adäquater Reizung (Kippung)* (aus: R. F. Schmidt, Grundriß der Sinnesphysiologie, Springer-Verlag, Berlin).

neshaaren in eine gallertartige Masse, in die kleine Steinchen (Statolithen, kalkhaltige Körnchen) eingelagert sind.

Je nach Körperhaltung bewirken diese eine Abscherung und Erregung der Sinneszellen, entsprechend nimmt die Entladungsrate der zugehörigen Nervenfasern ab oder zu.

Nystagmus

Zur Erhaltung des Gleichgewichtes müssen zentralnervöse Verschaltungen der Muskulatur (Drehung des Kopfes), besonders der Halsmuskulatur vorhanden sein. Die Information der Sinneszellen geht zu den motorischen Kernen der Augenmuskeln und der Halsmuskulatur. Wichtig für die Drehbewegungen sind vestibulär ausgelöste Augenbewegungen. Die Augen müssen dabei die ursprüngliche Drehbewegung beibehalten. Die Korrekturbewegungen der Augen werden als Nystagmus bezeichnet. Zur klinischen Funktionsprüfung des Vestibularapparates wird der Nystagmus verwendet.

Wird das Gleichgewichtsorgan durch unregelmäßige Beschleunigungen gereizt, so wird der Mensch „seekrank". In der Medizin bezeichnet man dieses als Kinetosen, ausgelöst durch Reisen mit dem Auto, mjt der Bahn, Flugzeug und besonders mit dem Schiff.

Nasen-, Mund- und Rachenraum

Das Nasenbein gehört, wie schon erwähnt, zum Gesichtsschädel und trägt die Nasenwurzel und den Nasenrücken.

Beiderseits vom Nasenrücken ziehen die Nasenflügel herab. Sie sind mit der knorpeligen Nasenspitze verbunden und bilden die Nasenlöcher. Die Nasenlöcher sind die Eingänge zur Nasenhöhle. **Nasenhöhle** Die Nasenhöhle ist mit Schleimhaut ausgekleidet. Die einströmende Luft wird hier angefeuchtet, gereinigt und angewärmt.

Die Nasenscheidewand teilt die Nasenhöhle in zwei Hälften. Begrenzt wird die Nasenhöhle nach unten durch den harten und weichen Gaumen, seitlich von den Wänden der Oberkieferhöhle und oben durch den Schädelboden.

Die Nasenschleimhaut besitzt ein reiches Gefäßsystem. An der Nasenscheidewand liegt beidseits oberflächlich ein Gefäßkomplex, der „Locus Kieselbachi".

In die Nasenhöhle münden die Nasennebenhöhlen.

In jede Nasenhöhlenhälfte ragen drei Nasenmu- **Nasenmuschel** scheln. Durch sie werden die drei Nasengänge gebildet. Die Oberfläche der Nasenwände wird durch die Nasenmuscheln stark vergrößert. Die Luft kann dadurch besser ein- und ausströmen.

265

Die Nasenhöhle steht mit der Stirnbeinhöhle, der Kiefernhöhle, dem Tränengang und mit dem Nasen-Rachen-Raum in Verbindung.

Diese Zusammenhänge erklären die vielfache Infektionsmöglichkeit der Nasenhöhle.

Die Nase erfüllt die Aufgabe der Geruchswahrnehmung und der Filterung der Atemluft.

Geruchssinn

Im Vergleich zum Geschmackssinn kann der Geruchssinn viel mehr Empfindungen wahrnehmen.

Riechzellen

Im oberen Nasengang liegt das Sinnesepithel mit seinen Riechzellen. Diese besitzen Sinneshärchen, die wiederum Rezeptoreigenschaften haben. Nervenendigungen dieser Rezeptoren stehen mit den Schleimdrüsen in Verbindung, die laufend den Schleim erneuern.

Um die Rezeptoren zu erregen, müssen die Geruchsstoffe durch den Schleim gelöst werden. Über den Primärprozeß des Riechens weiß man noch weniger als über den Geschmackssinn.

Zwischen Geruchssinn und Parasympathikus besteht ein enger Zusammenhang; so lösen nämlich schlechte Gerüche einen Brechreiz aus, während angenehme Gerüche einen Sekretionsreflex auslösen können.

Mundhöhle

Die Mundhöhle wird seitlich begrenzt von der Backenmuskulatur und den Zahnreihen des Unter- und Oberkiefers, nach unten von der Mundbodenmuskulatur und nach oben vom harten Gaumen. Nach vorne wird sie von den Lippen verschlossen.

Die gesamte Mundhöhle ist mit Schleimhaut ausgekleidet.

Zunge

Die Zunge, bestehend aus mehreren Muskelzügen, liegt auf dem Mundboden. Auf der Zungenoberfläche sind die Geschmackspapillen eingelagert. Auch für die Sprechlautbildung erfüllt die Zunge wichtige Eigenschaften.

Die Zähne gehören zum Verdauungsapparat, da sie für diesen wichtige Aufgaben übernehmen. Das bleibende menschliche Gebiß umfaßt 32 Zähne. In die Mundhöhle münden die Ausführungsgänge der Speicheldrüsen (Unterzungendrüse, Unterkieferdrüse und Parotis), die mit der Absonderung des Speichels einen wichtigen Beitrag zur Verdauung von Nahrungsstoffen liefern.

Zähne

Der harte Gaumen ist mit einer rillenwulstigen Schleimhaut besetzt. An ihn schließt sich nach hinten der weiche Gaumen an. Er besteht aus Bindegewebe und Muskelzügen. Der weiche Gaumen endet als Zäpfchen. Vom weichen Gaumen ziehen in Form von Falten der vordere und der hintere Gaumenbogen herab. Zwischen den Gaumenbögen liegen am Übergang zwischen Mundhöhle und Kehlkopf die Gaumenmandeln (Tonsilla palatina). Diese Tonsillen gehören zu den lymphatischen Organen, d.h. sie bilden Zellen, die an Immunreaktionen beteiligt sind.

Gaumen

Die Rachenmandel, am Rachendach liegend, ist eine unpaare Tonsille und gehört ebenfalls zu den lymphatischen Organen. Bei Kindern kann die Rachenmandel eine Infektionsquelle für das Mittelohr und die Nasenhöhle darstellen. Im Erwachsenenalter hat sich die Rachenmandel weitgehend zurückgebildet.

Geschmackssinn

Der Geschmackssinn dient im wesentlichen der Nahrungsaufnahme und der Verdauung.

Auf der Zunge finden sich drei verschiedene Typen von Schleimhautfalten: die Papillen, die als Träger für die Geschmacksorgane, die Geschmacksknospen ausgebildet sind. Vier verschie-

dene Grundempfindungen werden unterschieden (von vorne nach hinten):
süß – sauer – salzig – bitter.

Sie bilden eine V-förmige Linie auf der Zunge.

Die einzelne Geschmacksknospe besteht aus Stütz- und Sinneszellen. Der Hauptgeschmacksnerv ist der 9. Hirnnerv.

Geschmack

Die Geschmacksempfindungen sind subjektiv verschieden. Sehr heiße Speisen können die Geschmacksempfindung beeinflussen. Mit zunehmendem Alter nimmt die Anzahl der Geschmackspapillen ab: ältere Menschen haben dadurch einen verminderten Geschmackssinn.

Der eigentliche Auslösemechanismus, der zu den Empfindungen führt, ist nicht bekannt.

Erkrankungen im HNO-Bereich

Bei der Genese von Alterskrankheiten im HNO-Bereich spielen Organabnutzung, Organbeanspruchung und Exposition gegenüber äußeren und inneren Noxen eine wesentliche Rolle.

Hörverluste

Zu den Funktionsstörungen des Ohres im Alter gehört die Altersschwerhörigkeit. Meistens wird diese erst nach dem 70. Lebensjahr auffällig. Die in der Regel beiderseitige Gehörabnahme betrifft zunächst eine Minderung des Hochtonhörvermögens, später auch den mittleren Frequenzbereich.

Hörverluste im hohen Frequenzbereich führen insbesondere zu Schwierigkeiten beim Sprachverständnis; man spricht in dem Zusammenhang von der sogenannten „Gesellschaftstaubheit". Der Betroffene klagt über ein Unvermögen, an einer Konversation teilzunehmen, an der mehrere Personen beteiligt sind. Das Sprachgehör ist durch Störlärm und laute Geräusche beeinträchtigt.

Das Reintongehör und das Silbenverständnis sind dabei besser als das Sprachgehör und das Satzverständnis.

Schwerhörigkeit

Eine infolge der Hörstörung psychische Veränderung führt bei älteren schwerhörigen Menschen zu einer zunehmenden kommunikativen Isolierung. Diese löst depressive Verstimmungen, Mißtrauen und Verfolgungsideen aus. Die Patienten klagen häufig über Ohrgeräusche.

Ursache für die Altersschwerhörigkeit sind degenerative Prozesse, wie Pigmentablagerungen, extrazelluläre Ablagerungen von Cholesterin, Lipiden, Um- und Abbau von Kollagensubstanzen und der Verlust der extrazellulären Flüssigkeit. Auch exogene Faktoren, wie Lärmimmission, physischer und psychischer Streß, Hypertonie und Altersdiabetes, führen zu zusätzlichen Innenohrveränderungen.

Hauptursache für die Altersschwerhörigkeit sind alterbedingte Umbauprozesse im Innenohr, im Ductus cochlearis.

Für eine gesicherte Diagnose ist wichtig, daß die Altersschwerhörigkeit symmetrisch ausgebildet ist. Bei einseitiger Schwerhörigkeit im Alter muß immer der Verdacht auf einen Kleinhirntumor ausgeschlossen werden.

Hörgeräte

Die Therapie der Wahl bei Altersschwerhörigkeit ist eine Hörgerätanpassung. Als Hörgeräte kommen eine Hörbrille, ein Hinter-dem-Ohr-Gerät oder ein kosmetisch angepaßtes Im-Ohr-Gerät in Frage. Ein Hörtraining kann die Nutzung des Hörgerätes optimieren. Auch die Umgebung des Schwerhörigen sollte über den Umgang mit Schwerhörigen informiert werden.

Rhinitis sicca

Symptome der Rhinitis sicca sind: Juckreiz, Krustenbildung in der Nase, Trockenheitsgefühl, gelegentlich auch schwaches Nasenbluten. Für die Entstehung einer Rhinitis sicca sind mehrere Faktoren verantwortlich. Schädigungen der vorderen Schleimhaut, bohrende Finger, Staub und extreme Temperaturen können diese Erkrankung hervorrufen.

Diagnostisch ist eine trockene vergröberte rauhe Schleimhautoberfläche zu erkennen. Die Borkenbildung kann zu späteren Ulzerationen führen und schließlich im schlimmsten Fall auch zu Septumperforationen. Therapeutisch muß die Rhinitis sicca mit ölhaltigen Nasensalben behandelt werden.

Nasenbluten

Das Nasenbluten ist eine häufige Erscheinung im Alter. Auslöser sind Bluthochdruck, Blutdruckschwankungen, brüchige Gefäße sowie infektiöse Erkrankungen und Tumore im Nasen- und Nasennebenhöhlenbereich. In über 90 % der Fälle sind Nasenblutungen im Bereich des Locus Kiesselbachi lokalisiert (s.o.).

Eine genaue Abklärung der Ursache für das Nasenbluten ist wichtig. Therapeutisch kann eine Nasentamponade in den vorderen Nasenbereich gebracht werden.

Diese Erkrankung tritt vorwiegend im Erwachsenenalter auf; bevorzugt ist das männliche Geschlecht davon betroffen.

Speichelsteine

Meist kommt es plötzlich bei Nahrungsaufnahme zu einer Schwellung der entsprechenden Speicheldrüse. In etwa 85 % der Fälle liegen die Konkremente in der Unterzungendrüse.

Chemisch bestehen Speichelsteine aus Kalzium-Phosphat und Kalzium-Karbonat. Die auch in der Mehrzahl vorkommenden Steine können stecknadelkopfgroß, kirschkerngroß und größer sein.

Abhängig von den Mahlzeiten, stellt sich eine mehr oder minder starke schmerzhafte Schwellung ein.

Speichelsteine entstehen vermutlich aufgrund einer Sekretstörung von Speichelelektrolyten. Bei einer Speichelsteinkolik kommt es zu Gangveränderungen und damit zu einem Speichelrückstau. Die Steine sind in der Mundhöhle, aber auch in der Wange tastbar.

Die Steine müssen aus dem Gangsystem der Speicheldrüsen chirurgisch entfernt werden. Wiederholte Steinattacken können zu einer chronisch entzündlichen Parenchymschädigung führen, so daß die erkrankte Speicheldrüse entfernt werden muß.

Globussyndrom

Das Globusgefühl kann im Zusammenhang stehen mit vielen Ursachen, von daher muß diagnostisch dieses Symptombild abgeklärt werden. Der Betroffene hat ein Fremdkörpergefühl im Hals (Tischtennisball), das sich trotz Schlucken nicht von der Stelle bewegt. Zusätzliche Schmerzen können bis in die Ohren ausstrahlen.

Bei dem Globussyndrom handelt es sich um psychosomatische Fehlsteuerungen in und nach Streßsituationen. Vermutlich steckt eine Krampfneigung der Muskulatur des Ösophagusmundes dahinter. Wichtig ist, daß diagnostisch gut- und bösartige Tumore ausgeschlossen werden.

Entzündliche Erkrankungen im HNO-Bereich

Pharyngitis chronica sicca

Von einer Pharyngitis sicca sind ältere Menschen in erster Linie betroffen. Die Rachenhinterwand ist bei den Patienten trocken, oft verbunden mit trockenem und zähem Schleim, sogenanntem „Tischlerleim". Die Schleimhaut ist blaßrosa, gerötet, z.T. auch verdickt. Der Patient ist ständig bemüht, den zähen Schleim zu lösen und auszu-

271

spucken. Durch dieses ständige Räuspern sind Schleimhautblutungen möglich. Die Patienten klagen über nächtliche Erstickungsgefühle.

Die Symptome sind von klimatischen bzw. Temperaturbedingungen abhängig. Ein Klimawechsel (Meer) bringt häufig eine Erleichterung. Die Symptome können sich verschlimmern bei trockener und heißer Luft. Symptomatisch muß die Rachenschleimhaut durch Dampfinhalationen feuchtgehalten werden. Nikotin und Alkohol sind zu meiden. Das Einbringen von öligen Medikamenten bildet einen Schutzfilm für die trockene Schleimhaut.

Soor (Candidiasis)

Candida albicans ist ein Hefepilz, der am häufigsten in der Mundhöhle vorkommt. Hier zeigen sich dann weiße Beläge, die schwer abwischbar sind. Die umliegende Schleimhaut ist gerötet; auch die Wangen können davon betroffen sein.

Bei einer sehr starken entzündlichen Erscheinung kommt es auch zu Erosionen unter dem Belag.

Soorbeläge können Folge einer schlechten Mundhygiene sein. Behandelt wird der Mundsoor mit Antimykotika.

Parotitis

Bei älteren Menschen ist die Schwellung der Parotis nicht unbedingt Ausdruck einer Viruserkrankung. Hierfür kommen eher neoplastische und metabolische Ursachen in Frage.

Die postoperative Parotitis, besonders nach abdominalen Eingriffen, ist heute seltener geworden.

Bei älteren Menschen treten akute eitrige Entzündungen der Parotis gelegentlich auf bei dekompensierter diabetischer und urämischer Stoffwechsellage, kariösen Zähnen und mangelnder Mundhygiene.

Sjögren-Syndrom

Bei dem Sjögren-Syndrom kommt es fast immer zu einer doppelseitigen Parotisschwellung. Eine Beziehung zum rheumatischen Formenkreis (Polyarthritis) liegt offenbar zugrunde.

Autoaggressive immunpathologische Reaktionen, die für diese Erkrankung angenommen werden, führen zur Atrophie des Drüsenparenchyms. Die Erkrankung beginnt mit fehlendem Tränenfluß und aufgehobener Speichelsekretion. Dieses führt zu Mundtrockenheit, Brennen auf der Zunge und der Wangenschleimhaut sowie zu Kau- und Schluckbeschwerden. Laborchemisch lassen sich bei den meisten Patienten zirkulierende Immunkomplexe nachweisen (s. Kap. Immunologie).

Die Therapie ist wegen der nicht geklärten Ursache problematisch. Gegen die Mundtrockenheit sollte der Patient viel trinken. Medikamente können die Speichelsekretion beeinflussen. In schweren Fällen kann die Erkrankung mit Immunsuppressiva behandelt werden.

Schwindel (Vertigo)

Schwindelsymptome treten auf bei Erkrankungen des Vestibularorganes, des Zentralen Nervensystems unter Vestibularbeteiligung oder bei Erkrankungen anderer Organsysteme (Kreislauf).

Bei vestibulären Störungen liegt meistens ein Drehschwindel vor. Beim Anfallsschwindel vom Typ Menière tritt ein einseitiger Drehschwindel auf von Minuten bis Stunden Dauer, verbunden mit Ohrensausen, Schwerhörigkeit und mit Übelkeit und Erbrechen.

Alle Schwindelformen erfordern eine fachärztliche Untersuchung und Behandlung.

Tumore im HNO-Bereich

Bei Vergrößerungen der Speicheldrüsen im hohen Alter muß immer diagnostisch auch an benigne und maligne Tumore gedacht werden. Ein Mischtumor, das pleomorphe Adenom, zu 90 % in der Parotis lokalisiert, tritt bei älteren Menschen am häufigsten auf. Nur eine chirurgische Behandlung ist hier möglich.

Tumore der Speicheldrüsen

Das maligne pleomorphe Adenom der Speicheldrüse führt zur Metastasierug der regionalen Lymphknoten. Es können auch Fernmetastasen in Lunge, Knochen und Gehirn entstehen. Als semimaligne gilt ein Tumor der Unterzungendrüse (Glandulae submandibularis), das Zylindrom.

Speicheldrüsenkarzinome müssen, wenn möglich, chirurgisch behandelt werden.

Larynxkarzinom

Mit 45 % ist das Larynxkarzinom im Kehlkopf und Halsbereich der häufigste Tumor. Er tritt vermehrt ab dem 60. Lebensjahr auf, wobei Männer zehnmal häufiger davon betroffen sind als Frauen. In der Regel sind Kehlkopfkarzinome verhornte und unverhornte Plattenepithelkarzinome. Die meisten Patienten sind oder waren starke Raucher, oft in Verbindung mit Alkohol. Es kommen aber auch andere Inhalationsnoxen in Frage (Abgase, Schwermetalle, berufliche Inhalationen).

Kardinalsymptom ist die Heiserkeit bei Befall der Glottis. Bei Patienten mit länger anhaltender Heiserkeit ist die Ursache hierfür immer fachärztlich abzuklären.

Das Larynxkarzinom metastasiert über Lymph- und/oder Blutbahnen. Die klinische Diagnose erfolgt aus dem Spiegelbefund oder der Lupenlaryngoskopie. Bei der Untersuchung wird die Beweglichkeit der Stimmlippen geprüft. Unbehandelt führt ein Kehlkopfkarzinom innerhalb von 12 Monaten zum Tod durch Erstickung. Blutungen, Metastasen und Infektionen, vor allem pulmonale Erkrankungen sind verlaufsbestimmend.

Kehlkopftumor

Behandelt wird ein Kehlkopftumor sowohl radiologisch als auch operativ. Eine Chemotherapie ist bei dieser Tumorart bedeutungslos. Je nach Lage des Tumors sind heute Karzinomsanierungen möglich, die die Erhaltung einer Restfunktion des

Kehlkopfes ermöglichen. Bei Entfernung des gesamten Kehlkopfes müssen zusätzliche plastische-rekonstruktive Maßnahmen zur Wiederherstellung der Schluckwege durchgeführt werden.

Die Stimmbildung erfolgt entweder über Ausbildung der Ösophagus-Ersatzstimme, durch Anlegen einer „Neoglottis", d.h. operative Anlegung eines Fistelganges zwischen Trachealstumpf und Pharynx oder über technische Hilfsmittel, z.B. einen elektronischen Tonerzeuger (elektronischer Kehlkopf).

Tonsillen-karzinom

Im Alter kann sich ein beiderseitiges Tonsillenkarzinom manifestieren. Schlechte Mundhygiene und die Einwirkung von Inhalationsnoxen werden dafür verantwortlich gemacht. Hier ist eine radiologische und operative Therapie angebracht.

Leukoplakien

Leukoplakien, höckerige, meist scharf umschriebene Epithelwucherungen, sind als potentielle Präkanzerosen anzusehen und zu überwachen. Sie tauchen meist an Lippen, Mundboden und Wangenschleimhaut auf. Ursachen dafür können sein: mechanische Reize durch Zahnkanten, Prothesendruck, Rauchen. Leukoplakien tauchen auch auf als Begleiterscheinung bei Lues, Erythematodes und Lichen ruber (s. Kap. Haut).

Die Diagnose erfolgt über eine Probeexzision. Therapeutisch müssen die Wucherungen großzügig operativ entfernt werden.

Bösartige Tumore

Die häufigsten Vertreter hierfür sind Plattenepithelkarzinome. Symptome der Nasenpharynxmalignome sind in erster Linie eine Behinderung der Nasenatmung. Patienten haben einen blutigen, eitrigen Schnupfen mit Auswurf und klagen über tiefe Kopfschmerzen. Kieferwinkel-Lymphknotenmetastasen sind oft die ersten Symptome, die den Patienten zum Arzt führen.

275

Häufig bleibt der Primärtumor unentdeckt, da er z. T. versteckt wächst. Die Vorwölbung des Tumors führt zu Bewegungseinschränkungen des Gaumensegels und zu halbseitigen Kopf- und Gesichtsschmerzen. Maligne Nasopharynxtumore metastasieren hämatogen in Lunge, Leber und Skelett. Die 5-Jahres-Überlebensrate liegt etwa bei 15 %. Eine Strahlentherapie ist hier die Methode der Wahl.

Eine operative Behandlung sollte nur bei sehr kleinen Tumoren erwogen werden; dafür ist allerdings wichtig, daß das Tumorwachstum noch nicht in Tube oder Schädelbasis erfolgt ist.

Cholesteatom

Im Mittelohr kommt es durch Eindringen von verhorntem Plattenepithel zur Bildung von Schuppen. Werden diese nicht nach außen abgestoßen, entsteht ein Cholesteatom. Angrenzende Knochenteile können durch das Größenwachstum zerstört werden.

Ein Cholesteatom entsteht meistens durch eine chronische Otitis media. Es kann lange Zeit keine Beschwerden verursachen. Erst wenn durch einen Trommelfelldefekt Eiter in den äußeren Gehörgang tritt, macht es sich bemerkbar. Ist dies nicht der Fall, ist mit Komplikationen zu rechnen, wie Knochendestruktionen, Zerstörung der Gehörknochen. Das Cholesteatom ist keine echte Tumorbildung. Behandelt wird es durch eine operative Sanierung.

1. Wo liegen die drei Gehörknöchelchen Hammer, Amboß und Steigbügel?
2. Wie heißt die Verbindung zwischen Schlund und Paukenhöhle?
3. Wie teilt sich das Innenohr auf?
4. Welche Aufgaben hat das Cortische Organ?
5. Was ist ein Nystagmus?
6. Was ist die Ursache für die Altersschwerhörigkeit?
7. Welche Rolle spielt das Trommelfell beim Hörvorgang?
8. Zu welchen Erkrankungen kann eine schlechte Mundhygiene gerade bei älteren Menschen führen?

Wiederholungsfragen

Nervensystem

Anatomie und Physiologie
des Nervensystems

Allgemeine Aufgaben des Nervensystems sind

- Aufnahme von Reizen aus der Umwelt (Reizaufnahme)
- Umwandlung der Reize in nervöse Erregung (Erregungsleitung)
- Aussendung von nervösen Erregungen (Reizverarbeitung)

Das Nervensystem gliedert sich in das Zentralnervensystem ZNS (Gehirn und Rückenmark) und das periphere Nervensystem. Das periphere System umfaßt alle Teile des Nervensystems außerhalb des ZNS.

Zentralnerven

Unter funktionellen Gesichtspunkten läßt sich das Nervensystem in das somatische (animalische) und das vegetative (autosomale) Nervensystem unterteilen. Das somatische Nervensystem, sowohl das zentrale als auch das periphere, vermittelt Verbindungen zwischen dem Organismus und seiner Umwelt. Das autonome oder vegetative Nervensystem inerviert die inneren Organe.

Nervenzellen und Gliazellen bilden das Nervengewebe. Spezielle Eigenschaften der Nervenzellen sind Erregungsleitung und -verarbeitung. Gliazellen dienen der Ernährung von Nervenzellen, schützen diese und unterstützen ihre Tätigkeiten. Nervenzellen sind hochspezialisierte Zellen, die nicht mehr teilungsfähig sind.

Das menschliche Nervengewebe besteht aus etwa 25 Milliarden Zellen. Jede Nervenzelle besteht aus

Nervenzellen

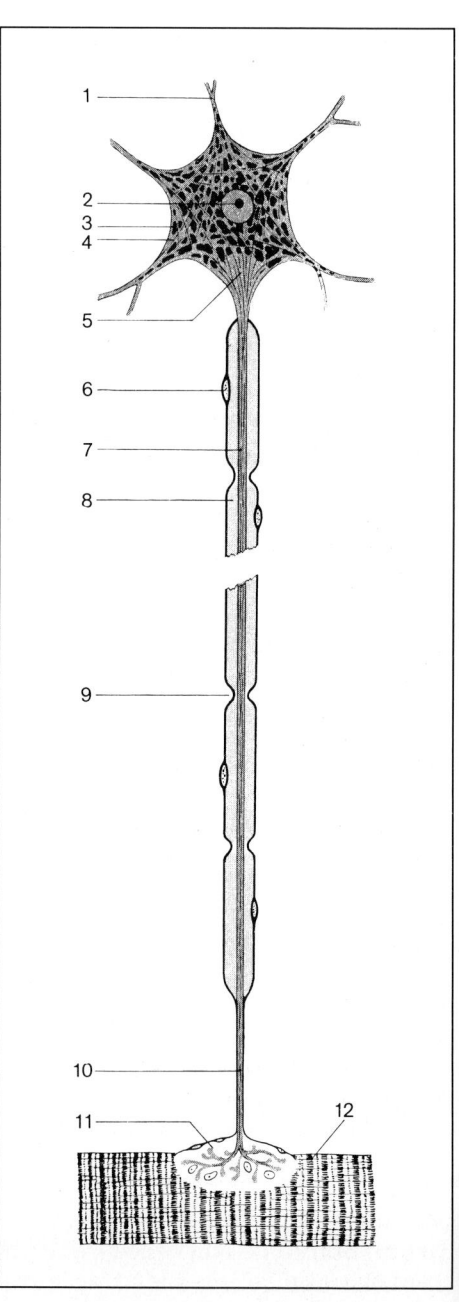

Abb. 30: *Motorisches Neuron.* 1 Dendrit, 2 Kern mit Kernkörperchen, 3 Nissl-Substanz, 4 Neurofibrille, 5 Ursprungskegel des Neuriten, 6 Kern einer Schwann-Zelle, 7 Achsenzylinder mit Neurofibrillen, 8 Markscheide, 9 Ranvier-Schnürring, 10 marklose oder graue Nervenfaser, 11 motorische Endplatte, 12 quergestreifte Muskelfaser (aus: Faller, Der Körper des Menschen, Thieme-Verlag, Stuttgart).

dem Zellkörper (Perikaryon), den Dendriten und dem Neurit (Axon).

Der Zellkörper ist das Zentrum jeder Nervenzelle; auch er kann Signale empfangen. Die Dendriten, auf den Empfang von Signalen aus der Umwelt spezialisiert, sind die längeren baumartigver- zweigten Fortsätze der Nervenzelle.

Neurite

Sie leiten die Erregung zum Zellkörper hin (affe- rent). Der Neurit (Axon) – ein meist langer, einzel- ner Fortsatz – ist für die efferente Erregungslei- tung verantwortlich, d.h. vom Zellkörper wegge- richtete Erregung zu anderen Zellen hin. Die ver- schiedenen Nervenzellen werden nach ihrer Größe und Form ihrer Fortsätze eingeteilt in:

– multipolare Nervenzelle
– bipolare Nervenzelle
– pseudounipolare Nervenzelle.

Multipolare Nervenzellen haben mehr als zwei Fortsätze (ein Neurit und viele Dendriten). Bipo- lare, nur selten vorkommend, haben einen Neurit und einen Dendrit, pseudounipolare haben nur einen Fortsatz, der sich allerdings aufteilt.

Das Neuron ist die morphologische Einheit der Nervenzelle; es wird gebildet durch den Zelleib und seine Fortsätze. An die Oberfläche der Den- driten treten Fortsätze anderer Nervenzellen und bilden dort Synapsen; sie sind somit wichtige Kon- taktstellen für interneuronale Verbindungen.

Neurone

Jede Nervenzelle hat ein Axon (Neurit), das eine sehr unterschiedliche Gesamtlänge haben kann. Das Axon beginnt am Zelleib im sogenannten Ur- sprungskegel oder Axonhügel. Es ist von einer speziellen Hülle, der Axonscheide, umgeben. In peripheren Nerven bilden spezielle Gliazellen, die Schwannschen Zellen, die Axonscheide. Als Ner- venfaser bezeichnet man Axon und die es umge- bende Schwannsche Zelle. Ein Bündel von Ner- venfasern bildet einen Nerv.

Wickelt sich die Schwannsche Zelle während des Wachstums mehrfach um das Axon herum, bildet sich eine weitere Hülle aus. Diese besteht aus einem Lipoid-Protein-Gemisch, dem Myelin. Solche Nervenfasern zeigen im Querschnitt eine Ähnlichkeit mit einem Draht, der von einer Isolierung mehrfach umwickelt ist. Diese Nervenfasern werden als myelinisierte oder markhaltige Nervenfasern bezeichnet.

Markscheide

Die Markscheide umgibt die Nervenfaser nicht kontinuierlich, sondern ist in regelmäßigen Abständen unterbrochen. Diese myelinfreien Stellen erscheinen als Einschnürung; sie werden nach ihrem Entdecker als Ranviersche Schnürringe bezeichnet. Nervenfasern, denen die Markscheide fehlt, nennt man unmyelinisierte oder marklose Nervenfasern. Wie die markhaltigen sind auch sie von Schwannschen Zellen umgeben.

Markhaltige und marklose Fasern unterscheiden sich physiologisch durch ihre unterschiedlichen Leitungsgeschwindigkeiten. Diese hängt vom Durchmesser ab; je größer der Durchmesser und je dicker die Markscheide, desto höher die Leitungsgeschwindigkeit.

Synapsen

Die Verbindungsstellen einer axonalen Endigung mit einer Nerven-, Muskel- oder Drüsenzelle werden Synapsen genannt. Die Erregungsleitung, das fortgeleitete Aktionspotential (s. u.), wird an den Synapsen auf die nächste Zelle übertragen. Synapse und sich daran anschließende Zellen sind durch einen Spalt getrennt. In diesem Synapsenspalt befinden sich Überträgerstoffe (Transmitter), die die Erregung über den Spalt weiterleiten. Die Transmitter werden in Bläschen gebildet und beim Ankommen der Erregung in den Synapsenspalt freigesetzt; dadurch kann die Erregung über den Spalt fortgeleitet werden. Durch diesen Vorgang kann die Erregung nur in eine Richtung weitergeleitet werden. Als Transmitter fungieren

Acetylcholin, Noradrenalin und im Gehirn das Dopamin, eine Vorstufe des Noradrenalins.

Es gibt eine Reihe von Möglichkeiten, die chemische synaptische Übertragung zu beeinflussen. So können beispielsweise Medikamente die Übertragung hemmen. (Dieses tritt z. B. bei Schmerzmitteln und Anästhetika ein.)

Die Geschwindigkeit des Transmitterabbaus ist wichtig für die Wirkungsdauer in dem synaptischen Spalt. An den Zellmembranen sind elektrische Spannungen zu messen. Sie entstehen durch die ungleichmäßige Verteilung von geladenen Teilchen im Zellinneren und im Extrazellulärraum.

In den Zellen ist die Kalium-Konzentration höher als im Extrazellulärraum; umgekehrt verhält sich die Natrium-Konzentration. Durch das Konzentrationsgefälle und die unterschiedliche Durchlässigkeit der Zellmembran für diese Stoffe entstehen hier elektrische Potentiale. Dabei wird zwischen einem Ruhe- und einem Aktionspotential unterschieden. Ursache für das Ruhepotential ist die ungleiche Verteilung der Ionenarten, in erster Linie für Kalium-Ionen im Zellinneren und im Extrazellulärraum.

Aktionspotential

Bei der Nerven- oder Muskelerregung können Potentialveränderungen gemessen werden (Aktionspotentiale). Diese sind auf Veränderungen der Durchlässigkeit und damit auf Konzentrationsveränderungen zurückzuführen. Das Aktionspotential beginnt mit einem Einstrom von Natrium in die Zelle; Kalium-Ionen strömen aus der Zelle. Der einwärts gerichtete Natrium-Strom ist während der Erregung größer als der auswärtsgerichtete Kalium-Strom. Das Ruhepotential von -90 mV erreicht bei maximaler Erregung an der Spitze des Aktionspotentials Werte von $+35$ mV. Die so entstandene Erregung an der Zellmembran wird in markfreien Nervenfasern wellenartig fortgeleitet.

In den markhaltigen Fasern kommt es an dem Ranvierschen Schnürring zu Ladungsverschiebungen. Es führt dazu, daß der Impuls hier von einem Ranvierschen Knoten zum anderen springt und bedeutet eine wesentlich schnellere Erregung.

Die Erregungsfortleitung kann durch Kälte, Hitze und durch Betäubungsmittel blockiert werden: das ist klinisch von großer Bedeutung.

Für die nervöse Steuerung kommen zwei verschiedene Systeme in Frage, das autonome Nervensystem und das ZNS.

Außer ihrer funktionellen Beschaffenheit können Nervenfasern nach funktionellen Merkmalen eingeteilt werden.

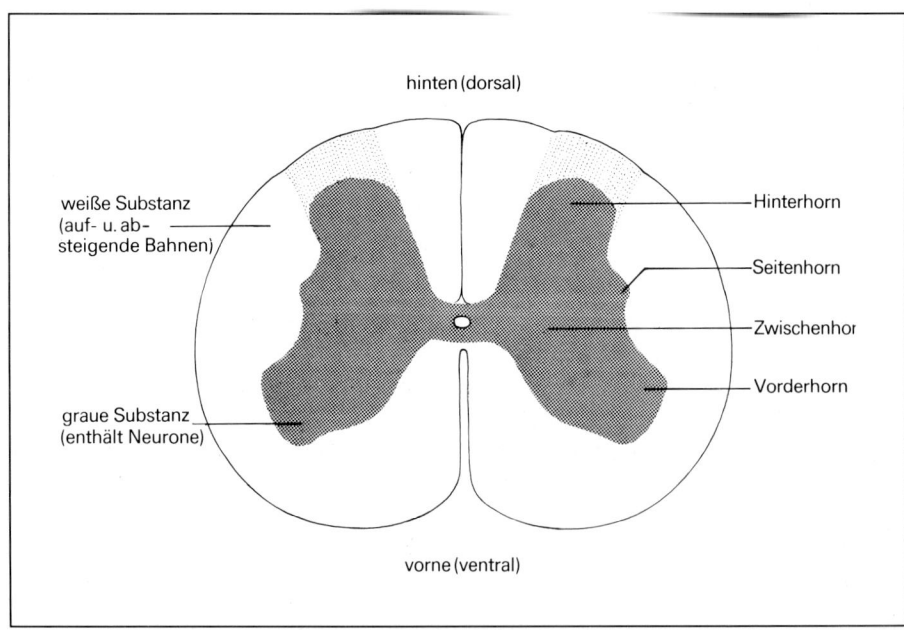

Abb. 31: *Querschnitt durch das Rückenmark in Höhe der Lendenmarksegmente.* In anderen Abschnitten des Rückenmarks sind die Form der grauen Substanz und das Verhältnis *graue* zu *weiße* Substanz etwas verschieden von den hier gezeigten (aus: R. F. Schmidt, Grundriß der Neurophysiologie, Springer Verlag, Heidelberg).

284

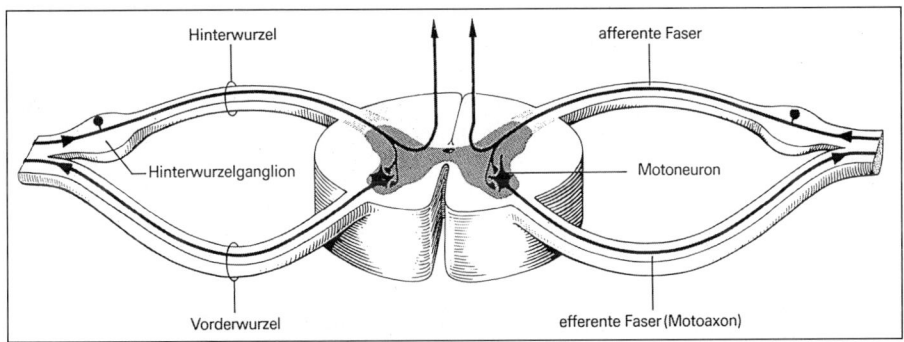

Abb. 32: Schematischer Querschnitt durch das Rückenmark in Höhe einer Wurzeleintritts-zone (aus: R. F. Schmidt, Grundriß der Neurophysiologie, Springer Verlag, Heidelberg).

Zentralnervensystem

Gehirn und Rückenmark werden zum Zentralner-vensystem zusammengefaßt. Beide sind von knö-chernen Hüllen umgeben und werden so vor me-chanischen Beschädigungen geschützt.

Das Gehirn ist in die Schädelhöhle, das Rücken-mark in den Wirbelkanal eingebettet.

Die einzelnen Rückenmarksegmente entsprechen jeweils einem Wirbelabschnitt. Nach dem Ur-sprung der Rückenmarksnerven unterscheidet man Halsteil, Brustteil, Lendenteil und einen Kreuzbeinteil. Die Rückenmarksquerschnitte zei-gen in allen Teilen den gleichen Aufbau. Im In-neren des Rückenmarks liegt die graue Substanz und bildet die Form eines H oder besser eines Schmetterlings. In der grauen Substanz liegen die Zellkörper der Neurone; die nervenzellreiche Sub-stanz läßt diese grau erscheinen.

Rückenmark

Die weiße Substanz, die nervenfaserreiche Sub-stanz, umgibt die graue Substanz. In der weißen Substanz verlaufen die auf- und absteigenden Bah-nen der längs verlaufenden markhaltigen Nerven-

285

fasern. Das Myelin der markhaltigen Fasern läßt die Substanz weiß erscheinen.

Im Querschnitt erkennt man eine Einteilung der grauen Substanz in Hinterhorn, Seitenhorn, Zwischenhorn und Vorderhorn. Auf der hinteren Seite des Rückenmarks treten Nervenfasern in das Rückenmark ein und auf der vorderen Seite aus dem Rückenmark aus, wie Abb. 32 zeigt.

Afferente Nervenfasern treten über die Hinterwurzel in das Rückenmark: alle Efferenzen treten über die Vorderwurzel aus dem Rückenmark. In der grauen Substanz liegen die Zellkörper der efferenten Nervenfasern (sie werden als Motoneurone bezeichnet); Zellkörper der afferenten Nervenfasern liegen außerhalb des Rückenmarks. Anhäufungen von Nervenzellen außerhalb des Rückenmarks werden als Ganglion bezeichnet.

Die im Rückenmark liegenden 31 Spinalnervenpaare versorgen den ganzen Körper mit Ausnahme des Kopfes.

Headsche Zonen

Im Rückenmark befinden sich absteigende Leitungsbahnen vom Gehirn zur Muskulatur und aufsteigende Bahnen vom Rezeptor zum Gehirn. Über die Rückenmarksegmente besteht eine laufende Querverbindung zwischen dem somatischen und dem vegetativen Nervensystem. Diese anatomische Verknüpfung hat eine wichtige diagnostische Bedeutung. Aufgrund des gegliederten Körperaufbaus werden den einzelnen Rückenmarksegmenten definierte Hautareale zugeordnet. Die segmentale Anordnung bestimmter Hautareale umfaßt das gesamte Einzugsgebiet eines Spinalnerven. Diese Hautareale, Headsche Zonen, sind die Gebiete, in die Schmerzen der Organe projiziert werden. Entzündungen und Schmerzen innerer Organe können an definierten Hautarealen diagnostiziert werden, z.B. werden Schmerzen der

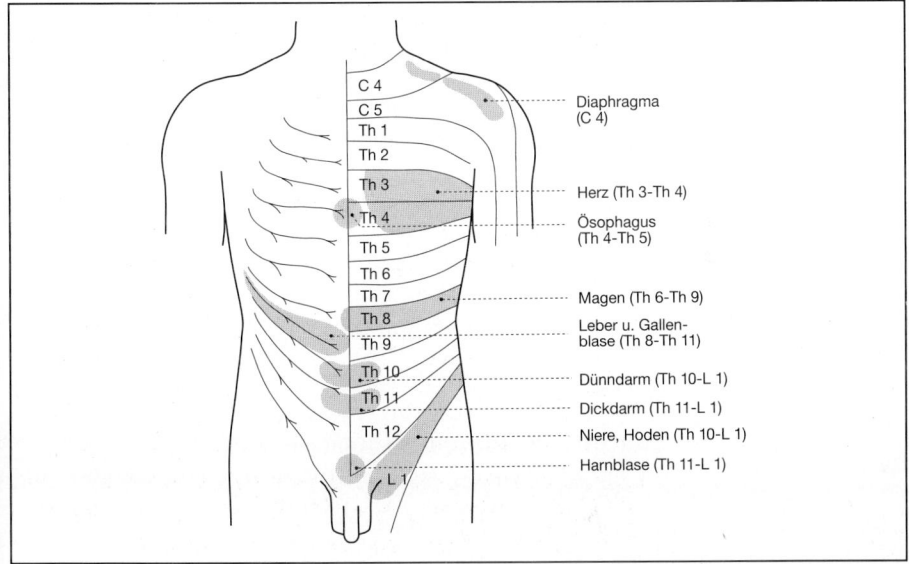

Abb. 33: Headsche Zonen (aus P. Duus, Neurologisch-topische Diagnostik, Thieme Verlag, Stuttgart)

Gallenblase in die rechte Schulter übertragen. Diese Tatsache hat nicht nur eine diagnostische, sondern auch eine therapeutische Bedeutung. Eine Wärmflasche kann in dem Beispiel, oben auf die rechte Schulter gelegt, zur Durchblutungssteigerung der Gallenblase führen und damit die Entzündung hemmen.

Das Rückenmark wird von drei Hüllen umgeben **Rückenmark**

– der harten Rückenmarkhaut (Dura mater spinalis)
– der Spinngewebehaut (Arachnoidea spinalis)
– der weichen Rückenmarkhaut (Pia mater spinalis).

Zwischen Arachnoidea und Pia mater liegt der Subarachnoidealraum. Er ist mit Flüssigkeit (Liquor cerebrospinalis) gefüllt und schützt das Rückenmark gegen äußere Einflüsse.

287

Durch eine Lumbalpunktion (Punktion im Bereich der Lendenwirbel) kann Liquor für diagnostische Zwecke entnommen werden, z.B. für bakteriologische Untersuchungen, für Proteinbestimmungen. Lumbal können auch Medikamente injiziert werden; lumbale Anästhesien werden durch Injektion von Anästhetika zwischen den 3. und 4. Lendenwirbel appliziert, denn hier ist bereits kein Rückenmark mehr vorhanden; es endet auf der Höhe des 1. Lendenwirbels.

Reflexe

Auf Reize aus der Umwelt reagiert der Körper mit Reaktionen, die wir als Reflexe bezeichnen. Reflexe können sowohl motorische als auch sensorische Reaktionen auf sensible Reize sein. Durch die Reflexe erfolgt eine unbewußte Anpassung des Körpers an seine Umgebung. Beispiele für bekannte Reflexe:

Berühren der Hornhaut des Auges führt zum Lidschlag; gelangen Fremdstoffe in die Luftröhre, so lösen diese Husten aus. Reflexe der Skelettmuskulatur laufen auf der Rückenmarksebene ab. Muskelreflexe sind durch Reize ausgelöste Kontraktionen oder Erschlaffungen einer oder mehrerer Muskelgruppen.

Der Reflexbogen beschreibt die verschiedenen Anteile, die ein Reflex durchläuft.

REZEPTOR → AFFERENZ → EFFERENZ → EFFEKTOR = REFLEXBOGEN

Der Rezeptor empfängt den Reiz und leitet diesen weiter an das Zentralnervensystem oder Rückenmark. Von hier aus wird die Erregung über ein efferentes Neuron zum Effektor, dem ausführenden Organ, möglicherweise ein Muskel, geleitet.

Dabei wird zwischen Eigenreflexen und Fremdreflexen unterschieden. Beim Eigenreflex liegen Rezeptor und Effektor in einem Muskel. Liegen die

Rezeptor

Rezeptoren in anderen Organen, z.B. in der Haut,

also außerhalb der Muskulatur, handelt es sich um einen Fremdreflex.

Reflexe haben große diagnostische Bedeutung. Da die Reflexe und ihre Zuordnung definiert sind, kann ein Fehlen oder Ausbleiben eines Reflexes Rückschlüsse auf den Zustand z.B. des Rückenmarks ermöglichen. Kann der Reflex nicht ausgelöst werden bei intaktem Rezeptor sowie Effektor, spricht dieses für eine Störung im Zentrum, durch das der Reflex verläuft.

Das Auftreten neuer Reflexe kann krankhafte Ursachen haben; ein Beispiel dafür ist der Babinski-Reflex. Durch Bestreichen des seitlichen Fußrandes oder der seitlichen Fußsohle kommt es beim normalen Erwachsenen zur Zehenbeugung.

Eine krankhafte Reaktion ist die Großzehenstreckung nach oben mit Spreizung der 4 Zehen. Dieser positive Babinski-Reflex weist auf eine Pyramidenbahnschädigung hin (s.u.).

Das menschliche Gehirn (Encephalon, Cerebrum)

Das Gehirn liegt in der knöchernen Schädelhöhle und läßt sich in fünf Abschnitte unterteilen:

- Myelencephalon oder Medulla oblongata
  das verlängerte Mark mit den beiden Pyramiden, in denen die Pyramidenbahnen verlaufen und der Olive
- Metencephalon oder Hinterhirn
  mit Brücke, Rautengrube und Kleinhirn
- Mesencephalon (Mittelhirn)
  mit Vierhügelplatte, Haube und Hirnschenkeln
- Diencephalon (Zwischenhirn)
  mit Thalamus, Corpus pineale, Hypophysenhinterlappen
- Telencephalon (Endhirn)
  mit den Stammganglien, der Hirnrinde und dem Riechhirn

Hirnventrikel

Hirnventrikel sind Hohlräume, die mit Gehirnflüssigkeit gefüllt sind (Liquor cerebrospinalis). Diese Ventrikel liegen in beiden Großhirnhälften im Zwischenhirn und im Kleinhirn.

Das Gehirn ist von Hirnhäuten umgeben, die sich als Hülle im Rückenmarkskanal fortsetzen. Auch hier wird zwischen Dura mater, Arachnoidea und Pia mater unterschieden. Im Subarachnoidealspalt befindet sich der Liquor cerebrospinalis, der hier durch Punktion entnommen werden kann.

Hirnflüssigkeit

Der Liquor cerebrospinalis ist für den Stoffwechsel des ZNS wichtig. Er bildet gleichzeitig einen mechanischen Schutz. Die cerebrospinale Flüssigkeit ist klar, enthält wenig Eiweiß; dafür aber relativ hohe Konzentrationen von Natrium, Kalium und Chloriden. Der Liquor cerebrospinalis wird in dem Adergeflocht (Plexus choroideus) des III. und IV. Hirnventrikels gebildet und gelangt in die Hirnventrikel. Über Zotten der Arachnoidea wird der Liquor resorbiert und gelangt danach in den Blutkreislauf. Durch den Subarachnoidalspalt umfließt der Liquor das gesamte Gehirn, so daß dieses nahezu schwerelos ist. Die Blut-Hirn-Schranke ist eine funktionelle Schranke zwischen Blut und Nervengewebe. Durch die verminderte Permeabilität der Kapillarwand können nur bestimmte Substanzen aus dem Blut in das Gehirn gelangen. Glucose und Sauerstoff können sehr leicht in das Nervengewebe diffundieren; Proteine passieren nicht oder nur sehr langsam die Blut-Hirn-Schranke, fettlösliche Substanzen dagegen wesentlich schneller.

Blut-Hirn-Schranke

Die Blut-Hirn-Schranke stellt gewissermaßen einen Schutz dar; klinisch wichtig ist hier, daß viele Medikamente nicht diffundieren können.

In der Medulla oblongata, dem verlängerten Mark, liegen das Atem- und das Kreislaufzentrum.

Die verschiedenen Hirnabschnitte und ihre Aufgaben

Abschnitt	Funktionen
Myelencephalon	sensible und motorische Bahnen ziehen durch diesen Teil zu höheren Hirnabschnitten; einige Bahnen kreuzen auf die andere Seite, „extrapyramidale Bahnen"
	Speichel- und Tränenabsonderung
	Atemzentrum, Kreislaufzentrum
Metencephalon	Das Kleinhirn ist ein wichtiges Kontrollzentrum für die Motorik
	Aufrechterhaltung des Körpergleichgewichtes
	Steuerung der Bewegung
	Tastsinn und Tiefensensibilität
Mesenchephalon	Meldestelle des Hörens, Sehens, wichtige Zentren zur Regulierung der Bewegung sind der rote Kern (Nucleus ruber) und der schwarze Kern (Substantia nigra)
Diencephalon	Der Thalamus hat wichtige Aufgaben der Sensibilität: Tast-, Temperatur- und Schmerzempfindung und der Tiefensensibilität
	Seh- und Riechfunktionen, Gesichtsmimik
	Die Zirbeldrüse ist ein inkretorisches Organ wie auch der Hypothalamus
Telencephalon	Bewußtsein, Gedächtnis, Intelligenz, Wille

Das Atemzentrum ist ein besonderes Zentrum für die Ein- und Ausatmung. Seine Selbststeuerung erfolgt durch den Kohlensäuredruck des Blutes. Seine Meldungen erhält das Atemzentrum über Rezeptoren, die beeinflußt werden durch den Sauerstoffmangel im Blut, den Dehnungszustand der Alveolen, durch Depressornerven des Aortenbogens und Chemorezeptoren des Carotissinus.

Das Kreislaufzentrum stellt ein ähnliches Gebiet dar. Dieses erhält seine Impulse durch den Kohlendioxyd (CO_2) Partialdruck und den pH des Blutes, durch Impulse des Carotissinus und den Aortenbogen.

Der Kontraktionszustand der Gefäße und damit der Blutdruck werden durch ein vasomotorisches Zentrum reguliert.

Das Großhirn teilt sich auf in zwei Hemisphären, **Großhirn** diese sind über den Balken miteinander verbunden. Durch typische Windungen und Furchen wird

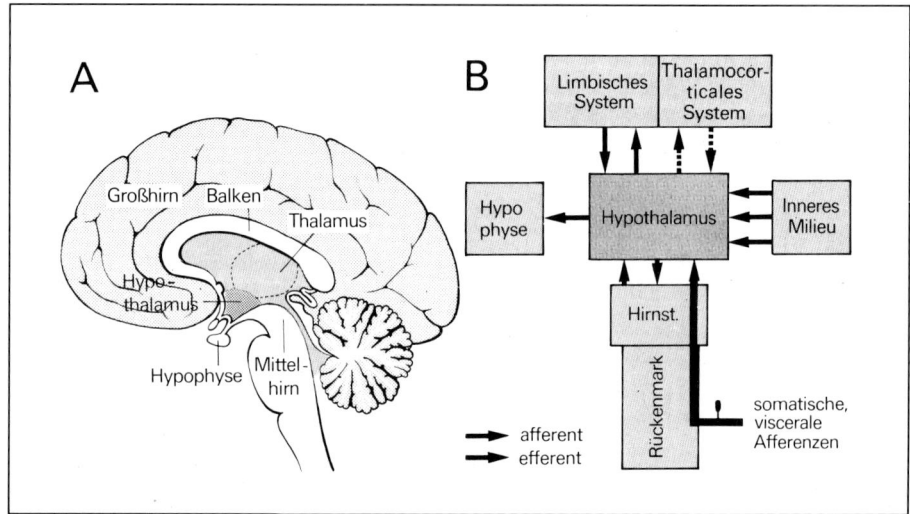

Abb. 34: *Topographische Lage des Hypothalamus im Gehirn.* B Afferente und efferente neuronale und humorale Verbindungen des Hypothalamus (aus: R. F. Schmidt, Grundriß der Neurophysiologie, Springer Verlag, Heidelberg).

die Hemisphären-Oberfläche vergrößert. Jede Hemisphäre zeigt grob vier Lappen, die entsprechend ihrer Lage bezeichnet werden: Stirnlappen, Scheitellappen, Schläfen- und Hinterhauptlappen. Die graue und weiße Substanz ist in den einzelnen Abschnitten des ZNS unterschiedlich verteilt.

Für das Rückenmark ist, wie bereits erwähnt, eine schmetterlingsförmige Anordnung der grauen Substanz charakteristisch. Dagegen zeigen Großhirn und Kleinhirn einen oberflächlichen Mantel aus grauer Substanz. Zusätzlich weist das ZNS sogenannte Kerne, Ansammlungen von Ganglienzellen, auf.

Graue Substanz

Die graue Substanz des Endhirns (Großhirns) wird, da sie oberflächlich liegt, als Großhirnrinde (Cortex cerebri) bezeichnet. Die Großhirnrinde überlagert Hirnstamm und Zwischenhirn mit Thalamus und Hypothalamus.

Die Großhirnrinde besitzt viele efferente Neurone und erhält viele Afferenzen. Die Zahl der Nervenzellen wird auf 10 Milliarden geschätzt. Elektrische Potentialschwankungen werden über den Schädel abgeleitet und können mit dem Elektroencephalogramm EEG gemessen werden. Mit Hilfe des EEG können krankhafte Veränderungen im Gehirn erkannt und geortet werden.

In der weißen Substanz überwiegen markhhaltige Nervenfasern. Die weiße Substanz oder das Großhirnmark enthalten drei verschiedene Fasern.

Weiße Substanz

1. Assoziationsfasern
   sie verbinden Teile einer Hemisphäre miteinander
2. Kommissurenfasern
   verbinden beide Hemisphären miteinander
3. Projektionsfasern
   hierzu gehören alle aufsteigenden und absteigenden Faserzüge, die zwischen Rückenmark und Großhirnrinde verlaufen.

Auf dem Cortex cerebri lassen sich etwa 200 Rindenfelder erkennen. Ein Beispiel für ein motorisches Zentrum in der Hirnrinde ist das motorische Sprachzentrum, auch als Brocasches Zentrum bezeichnet. Beim Rechtshänder liegt es in der linken, beim Linkshänder in der rechten Hemisphäre. Bei Zerstörung dieses Zentrums, z. B. durch einen Schlaganfall, kann der Betroffene nicht mehr sprechen. Hierbei fehlen die motorischen Innervationen für das Sprechen, aber die Innvervation für die Sprachmuskeln bleibt völlig intakt.

Cortex cerebri

Von den motorischen Rindenfeldern wird die Erregung über Pyramidenbahnen zu den entsprechenden Abschnitten des Rückenmarks geleitet. Diese Pyramidenbahnen ziehen vom Motorcortex (Hirnrinde) ununterbrochen ins Rückenmark. Dabei durchlaufen sie im Gehirn eine Struktur, die als Pyramide bezeichnet wird. Die Axone dieser Pyramide sind z. T. über einen Meter lang.

Vom Motorcortex durchlaufen die Bahnen die Capsula interna (innere Kapsel). Diese Gegend ist klinisch sehr wichtig, da es hier durch Blutungen und Gefäßverschlüsse zu einer Leitungsunterbrechung kommt mit lebensbedrohlicher Symptomatik wie Hirnschlag und Schlaganfall.

In der sogenannten Pyramide kreuzt ein Großteil der Fasern auf die andere Seite und zieht dann weiter ins Rückenmark. Zerstörung der linken Großhirnrinde hat durch die Pyramidenkreuzung eine rechtsseitige Lähmung des Patienten zur Folge.

Das Limbische System

Das Limbische System ist entwicklungsgeschichtlich der ältere Teil des Großhirns.

Es liegt zwischen Hirnstamm und Großhirn und besteht aus einer Vielzahl von corticalen Strukturen, Kernen und Faserverbindungen. Vermutlich regelt das Limbische System das Affekt- und Triebverhalten und dessen Verknüpfung zu vegetativen Organfunktionen, z.B. Sexualität.

Wahrscheinlich spielt es bei der Gedächtnisspeicherung auch eine wichtige Rolle; ebenso sollen von hier gemütsbetonte Antriebe ausgehen.

Hirnnerven und ihre Funktionen

12 Hirn- und Schädelnerven treten durch zahlreiche Öffnungen aus der Schädelbasis (sie werden mit römischen Zahlen versehen).

I.	N. olfaktorius	Riechhirn
II.	N. opticus	Sehnerv
III.	N. oculomotorius	Augen-, Akkommodation- und Pupillenveränderung
IV.	Trochlearis	Augenmuskulatur
V.	Trigeminus	Sensibilität der Gesichtshaut, Kaumuskulatur

VI.	Abducens	äußerer Augenmuskel
VII.	Facialis	mimische Gesichtsmuskulatur, Tränendrüse
VIII.	Vestibulocochlearis	Gleichgewichtssinn, Gehörschnecke
IX.	Glossopharyngeus	Geschmacksnerv, Schlundbewegung, Parotis
X.	Vagus	Verdauung, Atmung, Kehlkopf
XI.	Accessorius	Kopfdreher
XII.	Hypoglossus	Zungenmuskulatur

Vegetatives Nervensystem

Das vegetative Nervensystem besteht aus zwei verschiedenen Systemen: dem Sympathikus und dem Parasympathikus.

Das vegetative Nervensystem – auch als autonomes oder unwillkürliches Nervensystem bezeichnet – innerviert die glatte Muskulatur aller Organe sowie Herz und Drüsen.

Es regelt die Atmung, die Verdauung, den Kreislauf, den Stoffwechsel, die Drüsensekretion, die Körpertemperatur und die Fortpflanzung. Endneurone des vegetativen Nervensystems nennt man vegetative Ganglien.

Ganglien

Die Nervenfasern des vegetativen Nervensystems werden vor dem Effektororgan umgeschaltet, so daß wir hier zwei Neurone (Nervenzellen) haben. Das 2. Neuron liegt immer außerhalb des ZNS. Die Umschaltstellen werden als Ganglion bezeichnet.

Zu dem Ganglion hin verlaufende Fasern sind die präganglionären; vom Ganglion weg zu den Organen verlaufen die postganglionären Fasern. Überträgerstoff (Transmitter) ist im parasympathi-

Anatomie und Physiologie des Nervensystems

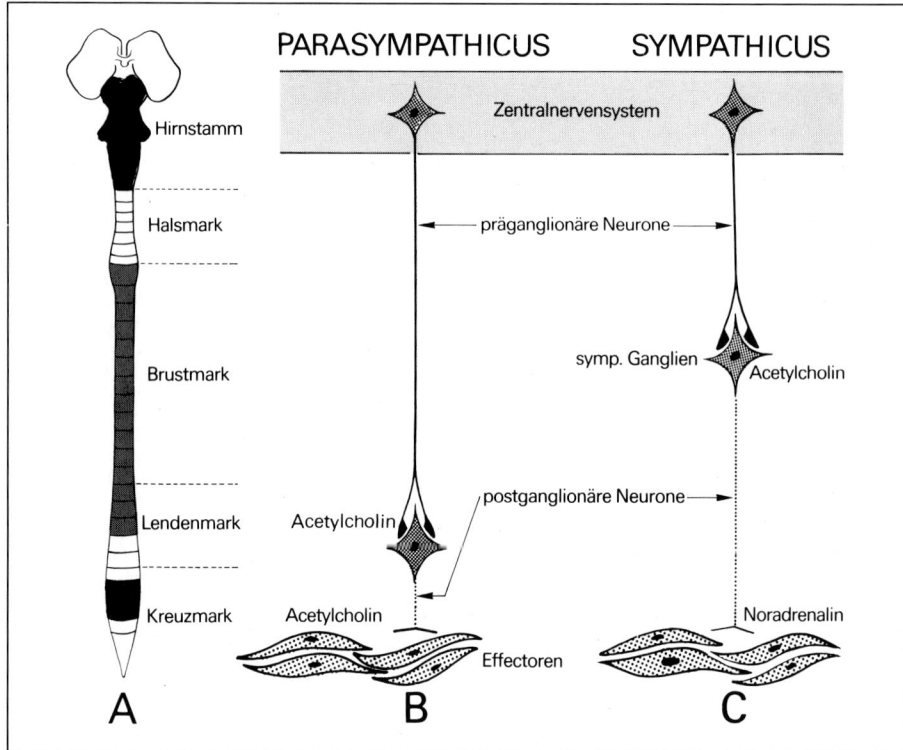

PARASYMPATHICUS   SYMPATHICUS

Hirnstamm — Zentralnervensystem

Halsmark — präganglionäre Neurone

Brustmark — symp. Ganglien — Acetylcholin

Lendenmark — Acetylcholin — postganglionäre Neurone

Kreuzmark — Acetylcholin — Noradrenalin

Effectoren

A   B   C

Abb. 35: A–C Ursprung und Aufbau des peripheren vegetativen Nervensystems. A Lage der Zellkörper präganglionärer Neurone des Sympathicus und des Parasympathicus in Hirnstamm und Rückenmark. B, C Schematische Darstellung prä- und postganglionärer sympathischer und parasympatischer Neurone. Die synaptischen Überträgerstoffe in den Ganglien und auf die Effectoren sind bezeichnet (aus: R. F. Schmidt, Grundriß der Neurophysiologie, Springer Verlag, Heidelberg).

schen System das Acetylcholin, im sympathischen präganglionär auch das Acetylcholin, postganglionär dagegen das Noradrenalin. Noradrenalin wird im Nebennierenmark gebildet und von hier in den Kreislauf abgegeben.

Alle Organsysteme werden sowohl vom Sympathikus als auch vom Parasympathikus inerviert, und zwar immer gegensinnig. Beispiel: Der Sympathikus erweitert die Bronchien, der Parasympathikus verengt sie.

Erkrankungen des Nervensystems

Bevor die Erkrankungen des Nervensystems besprochen werden, müssen einige neurologische Begriffe, die auch für die Diagnose der Krankheiten wichtig sind, vorab definiert werden. Unter tonischen Krämpfen werden unwillkürliche Muskelkontraktionen gleichmäßiger Intensität verstanden.

Klonische Krämpfe sind kurzdauernde, schnell aufeinanderfolgende Muskelkontraktionen.

Morbus Parkinson

Die Parkinsonsche Erkrankung zählt zu den häufigsten neurologischen Erkrankungen. Sie beruht auf einer Störung des extrapyramidalen motorischen Systems.

Die Ursachen für diese Erkrankung können vielfältig sein. In 85 % der Fälle liegt ein idiopathischer Parkinsonismus vor. Andere ätiologische Gesichtspunkte sind:

– ein vaskulärer Parkinsonismus
– ein drogeninduzierter Parkinsonismus
– ein postenzephalitischer Parkinsonismus.

Etwa 1 % der Bevölkerung ist von dieser Krankheit betroffen. Sie tritt bevorzugt zwischen dem 50. und 65. Lebensjahr auf; Männer sind häufiger davon befallen als Frauen. Vermutliche Ursache des Morbus Parkinson ist ein Zelluntergang in der Substantia nigra des Mittelhirns.

Die Substantia nigra, in der Haube des Mittelhirns gelegen, ist ein wichtiges Zentrum der Bewegung. Ihr Ausfall führt zur Muskelstarre, zu Schüttelbewegungen der Hände und zu einem Ausfall der Mitbewegungen.

Der Zelluntergang der Substantia nigra bedingt eine Verarmung an Transmittersubstanz (Dopamin). Dieses führt zu einer Störung des Gleichgewichtes zwischen Dopamin und dem anderen Transmitter Azetylcholin.

Bei dementen Parkinson-Patienten findet sich eine verminderte Azetylcholinesterase- und Azetyltransferase-Aktivität. Aus dem Mangel an Dopamin ergeben sich die für den Parkinson typischen Symptome:

Hypokinese, Rigor und Ruhetremor.

Hypokinese	=	Verarmung und Verlangsamung der Bewegungsabläufe
Rigor	=	Erhöhung des Muskeltonus
Ruhetremor	=	rasch aufeinanderfolgende rhythmische Zuckungen antagonistischer Muskeln in Ruhe

Tremor

Der auftretende Tremor führt den Patienten sehr schnell zum Arzt. Eine Verlangsamung der Bewegung und Steifigkeit werden eher als Alterserscheinungen hingenommen.

Der Tremor kann beim Parkinson auch die Gesichts-, Kiefer- und Zungenmuskulatur einbeziehen, primär sind aber die Hände betroffen. Der Ruhetremor setzt in entspannter Haltung ein und kann unter dem Einfluß psychischer Erregung zunehmen. Die Frequenz beträgt 5 Hz. Die Stellung der Hand führt zum charakteristischen „Pillendrehen". Die Hand ist dabei gebeugt, die Finger sind gestreckt, der Daumen ist abduziert (weggestreckt).

Rigor

Bei einigen Patienten läßt der Tremor bei Aktivität nach, bei Patienten mit besonders kräftigem Tremor bleibt er dagegen bestehen. Als Rigor bezeichnet man eine Erhöhung des Muskeltonus, und zwar gleichzeitig des Agonisten und des Antagonisten. Die Bewegungen beim Parkinson-Patienten werden dadurch steif. Durch die physische Tonusverminderung ergibt sich die sogenannte „Zahnradrigidität", d. h. ein Gefühl, als drehe man ein verklemmtes Zahnrad.

Dieses Phänomen wird ausgelöst durch passives Beugen und Strecken, durch Ein- und Auswärtsdrehung an der Handwurzel des Patienten. Wenn der Patient die andere Hand fest zur Faust schließt, wird dieses Phänomen verstärkt. Fehlt bei dem Patienten die Rigidität, d.h. ist sie wenig ausgeprägt, so ist sie an den Beinen besonders schwer zu erkennen.

Die Akinese oder Hypokinese (Verarmung der Bewegung) ist wohl die größte Behinderung der krankhaften Muskelstörung. Sie betrifft vor allem das Gesicht und die axialen Muskeln. Verbunden mit Tremor und Rigidität, kann sie einfache Bewegungshandlungen, wie Ankleiden oder Knöpfe aufmachen, und Veränderungen der Lage und Stellung unmöglich machen.

Hypokinese

Durch die nach vorne gebeugte Körperhaltung und das Schleifen der Füße am Boden wird das Risiko des Stolperns und Fallens für den Patienten verstärkt.

Die Bewegungsstörungen beinhalten einen Mangel an Mitbewegungen. Die Mimik des Patienten wird starr und ausdruckslos, es wird vom sogenannten Salben- oder Maskengesicht gesprochen. Differentialdiagnostisch wichtig sind das maskenhafte Gesicht – die starre Gesichtsmimik, die leise monotone Stimme.

Einige Patienten haben einen vermehrten Speichelfluß mit Behinderung des Schluckens. Auffällig sind bei Parkinson-Patienten die nach vorne gebeugte Körperhaltung, der trippelnde Gang und die angewinkelt gehaltenen Arme.

Die Trias Tremor – Rigor – Akinese taucht nicht immer gleichzeitig auf. Der Tremor kann ganz fehlen, auch kommt eine Akinese ohne Rigor vor. Die verschiedenartigen Beschwerden, vor allem die Bewegungsstörungen, werden oft als Alterserscheinung abgetan.

Die Diagnose ist nicht ganz einfach, da die Symptome auch bei anderen neurologischen zerebralen Störungen auftreten können. Ein wichtiger nützlicher diagnostischer Hinweis sind der seltene Lidschlag, das seltene Blinzeln, wodurch der starre Blick entsteht. Um die Diagnose zu festigen, ist eine gezielte Befragung des Patienten oder seiner Angehörigen wichtig.

Schriftbild

Diagnostisch wichtig ist auch das Schriftbild des Patienten. Patienten geben an, daß ihre Schrift immer kleiner wird und daß ihnen das Schreiben schwerfällt. Wichtig sind ferner Fragen, die sich auf Bewegungsabläufe beziehen, z. B.

- kann der Patient allein aus der Badewanne aufstehen
- kann er sich im Bett auf die andere Seite drehen
- kann er bügeln, Kartoffeln schälen, Knöpfe schließen
- hat er beim Gehen das Gefühl, auf dem Fußboden festgenagelt zu sein.

Der Verlauf der Krankheit ist durch eine Verschlechterung über Jahre geprägt; das Fortschreiten ist dabei allerdings nicht aufzuhalten. Die Behandlung des Parkinson erfolgt medikamentös. Krankengymnastische Behandlung und die psychologische Betreuung gehören allerdings mit zum Behandlungskonzept. Bei einer ausgeprägten Hypokinese ist eine Einweisung in eine neurologische Klinik unumgänglich.

Mit Hilfe einer medikamentösen Behandlung ist es heute möglich, die Störungen beim Parkinson zu beeinflussen. Dazu stehen mehrere Präparate zur Auswahl.

Auch kommt der Ernährungssituation beim Morbus Parkinson besondere Bedeutung zu. So konnte festgestellt werden, daß eine kohlenhydratreiche, eiweißarme Diät bei auf L-Dopa eingestellten Patienten Symptome einer Überdosierung in Form von Dyskinesen hervorruft. Dagegen führt eine eiweißreiche Diät zum klinischen Bild einer Unterdosierung.

Eine gut abgestimmte Ernährung ist für den Parkinson-Patienten von besonderer Wichtigkeit, da es zu Interaktionen der medikamentösen Therapie mit der Ernährung kommen kann. Ausschlaggebend für das Auftreten von Nebenwirkungen von L-Dopa ist vermutlich dessen Verhältnis zu den langkettigen, aus den Nahrungseiweißen stammenden Aminosäuren. **L-Dopa**

Allerdings sind es nicht nur die Proteine, die ein Zusammenwirken mit L-Dopa ausrichten. So ist z.B. auch eine Gewichtsreduktion zur Erhaltung der Mobilität des Patienten sehr wichtig. Eine ausgewogene Ernährung mit entsprechend reduzierter Kalorienzufuhr, basierend auf begrenzter Fettzufuhr, mit einem hohen Anteil an ungesättigten Fettsäuren, normaler Eiweißzufuhr, frischem Obst und Gemüse ist als optimal anzusehen.

Pflanzliche Fette sind den tierischen vorzuziehen. Da Parkinson-Patienten häufig zu Darmträgheit neigen, sollten genügend Ballaststoffe zugeführt werden; wichtig ist auch eine regelmäßige Flüssigkeitszufuhr.

Alzheimer-Demenz

Das Krankheitsbild der präsenilen Demenz, erstmals um 1906 von dem Neurologen Alois Alzheimer beschrieben, wurde unter dem Namen Alzheimer-Krankheit weltweit bekannt.

Ein vorwiegend im Präsenium einsetzender hirnatrophischer Prozeß besteht in histopathologischen Veränderungen, wie Fibrillenveränderungen, Drusen (Gebilde, die auf kolloidalen Veränderungen beruhen und in der Großhirnrinde auftauchen), Ganglienzellzerfall und -schrumpfung, granulovaskuläre Nervenzelldegeneration, Lipopigmentdystrophie.

Die Alzheimer-Krankheit ist durch eine Veränderung der intellektuellen Struktur gekennzeichnet und gehört in den Rahmen der Demenz. Die Demenz, ein erworbener Zustand, wird heute medizinisch als allmählicher und irreversibler Abfall der höheren Funktionen definiert, der mit einer organischen Hirnschädigung verbunden ist. Die klinischen Symptome der Alzheimer-Erkrankung sind durch Hirnleistungsstörungen gekennzeichnet. Intellektuelle Fähigkeiten werden vermindert, es treten Sprechstörungen auf.

Ursachen

Die Ursachen für die Alzheimer-Krankheit sowie ihre charakteristischen Veränderungen und ihre Behandlung bleiben unklar. Die Diagnose läßt sich nur nach dem Ausschlußprinzip stellen. Als mögliche Krankheitsursache werden derzeit unterschiedliche Hypothesen diskutiert:

1. neurochemische Hypothese
   Die Konzentration von Azetylcholintransferase in der Großhirnrinde bei Erkrankten kann reduziert sein.
2. genetische Hypothese
3. virale Hypothese
   Sie stützt sich auf die Theorie, daß die Krankheit übertragbar ist. Sie wird ausgelöst durch einen infektiösen Erreger, möglicherweise einen atypischen langsamen Virus.
4. immunologische Hypothese
   Sie beruht auf einen möglichen immunologischen Mechanismen – erhöhtes Vorkommen von Autoantikörpern gegen Bestandteile des Nervensystems oder einem Lymphozytenrückgang – soll die Alzheimer-Krankheit basieren.
5. vaskuläre und metabolische Hypothese
   Hier wird eine Verringerung der zerebralen Durchblutung, also eine mangelnde Blutversor-

gung und ein dadurch beeinträchtigter Energiestoffwechsel diskutiert.

6. Hypothese der toxischen Wirkung von Umweltgiften.

Einige Autoren beobachteten im Gehirn von Alzheimer-Patienten erhöhte Aluminiumwerte, wobei dieses Metall vorwiegend in den Neuronen akkumuliert. Alle sechs Modelle konnten bisher nicht überzeugen.

Die klinische Diagnose der Krankheit ist nicht gesichert, da sie auf dem Ausschlußverfahren basiert. Erst nach einer Autopsie lassen sich histopathologisch typische Veränderungen im Gehirn nachweisen. Klinisch ist die Erkrankung durch ein fortschreitendes organisches Psychosyndrom gekennzeichnet. **Klinische Diagnose**

Spezifisch kognitive Funktionen, wie Sprache (Aphasie), motorische Geschicklichkeit (Apraxie) und Wiedererkennen (Agnosie), verschlechtern sich zunehmend. Die täglichen Aktivitäten des Patienten lassen nach. Die Alzheimer-Krankheit führt unaufhaltsam zum geistigen Verfall des Patienten.

Therapie der Alzheimer-Krankheit:
Trotz zahlreicher Unklarheiten die Krankheitsursache betreffend gibt es viele therapeutische Ansatzpunkte. Eine regelmäßige Beobachtung und Überwachung des Patienten sind wichtige Voraussetzungen für eine symptomatische Therapie. Nicht jede Verschlechterung ist der Krankheit zuzuschreiben. Die Grunderkrankungen, die mit der Demenz einhergehen, müssen erkannt werden. **Therapie**

Für den Patienten und seine Bezugspersonen ist eine intensive gruppendynamische Betreuung sehr wichtig; versuchsweise können die Patienten mit Antidepressiva behandelt werden.

Eine spezifische Substanz zur Behandlung der Alzheimer-Demenz ist bislang nicht gefunden worden. Derzeit werden Präparate eingesetzt, die ausschließlich zur Symptombehandlung dienen.

Chorea Huntington

Bei der Chorea Huntington, sogenannte Erbchorea, handelt es sich um eine dominant-erbliche hirnatrophische Form der Chorea. Diese Erkrankung beginnt im 3. bis 5. Dezennium und ist bei älteren Menschen nicht selten.

Unter Chorea (der „Veitstanz") wird eine extrapyramidale Bewegungsstörung des Striatum und der zugeordneten Zentren verstanden. Die choreatische Hyperkinese ist eine schnelle Kontraktion von Muskelgruppen in fast allen Körperregionen, mit Grimassenbildung und Beeinträchtigung des Sprechens.

Die Chorea Huntington hat einen chronischen fortschreitenden Verlauf, z. T. mit Empfindungsstörungen und Schmerzen an Rumpf und Extremitäten. Die choreatischen Störungen sind meistens halbseitig ausgeprägt. Später treten psychische Störungen auf, oft eine hochgradige Demenz. Behandelt wird die Chorea Huntington mit Neuroleptika.

Zerebrale Insuffizienz

Die zerebrale Insuffizienz ist gekennzeichnet durch Befindungs-, Funktions- und Leistungsstörungen. Sie ist ein uncharakteristisches vieldeutiges Syndrom und umfaßt die Demenz und das hirnorganische Psychosyndrom (HOPSY).

Unter der Demenz (s. Alzheimer), wird ein geistiger Abbau und ein Nachlassen der intellektuellen Fähigkeiten verstanden. Im hirnorganischen Psychosyndrom werden allem psychische Störungen gesehen.

Zum hirnorganischen Psychosyndrom gehören: Hirnleistungsschwäche, Verlust der Merkfähigkeit, Desorientierung, Verlangsamung, Persönlichkeits- und Wesensveränderungen mit erhöhter Stimmungslabilität. Die zerebralen Ursachen, die

zu einer primären und sekundären Demenz führen,
sind in der Tabelle zusammengefaßt.

	zerebrale Störungen
Primäre	Alzheimer-Komplex
Demenz	Tumoren, Hämatome
	Entzündungen
	Traumen
	Morbus Parkinson u. a.
	extrazerebrale Störungen
sekundäre	Herz-Kreislauf-Erkrankungen
Demenz	Lungenerkrankungen
	Stoffwechselkrankheiten
	Dehydration
	Avitaminosen
	Drogen, Arzneimittel
	Intoxikationen

Die Diagnose der zerebralen Insuffizienz ist eine **Diagnose**
Ausschlußdiagnose. Von *Hachinski* wurde eine
Punkteskala entwickelt, die für die Differentialdiagnose der zerebralen Insuffizienz von Wichtigkeit ist.

Diesen neurologischen Test kann auch ein Nicht-
fachmann vornehmen. Andere diagnostische Möglichkeiten sind das EEG, die Computertomographie. Auch internistische Untersuchungen wie
EKG und Thorax-Röntgenuntersuchungen, Blutbild und Leber-Schilddrüsen-Funktion können
diagnostische Bedeutung haben.

Die Therapie der zerebralen Insuffizienz ist nicht
einheitlich; hier muß eine nach Schweregrad individuelle Behandlung erfolgen. Verschiedene
Therapieprinzipien sind für die Behandlung der
zerebralen Insuffizienz angezeigt:

1. Basistherapie

Hierzu gehört die Beseitigung der Risikofaktoren,
die Beseitigung der Schmerzen, eine Schlafregu-
lierung durch ausreichendes Wachhalten am

Abend und körperliche Betätigung und evtl. die Behandlung einer Depression.

2. Physio-, Sozio- und Psychotherapie

Der Patient muß in die Gemeinschaft integriert, beschäftigt werden. Wenn er körperlich dazu in der Lage ist, sollte er sich sportlich betätigen, schwimmen, wandern. Wichtig ist aber in erster Linie die psychische Betreuung des Patienten.

Eine gezielte pharmakologische Behandlung gibt es nicht. Rechtzeitig sollte man der Erkrankung präventiv entgegenwirken.

Epilepsie

Ein epileptischer Anfall muß zunächst als schwerwiegendes zerebrales Symptom gewertet werden. Als Verursacher kommen fast alle Großhirnerkrankungen in Betracht.

Man unterscheidet drei Gruppen der Epilepsie:

1. Prozeßepilepsien
   Hier liegt eine Großhirnerkrankung zugrunde, wie Tumor, Entzündungen und Durchblutungsstörungen.
2. Defektepilepsien
   sind Spätfolgen einer frühkindlichen Hirnschädigung.
3. Kryptogene Epilepsien
   Diese große Gruppe umfaßt in erster Linie die genetisch determinierten Anfallsleiden.

Epileptischer Anfall

Ein epileptischer Anfall bezeichnet die klinischen Folgen einer exzessiven Neuronenentladung im Gehirn. Biochemische Veränderungen im ZNS müssen bei der epileptischen Reaktion zugrunde gelegt werden. Diese Veränderungen sind möglicherweise die Ursache der abnormen bioelektrischen Phänomene, die mit dem zerebralen Krampfanfall verbunden sind.

Tierexperimentelle Studien bestätigen einen engen Zusammenhang zwischen Störungen des neuronalen Metabolismus, der zerebralen Durchblutung und den an der Großhirnoberfläche zu beobachtenden Veränderungen der Elektrogenese und der Erregungsausbreitung. Es ist anzunehmen, daß durch die Störung des Zellmetabolismus in der grauen Substanz eine neuronale Depolarisation resultiert, die zu einer Verringerung der Potentialdifferenz zwischen Bestandspotential und Membranpotential führt.

Eine Verminderung der intrazellulären Kaliumkonzentration bei gleichzeitigem Anstieg der Natriumkonzentration könnte als Ursache in Frage kommen.

Folgende biochemische Grundreaktionen für einen veränderten Zellmetabolismus wären denkbar:

Grundreaktionen

- verminderte ATP-Bildung, dadurch ist die Erhaltung eines normalen Bestandspotentials gestört
- veränderte Aminosäurerelation (der Aminosäuren, die als Transmitter wirken)
- Hypoxie, Hypoglykämie
- Veränderungen des Elektronentransportes an der Zellmembran
- strukturelle Veränderungen der Membranpotentiale.

Grundlagen der epileptischen Anfälle sind abnorme Neuronenentladungen, die sich entweder nur in elektrischen Erscheinungen oder auch mit klinischen Ausfallsymptomen äußern. Sie können durch neurologische und elektroenzephalographische Befunde bestätigt werden.

Bei älteren Menschen mit epileptischen Anfällen werden zwei Gruppen unterschieden. Zu der ersten Gruppe gehören Patienten, die seit längerem an Epilepsie leiden; die zweite Gruppe umfaßt

Altersepilepsie

Menschen, bei denen im Alter erstmals epileptischer Anfall auftritt. Zu den Ursachen für die im Alter erstmals auftretende Epilepsie gehören:

– Erkrankungen der Hirngefäße, wobei eine Arteriosklerose im Vordergrund steht
– metastasische Hirntumore
– chronisch zerebrale Entzündungen
– chronische Stoffwechselerkrankungen
– Alkoholismus
– Schädelhirntraumen
– spontane zerebrale Blutungen.

Epileptische Anfälle können auch auftreten, ohne daß die Krankheit Epilepsie vorliegt. Das menschliche Gehirn kann auf bestimmte Reize mit epileptischen Anfällen reagieren. Sogenannte Gelegenheitsanfälle können ausgelöst werden durch Drogenkonsum, Schlafentzug, Drogen- und Alkoholentzug, Streß und internistische Erkrankungen.

Eine sorgfältige neurologische Diagnose ist hier erforderlich; diese epileptischen Anfälle werden nicht mit Antiepileptika behandelt; vielmehr steht die Behandlung des Grundleidens im Vordergrund.

Kennzeichen der Epilepsie ist das wiederholte Auftreten von Anfällen. Eine genetische Disposition spielt bei der Epilepsie möglicherweise eine Rolle.

Anfallsformen

Die Anfallsanalyse basiert auf sorgfältigen anamnestischen Befunden, die z.T. vom Patienten selbst geschildert werden. Einteilung der epileptischen Anfälle:

1. der große Anfall (Grand-mal)
2. motorischer Jackson-Anfall
3. psychomotorische Anfälle
4. Absencen (Petit-mal)

Grand-mal – tonisch-klonische Anfälle

Der Anfall besteht aus einem tonischen und anschließenden klonischen Krampf.

Der tonische Krampf dauert etwa 25–30 Sek. und wird durch tonische Augen- und Kopfbewegungen eingeleitet. Der Patient erleidet einen plötzlichen Bewußtseinsverlust. Die Pupillen sind weit und starr, Öffnen und Schließen des Mundes können zum Zungenbiß führen. Es folgt eine Kontraktion der Rückenmuskulatur und ein Rigor der Gesichtsmuskulatur.

Grand-mal

Der klonische Krampf dauert etwa 30–50 Sek. und beginnt mit einem Tremor der Extremitäten und der Gesichtsmuskulatur. Rhythmische klonische Zuckungen treten hinzu.

Der Grand-mal-Anfall wird von vegetativen Symptomen begleitet: Tachykardie, Bradykardie, Blutdruckerhöhung, Pupillenweite, vermehrte Schweiß- und Speichelsekretion. Der Speichel tritt als Schaum vor den Mund. Eine Zynanose kann aufgrund der insuffizienten Atmung auftreten. Während und nach dem Anfall sind Urin- und Stuhlabgang nicht selten. Ist der Anfall vorbei, fällt der Patient in einen mehrstündigen Schlaf. Ist er wieder bei Bewußtsein, folgt oft ein Durchgangssyndrom.

Motorische Anfälle, bei denen sich die epileptische Erregung nicht über das ganze Gehirn ausbreitet, sondern auf ein Hirnrindenareal begrenzt bleibt, werden als Jackson-Anfälle bezeichnet. Jackson selbst nannte diese Symptomatik „March of convulsion".

Jackson-Anfälle

Die Symptomatik der fokalen motorischen Anfälle entspricht der Lokalisation der epileptischen Erregung im sensorischen Cortex der kontralateralen Großhirnhemisphäre.

Die Aufeinanderfolge von klinischen Symptomen unterliegt einer gesetzmäßigen Ausbreitung der motorischen und/oder sensiblen Phänomene, z. B. Fuß-Bein-Hand-Arm-Gesicht; d. h. beginnen die Anfälle im Gesicht, breiten sich die Symptome erst auf der Hand oder auf dem Arm und erst dann auf das Bein aus. Die Ausbreitung der Erregung kann aber jederzeit abbrechen, damit ist auch der Anfall vorbei. Bei Störungen in der sensiblen Hirnrinde nimmt der Patient halbseitige Mißempfindungen wahr.

Fokale motorische („kortikale") Anfälle dauern zwischen 30 Sekunden und einigen Minuten. Eine stunden- bis tagelang dauernde Zuckung einer Extremität kann auftreten. Jackson-Anfälle können im Zusammenhang mit einem Grand-mal-Anfall auftreten.

Psychomotorische Anfälle

Bei diesen Anfällen, auch als komplexe Partialanfälle bezeichnet, bezieht sich die epileptische Entladung auf Strukturen des limbischen Systems.

Hauptsymptom der komplexen Partialanfälle ist die Bewußtseinsstörung. Diese bezieht sich auf Wahrnehmung und Wiedererinnerung äußerer Ereignisse sowie die Fähigkeit, einfache Ausführungen zu befolgen. Zu den vegetativen Symptomen, die von der Umgebung nur sehr wenig registriert werden, gehören: Pupillenerweiterung, Speichelfluß, Erröten, Erblassen, Harninkontinenz, Stuhl- und Harnabgang, Atemhemmung und Herzschlagfrequenzveränderungen.

Partialanfälle

Komplexe Partialanfälle beginnen mit der Aura, d. h., der Kranke gerät in einen Traumzustand, gekennzeichnet durch Mißempfindungen oder das Erleben der Umwelt wie im Traum (Déjà-vu-Erlebnisse).

Optische und akustische Eindrücke werden verzerrt wahrgenommen. Es sind noch andere Auren bekannt, z. B. osmisch-gustatorische (Geschmacks-

und Geruchshalluzination) und vegetative Aura mit kardialen und intestinalen Mißempfindungen.

An die Zeit der Bewußtlosigkeit kann der Patient sich nicht erinnern. Psychomotorische Anfälle dauern 1 bis 12 Minuten.

In den meisten Fällen folgt auf die Aura ein motorischer Anfallskern. Hierbei können Sprachstörungen und andere motorische Phänomene wie Schmatzen, Schlecken und Schlucken auftreten. Nach dem Anfall bleibt der Patient noch in einem Dämmerzustand. Während des Anfallskerns ist das Bewußtsein gestört; Patienten können sich aber an die Aura erinnern.

Die Absence – eine kurze Bewußtseinspause von wenigen Sekunden bis zu 1 Minute – gehört zu den altersgebundenen Formen der kleinen Anfälle (Petit-mal-Anfälle).

Die Absence

Die Erstmanifestation tritt im Schulalter auf. Das Kind ist nicht ansprechbar, starr und hält in seiner Tätigkeit inne. Rückwärtsneigung und Seitwärtsneigung des Kopfes, Augenrollen gehören zu den klinischen Symptomen. Danach kommt das Kind wieder zu sich und verhält sich so, als ob nichts gewesen wäre.

Absencen können bis zu 40mal am Tag auftreten.

Der Petit-mal-Status ist eine Aneinanderreihung von Absencen, der Patient befindet sich in einem Dämmerzustand.

Petit-mal

Ein Petit-mal-Status bei älteren Menschen ist häufig ein Beweis für ein angeborenes Anfallsleiden.

Die Diagnose eines Grand-mal-Anfalls ist schwierig, vor allem wenn keine Fremdbeobachtungen vorliegen. Klarheit verschafft hier erst das EEG.

Fokale kortikale Anfälle lassen sich diagnostisch schwer von zerebralen Mangeldurchblutungen abgrenzen, vor allem wenn sensible Phänomene im Vordergrund stehen. Erst die systematische

Diagnostik der Epilepsie

311

Ausbreitung der Symptome spielt für eine epileptische Genese eine Rolle.

Am schwersten differentialdiagnostisch abzugrenzen sind psychomotorische Dämmerattacken. Oft besteht hier der Anfall nur aus einer Aura.

Meistens stützt sich die Diagnose auf die Aussage des Betroffenen. Allerdings können intestinale Störungen und eine Verfremdung der Umwelt auch bei anderen Erkrankungen auftreten.

Petit-mal-Anfälle mit Erstmanifestation im Schulalter sind stark genetisch determiniert. Diese genetisch bedingten Epilepsien sind relativ gutartig und gut therapierbar.

Neurologische Diagnose

Grand-mal-, psychomotorische und lokal motorische Anfälle sollten bis zum Beweis des Gegenteils als Indikator eines zerebralen Prozesses gewertet werden und bedurfen einer eingchenden neurologischen und neuroradiologischen Diagnostik, wie EEG, Computertomographie und gegebenenfalls Liquoruntersuchungen.

Die Interpretation des EEG ist beim älteren Menschen oft schwierig, da die Hirnstromkurven eine Verlangsamung anzeigen, die nicht unbedingt als ein Hinweis auf ein Anfallsleiden gedeutet werden kann.

Wichtig ist hier eine genaue Patientenbeobachtung.

Klarheit über die kleinsten anatomischen Veränderungen im Gehirn verschafft heute die Kernspintomographie; diese Veränderungen sind mit der Computertomographie nicht aufzufinden.

Therapie der Epilepsie

Ein Grand-mal-Anfall bedarf keiner Akuttherapie, da die motorischen Phänomene nach 1 bis 2 Minuten vorüber sind.

Der Patient sollte allerdings während des Anfalls vor Verletzungen bewahrt werden. Ein Gummikeil zwischen die Zähne schützt ihn vor dem Zungenbiß. Die Extremitäten müssen während des klonischen Anfalls geschützt werden.

Fokale motorische und psychomotorische Anfälle sollten beobachtet werden. Bei einem Grand-mal-Status besteht die Gefahr eines lebensbedrohlichen Status epilepticus. Patienten erleiden eine Folge von Anfällen, ohne das Bewußtsein wiederzuerlangen. Hier muß der Patient sofort in die Klinik eingewiesen werden.

Benzodiazepin langsam injiziert, kann den Anfall unterbrechen. Die Injektion sollte abgebrochen werden, wenn sich der gewünschte Erfolg einstellt.

Antiepileptika

Die medikamentöse Behandlung erfolgt heute mit Antiepileptika, wobei nur jeweils ein Präparat therapeutisch eingesetzt wird, da mehrere Antiepileptika sich in ihrer Wirkung gegenseitig negativ beeinflussen. Grand-mal-Anfälle werden mit Phenytoin, Primidon oder Valproinsäure behandelt.

Bei fokalen und psychomotorischen Anfällen haben sich Carbamazepin und Phenytoin gut bewährt, letztere haben auch relativ wenige Nebenwirkungen.

Wichtig ist, daß die Medikamente regelmäßig genommen werden, um einen ausreichenden Serumspiegel zu halten.

Die meisten Epileptiker nehmen ihr Medikament lebenslang, das Absetzen des Medikamentes ist nur nach mehrjähriger Anfallsfreiheit möglich.

Es sei noch darauf hingewiesen, daß Antiepileptika den Leberstoffwechsel beeinflussen und den Verbrauch von Vitamin D und Folsäure erhöhen.

Antiepileptika führen zu einem gesteigerten Abbau und Verlust von Vitamin-D-Metaboliten und zu einem Mangel an 25(OH)-Vitamin D. Um eine Rachitis oder Osteomalazie zu vermeiden, sollten also gleichzeitig Vitamin-Gaben verabreicht werden.

Folsäure

Epileptiker haben einen signifikant niedrigen Folsäurespiegel im Serum. Es ist auch bekannt, daß Antiepileptika den Folsäuremangel erhöhen und häufig sogar eine megaloblastische Anämie auslösen. Um eine Normalisierung zu erreichen, müssen täglich hohe Dosen von Folsäure (5 bis 30 mg/Tag) appliziert werden.

Epileptiker sollten regelmäßig auf Rachitis, Osteomalazie und Anämien untersucht werden.

Zur Behandlung der Epilepsie gehört auch eine Regulierung der Lebensführung, wie ausreichend Schlaf und Alkoholabstinenz.

Es gibt auch Medikamente, die Anfälle auslösen können, z.B. Analeptika, Neuroleptika, Lokalanästhetika, Analgetika, Penicillin und Tuberkulostatika.

Haftsyndrom

Langjährige Epileptiker zeigen nicht selten eine Wesensänderung. Bei dem einen löst die Erkrankung ein sogenanntes „Haftsyndrom" aus, bei anderen äußert sich die Wesensänderung in erhöhter Reizbarkeit. Bei vielen Patienten führt die moderne Behandlung zu einer völligen Anfallsfreiheit.

Nur der geringste Teil der Patienten wird durch nicht beherrschbare Anfälle, die immer wieder auftauchen, pflegebedürftig.

Schlaganfall

Unter einem Schlaganfall wird eine spontan auftretende akute Symptomatik verstanden, die fast immer kreislaufabhängig ist. Die klinische Symptomatik sind neurologisch-psychopathologische Anfälle.

Ursachen für einen Schlaganfall sind entweder zerebrale Minderdurchblutungen durch einen Gefäßverschluß oder intrazelluläre Massenblutungen. Im akuten Zustand ist die Ursache für einen Apoplex nicht zu unterscheiden.

Apoplexien stehen an 3. Stelle der Todesursachenstatistik, nach Herzerkrankungen und Karzinomen. Bei etwa 90 % der Fälle liegt eine thromboembolische Erkrankung der Hirngefäße vor. Lokale Thrombosen verschließen einzelne Hirngefäße.

Apoplexie

Der Apoplex kann auch als Folge einer Embolie bei vorangegangenem Wandthrombus eines großen Hirngefäßes entstehen.

Bei 10 % der Fälle kann die Ursache für einen Schlaganfall ein kardialer Thrombus sein.

Hauptverursacher der Schlaganfälle sind ischämische (durch mangelnde Blutzufuhr entstandende) Hirninfarkte; seltener werden sie durch Hirnblutungen ausgelöst. Bluthochdruck und arteriosklerotische Gefäßwandveränderungen spielen eine entscheidende Rolle.

Die ausreichende Hirndurchblutung und die Versorgung des Gehirns mit Sauerstoff sind nicht gewährleistet. Diese Störung des Gewebsstoffwechsels geschieht sowohl durch die Ischämie (Verlegung des Gefäßlumens) als auch durch eine Hirnblutung, durch Zerreißen eines Gefäßes.

Ursachen für Hirninfarkte sind Thrombosen, Stenosen, Embolien, Angiopathien, Blutkrankheiten, Pharmaka u.a.

Hirnblutungen können ausgelöst werden durch arterielle Hypertonie, Aneurismen, Tumorblutungen, Angiopathien u.a. Die geschädigten Gefäße zerreißen, und es kommt zu einer nachfolgenden Massenblutung.

Hirnblutungen

315

Hirnblutungen können auch Folge einer Blutgerinnungsstörung sein.

Durch das intrazerebrale Hämatom werden umschriebene Regionen des Gehirns zerstört.

Im Gegensatz zu einem Hirninfarkt, der meistens in den frühen Morgenstunden eintreten kann, erfolgt eine spontane Massenblutung eher tagsüber, ausgelöst durch blutdrucksteigernde Situationen wie Aufregungen.

Die Symptome hängen immer von der Lokalisation der Blutung ab.

Besonders häufig sind Einblutungen in die Capsula interna. Sie lösen schwere Hemiparesien aus, nicht selten mit Blickparese („Blickwendung des Patienten zur Herdseite").

Durch die Massenblutung tritt sehr schnell ein Bewußtseinsverlust ein. Eine massivere Blutung führt zu einem tiefen Koma mit kompletter Halbseitenlähmung.

Anhand der neurologischen Symptome läßt sich das Fortschreiten der Blutung verfolgen.

Halbseitenlähmung

Kommt es bei einem älteren Hypertoniker zur Ausbildung eines Komas mit Halbseitenlähmung, muß immer an eine intrazerebrale Massenblutung gedacht werden. Eine sofortige Klinikeinweisung ist dann unumgänglich.

Die Mortalität bei interzerebralen Massenblutungen ist sehr hoch. Die Patienten sterben meist unter dem Zeichen eines Ventrikeleinbruchs der Blutung. Überlebt der Patient das Koma, bleibt er meist pflegebedürftig.

Ursachen

Auch Subarachnoidalblutungen können Ursache für einen Schlaganfall sein.

Ursachen für Subarachnoidalblutungen sind in der Regel Rupturen eines Aneurysmas.

Die Blutungen aus Hirnbasisaneurysmen können in die Hirnsubstanz und in den Subarachnoidalraum einbrechen.

Kennzeichen einer Subarachnoidalblutung sind heftige Kopfschmerzen, die, falls sie noch geäußert werden können, vom Patienten als Vernichtungsschmerz beschrieben werden. Sie treten vorwiegend am Hinterkopf auf und ziehen in den Nacken, zwischen die Schulterblätter und weiter kaudalwärts.

Begleitsymptome bei Subarachnoidalblutungen sind Erbrechen, Übelkeit, Nackensteife und Bewußtseinsstörungen. Der Beweis für eine Subarachnoidalblutung wird durch den blutigen Liquor erbracht.

Nachgewiesen werden Aneurysmen durch die arterielle Angiographie; sie können auch durch die Computertomographie sichtbar gemacht werden.

Zusammenfassend kann gesagt werden, daß eine zerebrale Minderdurchblutung (zerebrale Ischämie) und eine intrazerebrale Massenblutung einen Schlaganfall (Apoplex) auslösen.

Nicht jeder Hirninfarkt macht Symptome; um klinische Symptome auszulösen, ist die Größe und die Lokalisation des Infarktes ausschlaggebend.

Hirninfarkt

Ein akuter Infarkt beginnt in der Regel mit dem Einsetzen neurologischer Symptome. Im Anfangsstadium kann die Durchblutungsstörung durch Auflösen des Thrombus oder durch Einspringen des Kollateralkreislaufs schnell kompensiert werden. Unter einer transitorischen-ischämischen Attacke versteht man eine Rückbildung innerhalb von 24 Stunden. Die TIA gilt als Vorbote ischämischer Infarkte.

Das Ausmaß der neurologischen Symptome hängt von dem betroffenen Gefäßgebiet im Gehirn ab.

Werden im akuten Zustand eine Hemiplegie und eine Blickdeviation nach der Gegenseite der Lähmung nachgewiesen, ist eine Läsion im Bereich der Arteria carotis interna der Gegenseite wahrscheinlich – „der Kranke sieht den zerebralen Herd an".

Der Mund des Patienten ist nach der gesunden Seite verzogen – „er raucht Pfeife auf der kranken Seite".

Eine Zerstörung der linken Großhirnrinde hat durch die Pyramidenbahnkreuzung eine rechtsseitige Lähmung zur Folge.

Gefühlsstörungen

Die Gefühlsstörungen und Lähmungen einer Körperseite betreffen in erster Linie Gesicht und Arme. Die Lähmung kann bis zum halbseitigen Gesichtsausfall führen, die vom Patienten als akute Sehstörung empfunden wird.

Ist die linke Hemisphäre von der zerebralen Ischämie befallen – hier ist beim Rechtshänder der Sitz des Sprachzentrums –, hat der Patient Sprachstörungen.

Bei einer Halbseitenlähmung mit Schwerpunkt auf dem Bein liegt ein Infarkt der vorderen Hirnarterie vor.

Begleitsymptome von Hirninfarkten sind Kopfschmerzen, die je nach dem betroffenen Gefäßgebiet im Stirn-Schläfen-Bereich oder im Nacken und Hinterkopf lokalisiert sind.

Diagnose

Die Diagnose erfolgt bei akutem Beginn durch die zerebralen Symptome. Als Zusatzuntersuchungen kommen die Computertomographie und das EEG in Frage.

Eine transitorische ischämische Attacke mit z.T. flüchtiger einseitiger Erblindung, Schwindel, Seh-, Sprach- und Gesichtfeldstörungen sollte als ein wertvolles Warnsystem für einen Schlaganfall angesehen werden.

Bei einem frischen akuten Schlaganfall muß der Patient sofort in die Klinik eingewiesen werden. Ist der schnelle Kliniktransport unmöglich, wird dem Patienten eine Infusion von 10%igem Rheomakrodex gegeben, um die Fließeigenschaften des Blutes zu verbessern.

Bei ausgeprägten Hypertonikern sollte eine Infusion von kochsalzfreiem Rheomakrodex nur sehr langsam infundiert werden.

Treten gleichzeitig Herzrhythmusstörungen und Zeichen einer Herzinsuffizienz auf, müssen Antiarrhythmika und Digitalis gegeben werden. Bei einer mäßigen Hypertonie sollte der Blutdruck nicht gesenkt werden. Bei exzessivem Hypertonus wird dagegen z.B. Catapressan gegeben. Im Falle eines massiven Infarktes mit Hirnödemen gibt man zur Entwässerung Dexamethason, Mannit oder Sorbit per Infusion.

Therapie

Die Wirkung zahlreicher Medikamente, die zur Verbesserung der Hirndurchblutung führen sollen, ist heute noch sehr fragwürdig.
Zu den allgemeinen therapeutischen Maßnahmen gehören:
– Hochlagerung des Kopfes (30–40 Grad)
– Dekubitusprophylaxe
– richtige Lagerung der gelähmten Extremitäten
– Infektprophylaxe
– Physiotherapie
– Sprachtherapie
– ausreichende Ernährung.

Bei der Fazialisparese (Lähmung) unterscheidet man eine zentrale und eine periphere Form; beide treten immer einseitig auf.

Fazialisparese

Bei der zentralen Fazialisparese, die infolge eines Schlaganfalls oder eines Hirntumors ausgelöst wurde, ist die mimische Muskulatur um den Mund betroffen. Da nicht alle Fazialisäste gleichmäßig betroffen werden, sind Lidschluß und Bewegung der Stirn möglich.

Bei der peripheren Fazialislähmung, bei der alle Äste des Nervus facialis betroffen sind, kann der Patient das Augenlid nicht schließen und die Stirn nicht in Falten legen.

Der Mundwinkel hängt herab. „Beim Backenaufblasen und Zähnezeigen geht die kranke Seite nicht mit."

Die Ursache für die periphere Fazialisparese ist nicht bekannt; differentialdiagnostisch müssen Erkrankungen im HNO-Bereich ausgeschlossen werden.

Therapiert wird die Fazialisparese mit Antiphlogistika wie Salicylsäurederivaten, durchblutungsfördernden Medikamenten und evtl. mit Kortikosteroiden über einen Zeitraum von 2 Wochen, wenn keine Kontraindikation besteht.

Eine Elektrotherapie bei Fazialisparese ist heute umstritten.

Hirntumore

Häufiger als hirneigene Tumore finden sich Metastasen, z. B. beim Bronchialkarzinom, Mammakarzinom und Hypernephrom.

Die auch im Alter vorkommenden Hirntumore sind Glioblastome, Menigiome, Neurinome, Medullablastome, Angioblastome und Hirnsarkome. Intrakranielle Geschwülste gehen vom Hirngewebe selbst oder von den Hirnhäuten und den Gefäßen aus.

Glioblastom

Der häufigste im Alter vorkommende bösartige Hirntumor ist das Glioblastom. Die Tumore wachsen sehr schnell und neigen wegen ihres Gefäßreichtums zu Blutungen.

Das Erkrankungsalter liegt zwischen dem 35. und dem 60. Lebensjahr. Die Symptome des Glioblastoms sind: Wesensveränderung, Hirndruck, Status epilepticus und Akinese.

Die Prognose bei einem Glioblastom ist trotz Operation ungünstig. Meningiome sind die häufigsten mesodermalen Tumore, sie entstammen dem Mesoderm und sind gutartig.

Da sie sehr langsam wachsen, bleiben sie lange unerkannt. Das Erkrankungsalter liegt zwischen dem 35. und 50. Lebensjahr. Die Prognosen für diesen Tumor sind gut bis sehr gut. Neurinome, im Kleinhirnbrückenwinkel gelegen, sind gutartige Tumore und wachsen langsam.

Hauptsymptom der Neurinome ist Drehschwindel.

Angioblastom

Angioblastome haben ihren Sitz sehr häufig im Kleinhirn. Das Erkrankungsalter liegt zwischen 20 und 50 Jahren. Angioblastome wachsen infiltrierend und können Zysten bilden.

Bei etwa ¾ der Hirntumore treten Kopfschmerzen auf. Sie können sowohl ein Frühsymptom sein als auch je nach Tumorlokalisation einziges Symptom bleiben.

Tumorkopfschmerzen beginnen langsam, nehmen später an Intensität zu. Als Zeichen der intrakranialen Drucksteigerung treten folgende Symptome sowohl einzeln als auch zusammen auf:

Stauungspupille, Visusstörung, Erbrechen, Nackensteifigkeit, Bewußtseinsstörungen. Bei akut gesteigertem Hirndruck ist heute das Dexamethason das Medikament der Wahl.

Jede Liquorentnahme bei Verdacht auf Hirndrucksteigerung ist kontraindiziert.

Bei Nackensteife, Bewußtseinsstörungen, Streckkrämpfen sollte der Patient sofort in die Neurochirurgie eingewiesen werden.

Krampfanfälle

Je nach Lokalisation des Tumors und seiner Wachstumsgeschwindigkeit können zerebrale Krampfanfälle ähnlich den epileptischen Anfällen auftreten.

In einem Viertel der Fälle sind diese sogar das Erstsymptom.

Die Patienten zeigen psychische Veränderungen, eine progrediente Wesensveränderung.

Bei Patienten mit einseitiger Hörstörung, Sehstörung, Schwindel, Kopfschmerzen und plötzlichen Persönlichkeitsverlusten muß immer differentialdiagnostisch ein Tumor ausgeschlossen werden.

Die Diagnose für einen Tumor ergibt sich aus neurologischen Untersuchungen mit Röntgenaufnahmen und Computertomographie sowie endokrinologischen und ophthalmologischen Untersuchungen.

Eine konservative Therapie ist nicht möglich. Heute wird bei günstiger Lokalisation des Tumors dieser neurochirurgisch entfernt.

Dieser operative Eingriff ist nicht nur von Lage und Wachstumsgeschwindigkeit des Tumors abhängig, sondern auch von dem Zustand des Patienten.

Myasthenia gravis

Bei der Myasthenia gravis handelt es sich um eine krankhafte Erschöpfbarkeit der quergestreiften Muskulatur. Die Ursache ist eine Funktionsstörung der motorischen Endplatte; die Impulsübertragung vom Nerv auf den Muskel ist unterbrochen.

Es handelt sich hierbei um eine Autoimmunerkrankung, denn in der Mehrzahl der Fälle konnten Antikörper gegen Acetylcholinrezeptorprotein nachgewiesen werden. Es wurden auch Antikörper gegen die Skelettmuskulatur gefunden.

Bei der Entstehung der Myasthenie spielt die Thymusdrüse eine wichtige Rolle, bei den Patienten wurden häufig Thymushyperplasien oder Thyome gefunden.

Die klinischen Symptome sind unter Belastung auftretende schlaffe Lähmungen der Muskeln, vor allem der Augenmuskeln (Ptosis, Doppelsehen). Später greift die Erkrankung auch auf andere Muskelgruppen über, Lähmung der Gesichtsmuskulatur und der Kiefermuskulatur mit Schluck- und Sehstörungen.

Atemlähmung

Die Lähmung der Atemmuskulatur kann lebensbedrohlich sein. Die Diagnose der Myasthenia gravis wird gesichert durch das Elektromyogramm und den sog. Tensilontest. Hierbei wird durch Gabe des Cholinesterasehemmers (Tensilon) die muskuläre Symptomatik verbessert.

Behandelt wird die Myasthenia gravis durch Gabe von Cholinesterasehemmern, z. B. Prostigmin.

Die Thymusdrüse sollte operativ entfernt werden.

Eine immunsuppressive Behandlung ist ebenfalls möglich. Durch diese Behandlung konnte die Prognose der Myasthenie entscheidend verbessert werden.

Erkrankungen des Rückenmarks

Die Bandscheibe, Discus intervertebralis, ist die Bezeichnung für die knorpelige Verbindung zwischen zwei Wirbelkörpern. Sie besteht aus einem bindegewebigen äußeren Ring und einem inneren Gallertkern; ihre Funktion ist die elastische Pufferung.

Nach dem 20. bzw. 30. Lebensjahr läßt die Fähigkeit der inneren Gallertmasse, Wasser zu binden, deutlich nach.

Bandscheiben-vorfall (Bandscheiben-prolaps)

Im bindegewebigen Ring kommt es unter dem Einfluß der funktionsmechanischen Beanspruchung zur Strukturauflockerung und Auffaserung; es bilden sich Spalten und Risse. Der geschwächte äußere Bindegewebsring ist dem Innendruck des Gallertkerns nicht mehr gewachsen. Der Faserring buckelt sich vor (Protrusio) und läßt Anteile des Gallertkernes nach außen dringen (Prolaps). Wenn dies dorsal Richtung zum Wirbelkanal hin geschieht, werden das Rückenmark bzw. die Nervenfasern komprimiert; man bezeichnet ihn als medialen Prolaps, er kommt selten vor.

Die häufigste Form ist der laterale Bandscheibenvorfall: hierbei breitet sich das prolabierte Diskusgewebe in Richtung auf das Foramen intervertebrale (Zwischenwirbelloch) aus und bewirkt eine Druckschädigung der Spinalwurzel.

Pendelnder Prolaps

Beim sogenannten pendelnden Prolaps hat das durchgetretene Gewebe noch eine Verbindung zum Inneren der Zwischenwirbelscheibe (Discus) und kann in diesem Fall wieder zurückverlagert werden.

Beim sequestierten Prolaps besteht keine Verbindung mehr zwischen Bandscheibe und prolabiertem Gewebe. Eine spontane Rückbildung ist ausgeschlossen. Das Bandscheibengewebe liegt als Sequester (abgestorbene Knochenstücke) im Spinalkanal.

Die geschilderten degenerativen Veränderungen sind nicht unbedingt altersbedingt. Verlauf und Intensität der Beschwerden werden durch verschiedene Faktoren, wie genetische Gegebenheiten, hormonelle Einflüsse, sportliche und berufliche Belastung, Haltungsfehler, Verletzungen, beeinflußt.

Am häufigsten sind die Lumbalwirbel betroffen. Die Komprimierung der hindurchtretenden Nervenwurzeln löst heftige Schmerzen aus. Diese sind häufig das Hauptsymptom.

Neben motorischen Ausfallserscheinungen kann es zu sensiblen Störungen kommen.

Der mediale Prolaps verläuft unter dem Bild eines Querschnittsyndroms. Als Therapie bei einem Bandscheibenvorfall kommen eine operative und eine konservative Behandlung in Frage.

Medialer Prolaps

Bei einer akuten Kompression des Rückenmarks und beim medialen Prolaps muß sofort operiert werden.

Eine Chemonukleolyse, bei der proteolytische Enzyme eingespritzt werden, kommt nur bei lumbalen Bandscheibenvorfällen in Betracht. Aufgrund der im hohen Lebensalter vorkommenden degenerativen Wirbelsäulenveränderungen ist eine Chemonukleolyse nicht möglich. Die konservative Therapie richtet sich nach den Beschwerden.

Beim älteren Menschen sind Ruhe, Wärme (Moor- und Fangopackungen) und Entlastungsmaßnahmen angebracht.

Bei Ruhigstellung, verbunden mit Bettruhe, ist bei alten Patienten immer auf das Thromboembolierisiko zu achten. Hier können Stützstrümpfe und eine leichte Heparinisierung prophylaktisch eingesetzt werden.

Ischialgien sind Schmerzzustände, die durch Kompression von Spinalwurzeln ausgelöst werden und in ein oder beide Beine ausstrahlen.

Ischiassyndrom

Die Schmerzareale in den Beinen entsprechen dem Verlauf des Nervus ischiadicus. Der Schmerz kann sich auch an Hinter- und Außenseite der Unterschenkel bis zum Fuß erstrecken.

Ursachen für Ischialgien sind:

Bandscheibenprolaps der unteren Lendenwirbelsäule, Infektionskrankheiten, exogene Gifte (Arsen, Blei), Traumen, lokale Kompression (Tumore). Die Patienten klagen über einen dumpfen bohrenden Schmerz in der Gesäßgegend und in der Leiste. Ischialgiforme Schmerzen ähneln dem Lumbago (Hexenschuß).

Bei akuten Schmerzattacken ist der Patient fast völlig bewegungsunfähig. Der akute Anfall kann spontan abklingen, in einen chronischen Verlauf übergehen oder zu irreversiblen Nervenschädigungen führen.

In einigen Fällen kommt es zu Schmerzverstärkung bei Lageänderung, Bewegung des Rumpfes, Husten, Niesen, auch bei Entzündungen und Witterungsveränderungen.

Lasègue-Phänomen

Das Lasègue-Phänomen ist bei Ischialgie positiv, d.h. Schmerzen an der Hinterseite des Oberschenkels und in der Kniekehle, wenn das gestreckte Bein hochgehoben wird.

Achillessehnenreflex und Patellarsehnenreflex sind z.T. abgeschwächt bzw. aufgehoben. Die Sensibilitätsstörungen bestehen in einer Hypästhesie. Trophische (Versorgungs-)Störungen durch längeres Bestehen der Kompression führen zur Abnahme des Beinumfanges und zur Inaktivitätsatrophie.

Die Behandlung der Ischialgie erfolgt sowohl konservativ als auch operativ. Akute Fälle mit starken Schmerzen werden mit starken Analgetika oder Lokalanästhetika behandelt, zusätzlich können Antirheumatika, Sedativa und Relaxantien gegeben werden.

Eine entsprechende Lagerung (Beugung von Knie und Hüftgelenk um 90 Grad) ist zur Entspannung der Ischiaswurzeln wichtig.

Leichte, subakute Fälle können mit Massagen, krankengymnastischen Übungen, Wärmeapplikation, elektrischer Reizstromtherapie behandelt werden. Eine operative Therapie sollte erfolgen bevor Lähmungen oder neurologische Ausfälle einsetzen und bei ständig rezidivierenden Ischialgien mit Kompressionssyndrom.

Die Beschwerden beim Lumbago sind in erster Linie auf die Lendenwirbelsäule und auf das Kreuzbein beschränkt.

Lumbago („Hexenschuß")

Beim akuten Lumbago, auch als sogenannter „Hexenschuß" bekannt, ist jegliche Bewegung äußerst schmerzhaft.

Schmerzauslösend oder -verstärkend wirken Lageänderungen (Aufstehen, Bücken, Strecken) und mechanische Anstrengungen, wie Husten, Niesen, Pressen.

Der Patient hat einen Druck- und Palpationsschmerz über den Dornfortsätzen der betroffenen Wirbel.

Die Kreuzschmerzen gehen vom Bandapparat, den Gelenkkapseln, der Muskulatur und den Rückenmarkshäuten aus.

Die Behandlung erfolgt wie bei der Ischialgie.

Neuralgien sind projizierte, rezidivierende bzw. auch chronisch lokale Schmerzen, deren Ursache im Nerven selber liegen.

Neuralgien

Der Ort der Schmerzempfindung liegt im Ausbreitungsgebiet eines bestimmten Nerven. Am häufigsten tritt eine Trigeminusneuralgie auf. Der Trigeminus ist der V. Hirnnerv, er innerviert die Gesichtshaut und die Kaumuskulatur. Die Ursache für eine Trigeminusneuralgie ist bis heute ungeklärt. Die Diskussion über diese Neuralgie geht über entzündliche Affektionen, mechanische Kompression, zirkulierende und metabolische Störungen.

Bei der Trigeminusneuralgie treten blitzartige heftige Schmerzen im Ausbreitungsgebiet eines, zweier, seltener auch dreier Nervenäste auf. Die Schmerzen können isoliert, blitzartig, fortdauernd und anfallsweise auftreten.

Trigeminus- neuralgie

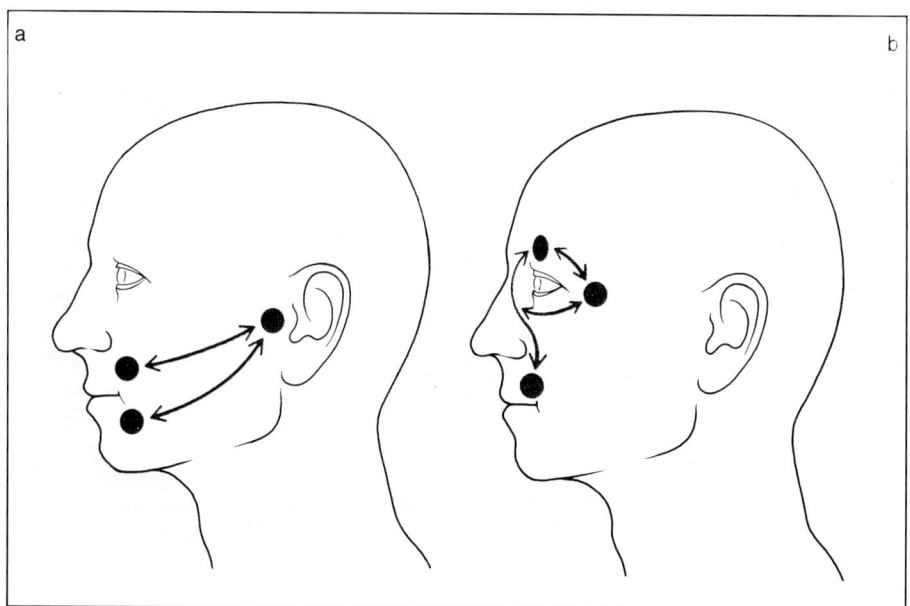

Abb. 36: *Schmerzlokalisation bei Trigeminusneuralgie.* a Untere Äste, b obere Äste (aus: W. Siegenthaler, Differentialdiagnose innerer Krankheiten, Thieme-Verlag, Stuttgart).

Schmerzattacken können durch mechanische Irritation ausgelöst werden (Kauen, Sprechen, Kälte und Schlucken) und klingen nach einem nur Sekunden dauernden Maximum wieder ab. Der Schmerz kommt nicht selten blitzartig wie ein elektrischer Schlag oder wie ein Messerstich.

Der Begriff „Tic douloureux" aus dem französischen Sprachgebrauch bezeichnet das reflektorische Zucken der Gesichtsmuskulatur. In einigen Fällen treten vegetative Symptome wie Tränen- und Speichelfluß sowie Hautrötung hinzu.

Kurz nach einer Schmerzattacke besteht eine Refraktärzeit, während der keine Schmerzirradiation ausgelöst wird.

Diagnostisch wichtig ist das hyperakute Auftreten eines vernichtenden Schmerzgefühls innerhalb des Ausbreitungsgebietes der Nervus trigeminus. Die Trigeminusneuralgie tritt in der Regel immer an der gleichen Stelle auf. Sie kommt weniger bei jüngeren Erwachsenen vor, sondern vielmehr in der zweiten Lebenshälfte. Behandelt wird sie mit Analgetika, wie z. B. Fortral, Temgesic.

Seltener ist die Glossopharyngikusneuralgie: die Schmerzen gleichen einer Trigeminusneuralgie, sind aber weiter dorsal lokalisiert.

Die heftigen, einseitig anfallsartigen Schmerzen ziehen vom Zungengrund über die Tonsillen und strahlen bis in den Gehörgang. Gelegentlich werden sie begleitet von Herzrhythmusstörungen.

Polyneuropathien

Unter diesem Begriff werden entzündliche und degenerative Nervenkrankheiten zusammengefaßt.

Man unterscheidet je nach Verursacher entzündliche, exo- und endotoxische und vaskulär-ischämische Polyneuropathien. Die verschiedenen Ursachen für Polyneuropathien sind:

- Alkoholische Polyneuropathien
- Diabetische Polyneuropathien
- Toxische Polyneuropathien
- Polyneuropathie bei Panartritis nodosa
- Polyneuropathie bei Porphyrien
- Polyneuropathie bei Neoplasien
- Polyneuropathie bei Malassimilations-
  syndromen
- Diphtherische Polyneuropathie
- Polyneuropathie bei Blutkrankheiten (z. B.
  Leukosen, Plasmozytom)
- Polyneuropathien unklarer Genese

Es wird ätiologisch zwischen einer parenchymatösen und einer interstitiellen Neuropathie unterschieden.

Bei einer parenchymatösen Polyneuropathie ist möglicherweise der Metabolismus der Nervenzelle gestört, primär tritt eine Degeneration des Axons auf.

Ursache für eine interstitielle Neuropathie, zu denen auch die entzündlichen Polyneuropathien gehören, könnte eine Erkrankung der Schwannschen Zelle sein. Primär liegt hierbei eine Demyelinisierung der Markscheide vor, die axonale Degeneration erfolgt erst sekundär. Die Ausfallserscheinungen im Endzustand der Totaldegeneration sind die gleichen.

Die Neuriten bilden das Substrat der afferenten und efferenten Informationsleitung; so ergeben sich bei Läsionen die entsprechenden Ausfallserscheinungen.

Primäre Demyelinisation

Die Schädigung der Schwannschen Zelle, aber auch die direkte Schädigung der Myelinlamellen führt zur Entmarkung (Demyelinisierung). Ursachen dafür sind Viren, viral-immunologische Prozesse (z. B. Herpes), immunologisch-allergische Prozesse (z. B. Multiple Sklerose), allergische Neuritis, Toxine (Diphtherie), Ernährung (Malassimilation), genetisch bedingte Stoffwechselprozesse und Traumen. Virale und allergische Abläufe stehen im Vordergrund. Die genannten Prozesse können die Erregungsleitung außer Kraft setzen bis hin zum Totalausfall, d. h., die Erregungsleitung ist hier nicht mehr verlangsamt, sondern blockiert.

Primäre Axondegeneration

Hierbei ist primär das Axon betroffen, sekundär erfolgt auch ein Markscheidenabbau.

Häufigste Ursache sind Stoffwechselkrankheiten, wie Diabetes mellitus, Alkoholabusus, organisch-chemische Industrieprodukte oder genetisch bedingte Prozesse.

Der Axonanteil degeneriert und verliert seine Impulsleitung innerhalb weniger Tage. Als mögliches Phänomen für die Axondegeneration wird eine Inaktivierung axoplasmatischer Enzyme diskutiert. Diese sollen für den axonalen Transport verantwortlich sein und damit den Nachschub von Baustoffen verhindern.

Nervenkompressionen und durch Traumen bedingte Durchtrennung von Nerven führen zur sogenannten Wallerschen Degeneration, d. h. distale Zerstörung von Myelinscheide und Axon. Vermutlich spielt hier eine Ödembildung mit lokaler Ischämie eine Rolle.

Polyneuropathien beginnen meistens distal mit Parästhesien, vor allem an den Füßen. Diese Parästhesien nehmen an Stärke zu, besonders nachts und können in bleibende Sensibilitätsstörungen übergehen.

Polyneuropathie

Gleichzeitig entwickelt sich eine motorische Muskelschwäche, ebenfalls mit distaler Lokalisation, vor allem an den kleinen Fußmuskeln.

Diese Gefühlsstörungen und Lähmungen können sich über den ganzen Körper bis zur Gesichtsmuskulatur ausbreiten und zu Gesichts- und Atemlähmungen führen. Letztere ist auch die Hauptkomplikation bei Polyneuropathien.

Die Diagnose ist relativ einfach. Die Vorgeschichte des Patienten, das Auftreten von Muskelschwächen und sensiblen Störungen, eine Muskelatrophie und eine Verminderung oder ein Ausfall der Eigenreflexe sind diagnostisch sehr wichtige Kriterien für eine Polyneuropathie. Zusätzlich können Hautveränderungen und Blasenstörungen auftreten. Bei infektiösen Polyneuropathien ist eine Liquorveränderung nachweisbar.

Infolge des Markscheidenzerfalls ist bei interstitiellen Polyneuropathien die Nervenleitgeschwindigkeit verlangsamt. Die Störungen sind – bedingt durch eine Nervenschädigung – nicht mehr rückgängig zu machen.

Die Therapie der Polyneuropathien muß sich auf die Ursachenbekämpfung stützen.

Gerade bei Erkrankungen wie Diabetes sollte der Patient auf die Gefahr einer auftretenden Polyneuropathie hingewiesen werden.

Multiple Sklerose

Die Encephalomyelitis gehört zu den entzündlichen Erkrankungen des Rückenmarks; es ist eine in Schüben verlaufende Erkrankung. Es kommt zu Entmarkungsherden und multiplen entzündlichen Infiltraten in allen Teilen des ZNS, d.h., die Entzündungsherde liegen im Gehirn und im Rückenmark verstreut. Die Markscheiden des Rückenmarks sind herdförmig befallen. Der Begriff Sklerose hat heute keine Relevanz mehr, da nicht sie, sondern die Entmarkung das morphologische Substrat darstellt.

Die Ursache für die Erkrankung bleibt unbekannt. Ein spezieller Virus konnte nicht nachgewiesen werden.

Zahlreiche Untersuchungen weisen auf die Bedeutung autoimmunologischer Vorgänge bei der Erkrankung hin.

Zu den gesicherten Fakten gehört das Auftreten von perivaskulären entzündlichen Infiltraten im ZNS, die aus aktivierten B- und T-Lymphozyten bestehen. Das Gewebe ist hier ödematös verändert. Man vermutet, daß unter den besonderen Bedingungen dieser Erkrankung T-Zellen aus dem peripheren Blut die Blut-Hirn-Schranke überwinden und in das Hirngewebe eindringen, so daß dadurch möglicherweise die Entzündungsreaktion ausgelöst wird.

Die Erkrankung betrifft vorwiegend jüngere Erwachsene; eine Erstmanifestation nach dem 50. Lebensjahr ist selten.

Die neurologischen Symptome sind durch den Sitz der entzündlichen Herde bedingt.

Symptome MS

Die Erkrankung verläuft schubweise. Klinische Symptome sind Parästhesien, Auftreten von Doppelbildern und Unsicherheit beim Gehen und Stehen. Wichtige diagnostische Elemente sind Schwindel, Nystagmus und ein imperativer Harndrang.

Eine Trigeminusneuralgie kommt bei MS-Patienten 300mal häufiger vor, außerdem ist sie beidseitig.

Die Sprache des Patienten ist in fortgeschrittenen Fällen verändert (skandierte Sprache).

Eigenreflexe können gesteigert sein, der Bauchdeckenreflex ist abgeschwächt. Spastische Lähmungen fesseln den Patienten im späten Stadium ans Bett.

Durch Störungen der sensiblen Rückenbahnen kommt es zu einem Ausfall der Oberflächen- und Tiefensensibilität. Patienten klagen über allgemeine Körperschwäche. Oft treten zusätzlich psychische Störungen, wie Verwirrtheit, Depressionen, Konzentrationsschwäche u. a., auf. Im Liquor von MS-Patienten wird eine deutliche Vermehrung von Gammaglobulinen, speziell Immunglobulin G, nachgewiesen. Diagnostisch wichtig sind der schubweise Verlauf und die neurologischen Symptome.

Behandlung

Eine gezielte Behandlung der Encephalomyelitis ist bisher nicht bekannt. Auch der Einsatz immunsuppressiver Medikamente kann bis heute nicht als positiv gewertet werden.

Akute Schübe konnten in einigen Fällen sehr gut mit ACTH- oder einer Cortisonbehandlung positiv beeinflußt werden. Während eines akuten Schubes steht die Schonung des Patienten an erster Stelle.

Die Prognose hängt von der weiteren Verlaufsform ab; eine langjährige Erkrankung mit schweren Schüben führt in der Regel zur Invalidität. Die Todesursache ist eine Lungenembolie oder eine Sepsis bei Infektion der Harnwege.

Die Geschwulstbildungen der Rückenmarkssubstanz gehen von Nervenwurzeln (Neurinome), von Rückenmarkshäuten (Meningeome) und von den Wirbeln selbst aus (meist Metastasen).

Rückenmarks-tumore

Rückenmarkstumore sind seltener als Hirntumore.

Je nach Lage des Tumors kommt es zu radikulären Schmerzen, bedingt durch lokale Kompression des Rückenmarks. Husten und Pressen können die Schmerzen verstärken. Der Schmerz kann im Liegen zunehmen: sogenannter Liegeschmerz.

Im Bereich der betroffenen Nervenwurzel treten Sensibilitätsstörungen, Lähmungen und Atrophien auf. Diese Störungen erlauben oft die genaue Lokalisation der Geschwulst.

Eine konservative Therapie ist hier nicht möglich; Rückenmarkstumore müssen operativ entfernt werden. Gegen eine Operation spricht allerdings oft die Größe des Tumors, der nicht rechtzeitig diagnostiziert werden konnte.

Caudalähmung

Zu einer Caudalähmung kommt es, wenn die Nervenwurzeln im Bereich des Kreuzbeins (von S_1-S_5) durch einen Bandscheibenvorfall bedrängt werden.

Dadurch können sich ein- oder doppelseitige Lähmungen an den Füßen und an der Gesäßmuskulatur einstellen.

Die damit verbundene Mastdarm-Blasenlähmung führt zu einem unkontrollierten Stuhl- und Urinabgang.

Patienten haben Sensibilitätsstörungen an der Rück- und Außenseite des Beines. Berührungsunterempfindlichkeit und die o. g. Sensibilitätsstörungen bezeichnet man als Reithosenanästhesie.

Die Patienten müssen sofort in eine neurochirurgische Klinik überwiesen werden.

1. Wodurch unterscheiden sich afferente und efferente Nervenfasern?
2. Wie erfolgt die Erregungsleitung bzw. -übertragung an den Synapsen?
3. Was sind Headsche Zonen und welche medizinische Bedeutung haben sie?
4. Beschreiben Sie einen Reflexbogen!
5. Bei welcher Erkrankung taucht die Trias Tremor–Rigor–Akinese auf?
6. Definieren Sie den Begriff Demenz.
7. Wodurch können epileptische Anfälle ausgelöst werden, ohne daß die Krankheit Epilepsie zugrunde liegt?
8. Was wird unter einer Aura verstanden?
9. Nennen Sie die Ursachen für einen Apoplex.
10. Ein Bewohner klagt über plötzlich einsetzende heftige Kopfschmerzen; an was sollten Sie denken und wie müssen Sie reagieren?
11. Warum führt die Zerstörung der linken Großhirnrinde zu einer rechtsseitigen Lähmung?
12. Was sind Polyneuropathien und wodurch können sie entstehen?

Wiederholungsfragen

Endokrines System

Das Nervensystem und das endokrine System stehen dem höheren Organismus als Regelsysteme zur Verfügung.

Ein ungestörter Funktionsablauf in jedem vielzelligen Organismus hängt von der Koordination und Integration seiner Einzelteile ab.

Das Nervensystem vermittelt Signale; seine Informationsweitergabe erfolgt über chemische Neurotransmitter in Sekundenschnelle. Dagegen arbeitet das Endokrine System langsamer, die Informationsübertragung geschieht hier durch Hormone.

Hormone

Von endokrinen Zellen synthetisiert, gelangen Hormone über den Blut- oder Lymphweg zum Ort der Wirksamkeit.

In gewisser Weise arbeiten Nervensystem und endokrine Organe zusammen. Einerseits stimulieren oder hemmen Nerven endokrine Organe, andererseits beeinflussen Hormone die Tätigkeit des Nervensystems. Sogenannte Neurohormone können gleichzeitig eine Transmitterfunktion haben. Hormone werden in endokrinen, parakrinen und autokrinen Zellen produziert.

Neurohormone

Endokrine Zellen produzieren Hormone; diese gelangen über den Blut- und Lymphweg zum Ort ihrer Wirksamkeit und legen dabei größere Distanzen zurück.

Die parakrinen Zellen produzieren Hormone, die allerdings nur in unmittelbarer Nähe dieser Zellen wirken; sie liegen immer einzeln.

Hormone, die in diesen Zellen gebildet werden, sind z.B. Prostaglandine, Neurotensin u.a., sie werden unter dem Begriff Gewebshormone zusammengefaßt.

Autokrine Zellen: hier wirken die produzierten Hormone auf die Zelle selbst, die sie produziert.

Anatomie und Physiologie der endokrinen Drüsen

Endokrine Drüsen stellen eigene Organsysteme dar; charakteristisch für sie ist das Fehlen eines Ausführungsganges. Zu ihnen gehören: Hypophyse, Epiphyse (Corpus pineale), Schilddrüse, Epithelkörperchen (Nebenschilddrüse) und Nebennieren.

Einige Organe, die selber nicht zu den endokrinen Organen gehören, enthalten endokrine Zellen. Zu diesen gehören: Leydigschen Zwischenzellen des Hodens, Follikelepithelzellen und Corpus luteum des Ovars, Langerhansschen Zellen des Pankreas und Zellen im Hypothalamus und in den Paraganglien.

Hormone sind chemische Stoffe, die von spezialisierten Zellen synthetisiert und freigesetzt werden. Sie werden an das Blut abgegeben und entwickeln an ihren Zielorganen (-zellen) (sogenannte Targetzellen) ihre Wirkung, z. T. wirken sie über lange Distanzen.

TSH-Hormon

Einige Hormone, wie das die Schilddrüsen stimulierende Hormon TSH, wirken nur an einer Zielzelle; andere wie das Insulin und das Schilddrüsenhormon wirken an mehreren Zelltypen einschließlich (wie in diesem Fall) in Leber, Gehirn und der Haut.

Die spezielle Hormonwirkung ist an das Vorhandensein eines spezifischen Hormonrezeptors in oder an den Zielzellen gebunden. Man kennt hochspezialisierte Membranrezeptoren oder intrazelluläre Rezeptoren. Die zelluläre Antwort ist jeweils an das genetische Programm der entsprechenden Zelle geknüpft.

Jedes Hormon kann gleichzeitig verschiedene Aufgaben in den verschiedenen Zellen haben; so bewirken Glucocorticoide eine Zytolyse (Zellauflösung) der Lymphozyten und gleichzeitig veranlassen sie in der Leber die Produktion von Glucose.

Aufgaben der Hormone

Hormone sind chemisch Polypeptide, Steroide, Amine oder Derivate von ungestättigten Fettsäuren.

Da die Hormone direkt nach Bedarf gebildet werden, ist eine Speicherung nur in begrenztem Umfang möglich; Ausnahmen bilden hier die Schilddrüse und der Hypophysenhinterlappen.

Hormone werden durch chemischen Abbau inaktiviert, ihre Metabolisierungsprodukte werden hauptsächlich durch die Nieren, zu einem kleinen Teil über die Galle und den Darm ausgeschieden. Die Synthese und/oder die Ausschüttung einiger der Hormone wird über verschiedene Stufen von „Hormon-Zielzell-Interaktionen" kontrolliert.

Erhält der Hypothalamus im Gehirn eine spezifische neurale Botschaft, schüttet er winzige Mengen von Hormonen, sogenannte Releasing Factors (Freisetzungsfaktoren) aus; diese gelangen über Nervenfasern in die Adenohypophyse. Hier kann jeder der Releasing Factors die Ausschüttung eines speziellen Hormons induzieren; z.B. bewirkt der Releasing Factor für Thyreotropin (TRF) dessen Ausschüttung.

Releasing Factor

Der Releasing Factor für Corticotropin (CRF) bewirkt die Ausschüttung von Corticotropin (Adenocorticotropes Hormon, ACTH).

Im Hypothalamus werden auch hormonähnliche Substanzen sekretiert, die sogenannten Inhibitory Factors: diese hemmen die Ausschüttung von Hypophysenhormonen.

Diese nur im Hypothalamus und im Hypophysenvorderlappen gebildeten Hormone (Releasing
bzw. Inhibiting Hormones) werden auch als
Steuerhormone bezeichnet.

Sie nehmen Einfluß auf andere endokrine Drüsen
und regeln dort Bildung und Freisetzung der Hormone.

**Hormon-
produktion**

Die Hormonproduktion und -ausschüttung der
verschiedenen Drüsen müssen genau aufeinander
abgestimmt sein. Ist von einem Hormon ein Zuviel
im Blut, ist dieses ebenso schädlich wie ein Zu-
wenig. Von daher ist es wichtig, daß die Hormonproduktion gesteuert und reguliert wird. Effektorhormone sind die Hormone, die die Tätigkeit nicht
endokriner Organe mitbestimmen. Sie haben auch
rückkoppelnde Wirkungen auf die steuerhormon-
bildenden endokrinen Drüsen, d.h., das Hormon
wirkt nicht nur auf die Zielzelle, sondern hemmt
rückläufig auch die Freisetzung des Releasing-
Hormons aus dem Hypothalamus. Damit wird die
Endhormonausschüttung gebremst. Hormonwir-
kungen unterliegen einer negativen Rückkoppelung. Mit Rückkoppelung (feedback) ist ein Mechanismus gemeint, bei dem die Reaktion auf ein
Signal den Signalgeber – hier die Hormondrüse –
rückläufig beeinflußt.

Bei der positiven Rückkoppelung verstärkt die
Antwort das Signal, dieses wiederum führt zu einer
verstärkten Antwort.

Rückkoppelung

Bei der negativen Rückkoppelung wird das Signal
durch die Antwort verringert. Dabei wirkt die
Konzentration der Hormone im Sinne einer negativen Rückkoppelung.

Beispiel: Der hormonelle Regelkreis besteht aus
Hypothalamus, Hypophysenvorderlappen, peri-
pherer Hormondrüse, Endhormon. Die Produktion
von Glucocorticoiden wird von dem im HVL gebildeten ACTH gesteuert. Die Synthese und aus-

geschüttete Menge von ACTH untersteht dem CRH des Hypothalamus. Die Sekretion von ACTH und CRH unterliegt der jeweiligen Konzentration der Glucocorticoide im Blut. Eine hohe Konzentration dieses Hormons bremst die CRH-Produktion und umgekehrt. Diese Regelung bezeichnet man als negative Rückkoppelung. Nicht nur die Bildung und Ausschüttung des Endhormons wird durch die übergeordneten Hormone gesteuert, sondern auch das Wachstum der Hormondrüse wird durch diese beeinflußt.

Hormondrüse

Ist beispielsweise die Konzentration des Schilddrüsenhormons im Blut trotz maximaler Synthese der vorhandenen Drüsenzellen noch zu gering, so vermehren sich diese Zellen so lange, bis der Rückkoppelungseffekt eintritt; die übergeordnete Hormondrüse wird dadurch gedrosselt. Einen solchen Effekt haben wir z.B. bei der Kropfentstehung. Man kann diese – als „kompensatorische Hypertrophie" bezeichnet – auch beobachten, wenn ein Teil der Hormondrüse operativ entfernt wird.

Ebenso wirken auch Hormone, die in Form von Medikamenten künstlich zugeführt werden. Diese hemmen die Hormonausschüttung der peripheren Drüse. Eine längerdauernde Verabreichung des künstlich zugeführten Hormons führt damit zur Hemmung und Rückbildung der Hormondrüse.

Hormonrezeptoren liegen an oder in den Zielzellen, sie haben zwei wichtige Aufgaben:

Hormonrezeptoren

Zum einen muß der Rezeptor zwischen den einzelnen Hormonen unterscheiden können, und zum anderen muß er die Hormonsignale auf die Zelle übertragen.

Hormone (first messenger) werden durch den Extrazellulärraum an die Zielzelle herangebracht. Die Zielzellen besitzen einen für das Hormon spezifischen Rezeptor, d.h. Proteine, die das Hormon erkennen und binden können.

341

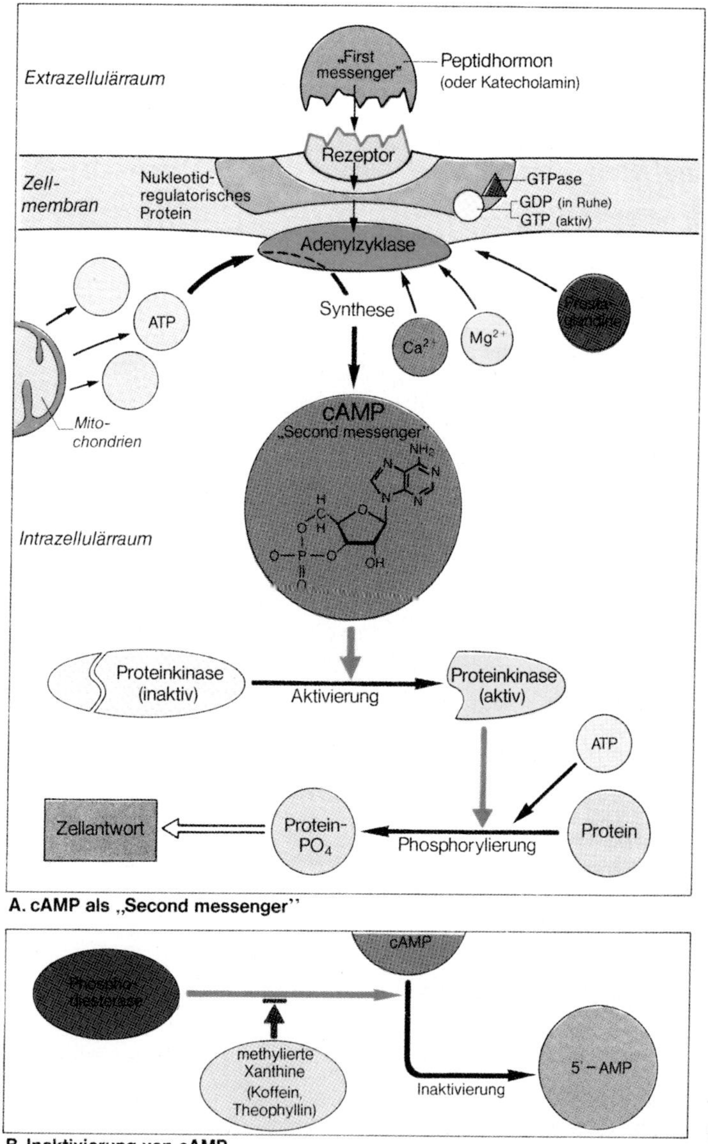

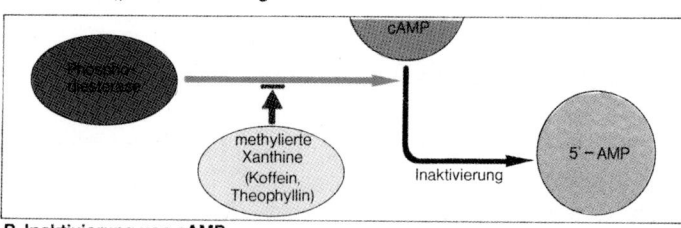

Abb. 37: cAMP als
Second
messenger
und
Inaktivierung
(aus:
Silbernagl u.
Despopoulos,
Taschenatlas
der
Physiologie,
Thieme-Verlag,
Stuttgart).

A. cAMP als „Second messenger"

B. Inaktivierung von cAMP

Die Rezeptoren der Zielzellen können sowohl an
den Zellmembranen als auch im Cytosol liegen.

Ein anderes Prinzip der Hormonwirkung ist die Bindung des Hormons an einen spezifischen Rezeptor. Diese Bindung aktiviert einen intrazellulären Botenstoff, der dann bestimmte biochemische Aktivitäten des Zielgewebes stimuliert oder hemmt. Bekannt als zellulärer Bote ist das zyklische Adenosinmonophosphat AMP (second messenger).

Second Messenger

Dieser sekundäre Messenger (2. Bote) gibt das extrazelluläre Hormonsignal intrazellulär weiter.

Das Peptidhormon (first messenger) bindet sich mit einem spezifischen Rezeptor seiner Zielzelle. Die an der Innenseite der Zellmembran lokalisierte Adenylcyclase wird dadurch aktiviert.

Aus dem ATP der Mitochondrien entsteht mit Hilfe der Adenylcyclase das zyklische Adenosinmonophosphat c-AMP (second messenger).

Dieser 2. Botenstoff aktiviert die Proteinkinase der Zelle, mit deren Hilfe Proteine phosphoryliert werden. Die Zellantwort hängt von der Art der phosphorylierten Proteine ab.

Inaktiviert wird das c-AMP durch das Enzym Phosphodiesterase. Die Hemmung dieses Enzyms, z.B. durch Koffein und Theophyllin (Tee), verlängert den Hormoneffekt.

Das Hypothalamus-Hypophysen-System

Als oberste Instanz vieler endokriner Vorgänge ist das Hypothalamus-Hypophysen-System ein zentrales Steuer- und Regelsystem. Beide Systeme bilden sowohl Steuerhormone als auch Effektorhormone. Der Hypothalamus bildet eine Brücke zwischen Zentralnervensystem und endokrinem System. Mit der Bildung seiner Steuerhormone bestimmt der Hypothalamus die Tätigkeit des Hypophysenvorderlappens. Letzterer nimmt mittels eigener Steuerhormone Einfluß auf die Tätigkeit anderer endokriner Organe.

Steuerhormone

343

Die in beiden Systemen produzierten Effektorhormone wirken direkt ohne Zwischenschaltung auf das Zielgewebe.

Hypothalamus

Der Hypothalamus unterhalb des Thalamus im Zwischenhirn (Diencephalon) gelegen, umgibt den 3. Hirnventrikel. In ihm befinden sich dem vegetativen Nervensystem übergeordnete Zentren.

Der Hypothalamus ist das Zentrum der:
Wärmeregulation,
Wach- und Schlafmechanismen,
Blutdruck- und Atmungsregulation,
Fett- und Wasserstoffwechsel,
Sexualität,
Schweißproduktion u.a.

Gleichzeitig werden im Hypothalamus verschiedene endokrine Faktoren wie Relasing-Faktoren und Inhibiting-Faktoren gebildet.

Diese Steuerhormone wirken auf den Hypophysenvorderlappen.

Effektorhormone des Hypothalamus sind Oxytocin und Vasopressin. Anatomisch gliedert sich der Hypothalamus in einen markreichen und einen markarmen Abschnitt. Die hormonbildenden Zellen liegen im marklosen, nervenzellreichen Abschnitt.

Hypophyse

Die Hypophyse wiegt nur 0,5 g; sie liegt unter dem Hypothalamus in der Zona turcica (Türkensattel) des Keilbeines.

Umgeben wird die Hypophyse von einer bindegewebigen Kapsel.

Durch den Hypophysenstiel besteht eine Verbindung zwischen Hypothalamus und Hypophyse.

Die Hypophyse gliedert sich in die

– Adenohypophyse (Lobus anterior)
– Neurohypophyse (Lobus posterior).

Beide Teile unterscheiden sich prinzipiell in ihrem Aufbau.

Die Adenohypophyse besteht aus endokrinen Zellen, die Neurohypophyse dagegen aus Nervenfasern. Die Neurohypophyse steht über den Hypophysenstiel in dauerhafter Verbindung mit dem Hypothalamus. Zwischen den beiden Hypophysenlappen besteht keine direkte Verbindung. Die Neurohypophyse bildet keine eigenen Hormone, sie ist lediglich der Ort für Lagerung und Freisetzung hypothalamischer Effektorhormone.

Neurohypophyse

Dagegen stellt die Adenohypophyse eine eigenständige endokrine Drüse dar. Hier werden sowohl Steuerhormone als auch Effektorhormone gebildet.

Zytologisch sind bestimmte Zellen des Hypophysenvorderlappens HVL Drüsenzellen; in diesen werden Proteine bzw. Glykoproteine gebildet. Die meisten Hormone des Hypophysenvorderlappens sind Proteohormone oder Glykoproteohormone.

Funktionell lassen sich bestimmte Zellen unterscheiden, die mit der Bildung der verschiedenen Hormone des HVL in Verbindung gebracht werden.

Somatotrope Zellen:

In ihnen wird das Wachstumshormon, somatotropes Hormon STH, gebildet.

Mammotrope Zellen:

Diese Zellen sezernieren Prolactin, auch als luteotropes Hormon LTH bezeichnet. Es spielt während der Schwangerschaft und Laktation eine Rolle.

Gonadotrope Zellen:

Hier muß zwischen zwei verschiedenen Zelltypen unterschieden werden. Der eine bildet das Luteinisierungs-Hormon LH, der andere das Follikelrei-

Anatomie und Physiologie der endokrinen Drüsen

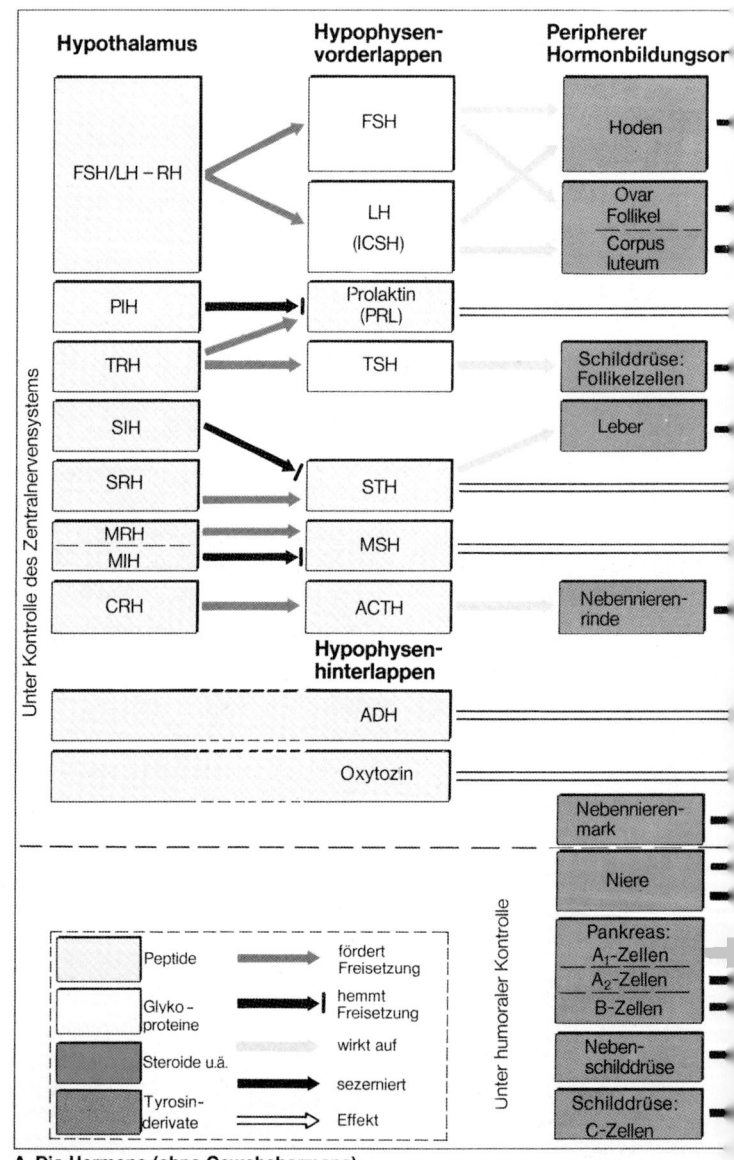

A. Die Hormone (ohne Gewebshormone)

Abb. 38: *Die Hormone (ohne Gewebshormone)* (aus Silbernagl u. Despopoulos, Taschenatlas der Physiologie, Thieme-Verlag, Stuttgart).

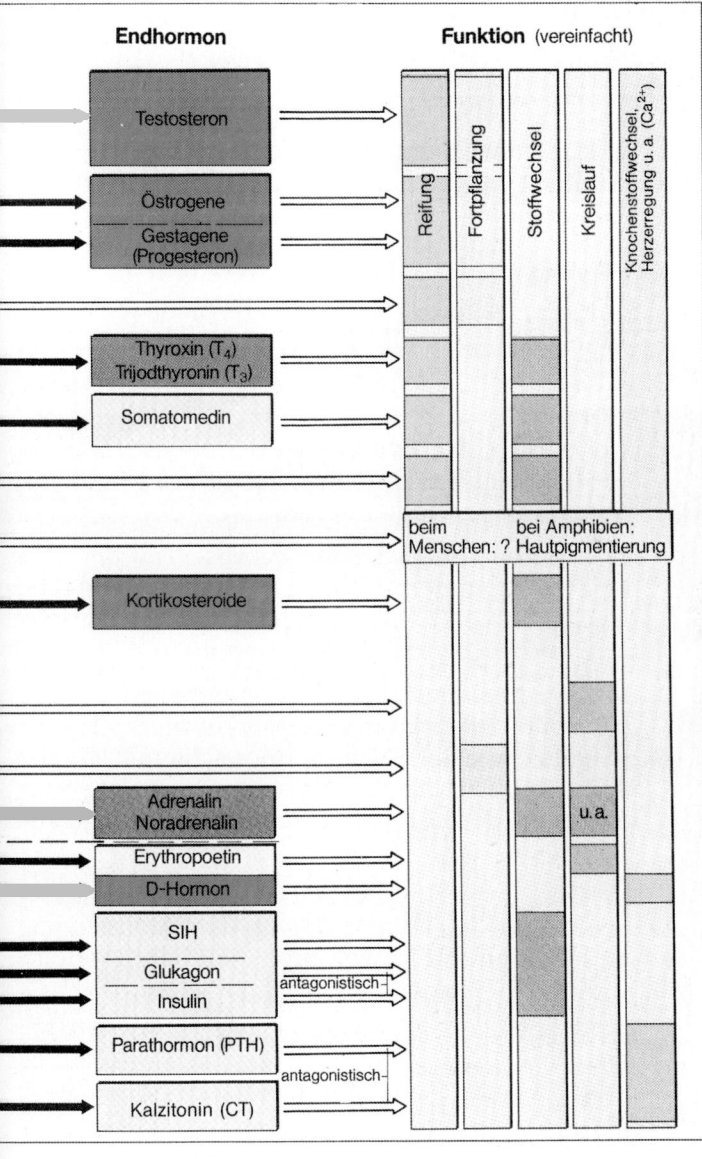

fungshormon (Follikel stimulierendes Hormon FSH).

Thyrotrope Zellen:

In diesen wird das Schilddrüsen stimulierende Hormon (Thyrotropin stimulierende Hormon) TSH gebildet.

Corticotrope Zellen

Corticotrope Zellen:

Sie bilden das auf die Nebennierenrinde wirkende adrenocorticotrope Hormon ACTH.

Zu erwähnen ist noch ein Polypeptid, das Melanotropin, es wird auch in der Adenohypophyse gebildet (Melanozyten stimulierendes Hormon MSH), es reguliert die Melaninsynthese (Pigmentbildung) in den Melanozyten.

Die Neurophypophyse, der nervöse Teil der Hypophyse, ist gleichzeitig auch Speicher- und Abgabeort der im Hypothalamus gebildeten Effektorhormone Oxytocin und Vasopressin.

Der Hypothalamus und die Adenohypophyse sind funktionell eng miteinander verknüpft. Im Hypothalamus werden Steuerhormone für die Hypophyse gebildet, gleichzeitig stehen beide gemeinsam unter dem Einfluß der Rückkoppelungsmechanismen.

Die Tabelle der Abb. 38 zeigt die einzelnen Zusammenhänge, wie Hypothalamus und Adenohypophyse miteinander verknüpft sind und welche Wirkung die einzelnen Hormone haben.

Bei der Bildung und Freigabe der hypothalamischen Hormone spielen hormonale und nervale Mechanismen eine wichtige Rolle. Die Konzentration der abgegebenen Hormone wirkt dabei im Sinne einer negativen Rückkoppelung (s.o.).

Hormone der Adenohypophyse

Follikel stimulierendes Hormon FSH und Luteinisierungs-Hormon LH

Beim Mann beeinflussen FSH und LH die Spermatogenese und die Freisetzung von Testosteron in den Leydigschen Zwischenzellen des Hodens.

Bei der Frau bewirkt FSH die Reifung der Graffschen Follikel im Ovar; das LH löst während der Menstruation die Ovulation aus, in der die reife Eizelle den Follikel verläßt. LH stimuliert die neuen Gelbkörperzellen zur Produktion und Sekretion von Progesteron und Östrogenen. **FSH/LH**

Prolactin PRL

Prolactin stimuliert beim Menschen die Laktation. Der Serum-Prolactin-Spiegel erhöht sich während der Schwangerschaft, während der Stillzeit und unter Streß. Bei einem erhöhten Prolactinspiegel tritt keine Schwangerschaft ein, da gleichzeitig der Gonadotropinspiegel erniedrigt ist: die Ovulation bleibt aus. **PRL**

Somatotropin stimulierendes Hormon STH

Das Somatotropin ist für das körperliche Wachstum verantwortlich, es stimuliert das Wachstum der langen Knochen, vermutlich durch Förderung der enchondralen (im Knorpel liegenden) Verknöcherung. **STH**

Adrenocorticotropes Hormon ACTH und Melanocyten stimulierendes Hormon MSH

Das ACTH stimuliert in der Nebennierenrinde die Synthese und Abgabe der Glucocorticoide. Die Synthese und Sekretion von ACTH scheint mit der von MSH eng verbunden zu sein. Das MSH steigert durch Aktivierung der Melaninsynthese die Pigmentierung der Haut. **ACTH**

Thyreotropin stimulierendes Hormon TSH

Das TSH stimuliert die Synthese und Freisetzung des Schilddrüsenhormons Thyroxin. **TSH**

Wirkung der beiden Hypophysenhinterlappen-hormone Antidiuretin (Vasopressin) und Oxytocin.

Beide Hormone werden im Hypothalamus gebildet und im Hypophysenhinterlappen gespeichert.

ADH

Antidiuretin ADH, eine andere Bezeichnung für das Vasopressin, wirkt auf den distalen Nierentubulus und fördert die Wasserrückresorption.

Das Oxytocin spielt eine Rolle bei der Laktation. Das Saugen des Kindes an der Brustwarze führt über sensorische Nervenbahnen zur Freisetzung von Oxytocin und damit zum Milcheinschuß in die Brustdrüse. Oxytocin wirkt außerdem auf die Kontraktion der Uterusmuskulatur und kann von daher zur Einleitung von Wehen in der Geburtshilfe eingesetzt werden.

Oxytocin

Zirbeldrüse/Epiphyse (Corpus pineale)

Die Epiphyse ist eine an der Hirnbasis gelegene endokrine Drüse. Das Hormon der Epiphyse ist das Melatonin. Die Melatonin-Sekretion soll beim Menschen lichtabhängig sein, man konnte eine hohe Konzentration an Melatonin bei Dunkelheit nachweisen. Die Funktion des Melatonins ist weitgehend unbekannt, es wird eine antigonadotrope Wirkung diskutiert.

Schilddrüse (Glandula thyroidea)

Die Schilddrüse legt sich hufeisenförmig um den Kehlkopf, sie wiegt etwa 30 g und besteht aus zwei Lappen, die über ein Mittelstück miteinander verbunden sind.

Eine doppelte (innere und äußere) Organkapsel umgibt die Schilddrüse. Die charakteristische Baueinheit der Schilddrüse sind die Schilddrüsenfollikel.

In diesen Follikelepithelzellen findet die Synthese des Schilddrüsenhormons statt.

Die Höhe des Epithels schwankt je nach Hormonproduktion; werden die Hormone synthetisiert, wird das Epithel höher.

Das Kolloid in den Follikelzellen besteht aus Thyroglobin, einem Glykoprotein.

C-Zellen

Sogenannte C-Zellen in der Follikelwand, durch entsprechende Färbung kenntlich gemacht, enthalten in ihrer Granula Calcitonin, Somatostatin, Serotonin und Dopamin.

Hormone, die in der Schilddrüse produziert werden, sind Throxin (T4), Trijodthyronin (T3) und Calcitonin.

Eine Besonderheit der Schilddrüse ist, daß die Hormone in großen Mengen extrazellulär gespeichert werden können. Die Hormone liegen in ihrer inaktiven Form vor. Beim Menschen reichen die Vorräte an Thyroxin und Trijodthyronin, um ihn etwa 10 Monate damit zu versorgen.

Das Calcitonin wird allerdings direkt bei Bedarf gebildet.

Die beiden Hormone Thyroxin und Trijodthyronin werden aus dem in der Schilddrüse vorhandenen Glykoprotein/Thyreoglobin durch Jodierung gebildet. Nur durch das Vorhandensein von Jod können die Schilddrüsenhormone gebildet werden.

Wirkungen der Schilddrüsenhormone

Sie steigern die O_2-Aufnahme und den O_2-Verbrauch und wirken auf den Energieumsatz und die Wärmeproduktion und steuern damit den Grundumsatz.

Sie fördern Wachstum und Reifung u.a. von Gehirn und Knochen. Abgebaut werden die Schilddrüsenhormone in der Leber, Milz und Nieren. Sowohl eine Über- als auch eine Unterfunktion der Schilddrüse (Hyper- und Hypothyreose) führen zu einer Vergrößerung des Schilddrüsengewebes (Struma).

Erkrankungen der Schilddrüse haben ihre Ursache in einer Störung durch die Schilddrüse selbst, aber auch in einer Störung des Hypothalamus oder der Hypophyse. Auf die Erkrankungen im einzelnen wird an anderer Stelle eingegangen.

Das Calcitonin, ein Polypeptidhormon, senkt die Kalzium-Konzentration im Blut, in erster Linie durch eine Hemmung der Knochenresorption. Calcitonin spielt damit eine entscheidende Rolle im Kalziumstoffwechsel.

Nebenschilddrüsen (Epithelkörperchen, Glandula parathyroidea)

Bei den Nebenschilddrüsen handelt es sich um vier linsengroße Organe, die in der Regel auf der Rückseite der Schilddrüse liegen. Sie können auch in die Schilddrüse hinein verlagert sein.

Die einzelne Nebenschilddrüse ist von einer bindegewebigen Organkapsel umgeben. Das Innere besteht aus einem Gerüstwerk aus Strängen, Nestern und Läppchen von Nebenschilddrüsenzellen.

Parathormon

Die Nebenschilddrüsen produzieren das Parathormon. Dieses wirkt vor allem auf Knochen, Nieren und die Dünndarmmucosa und kontrolliert den Kalzium- und Phosphathaushalt des Blutes.

Geregelt wird die Parathormonsekretion durch den Kalziumspiegel des Blutes. Bei einer Hypocalziämie wird die Nebenschilddrüse zu einer vermehrten Hormonproduktion stimuliert.

Bei einer Überfunktion der Nebenschilddrüse wird vermehrt Kalzium aus dem Knochen mobilisiert.

Die Knochen werden dadurch brüchiger. Eine Unterfunktion führt dazu, daß der Kalziumspiegel im Blut sinkt; es lagert sich mehr Kalzium in den Knochen ab, der Knochen wird dicker.

Eine verminderte Kalziumkonzentration im Blut kann spastische Kontraktionen der Skelettmuskulatur mit Krämpfen (Tetanie) auslösen. Das Parathormon kann nicht gespeichert werden, es wird bei Bedarf gebildet.

Nebennieren (Glandulae suprarenales)

Die Nebennieren, paarige Organe, liegen retroperitoneal über den Nierenpolen. Sie sind von einer fibrösen Organkapsel umgeben. Unterteilt werden sie in die Nebennierenrinde und das Nebennierenmark. Die gelblich erscheinende Rinde macht etwa 90 % des Nebennierengewebes aus; das innere rötlich-braune Mark etwa 10 %.

Nebennierenrinde NNR

An der Nebennierenrinde, die reichlich mit Gefäßen versorgt ist, lassen sich drei Schichten erkennen:
– Zona glomerulosa
– Zona fasciculata
– Zona reticularis.

In allen Parenchymzellen der Nebennierenrinde werden Steroidhormone produziert.

Die Zona glomerulosa, direkt unter der Organkapsel gelegen, produziert das Aldosteron. In der Zona fasciculata, der breitesten Schicht, werden Glucocorticoide wie Cortisol, Cortison und die Geschlechtshormone (Androgene) gebildet. Die Zellen der Zona fasciculata sind sehr groß und enthalten viele Fetttropfen. Die innere Zona reticularis umgibt das Mark; hier werden auch Cortisol und Androgene produziert.

Cortisol

Die Zona fasciculata und die Zona reticularis werden durch ACTH des HVL reguliert; Überschuß und Mangel dieser Hormone verändern ihre Struktur und ihre Funktion.

Bei einem Mangel an ACTH kommt es zu einer Atrophie dieser beiden Schichten. Ist ACTH in großen Mengen vorhanden, führt dieses wiederum zu einer Hyperplasie und Hypertrophie der Zona fasciculata und der Zona reticularis.

Steroidhormone

So kann also Streß zu einer Vergrößerung der Nebennierenrinde führen; beim Nachlassen des Streß geht die Volumenzunahme wieder zurück. Die in der Nebennierenrinde gebildeten Steroidhormone dienen zur Aufrechterhaltung der Homöostase (des inneren Körpermilieus). Alle hier gebildeten Steroidhormone leiten sich vom Cholesterin ab. Das Cholesterin gelangt auf dem Blutweg in die Nebennierenrinde, kann aber auch direkt hier gebildet werden.

Drei verschiedene Gruppen von Hormonen werden in der Nebennierenrinde gebildet. Die Produktion dieser Hormone wird vom Corticotropin-Relasing-Hormon des Hypothalamus und vom ACTH der Hypophyse gesteuert.

Nach ihrer Wirkung wird zwischen Mineralcorticoiden, Glucocorticoiden und den Geschlechtshormonen Androgenen und Östrogenen unterschieden.

Mineralcorticoide

Hauptvertreter der Mineralcorticoide ist das Aldosteron. Es wird in der Zona glomerulosa produziert; seine Synthese und Sekretion wird durch das Renin-Angiotensin-System gesteuert.

Auch der Natrium- und Kalium-Gehalt, ACTH und die nervösen Komponenten des adrenalinergen und dopaminergen Systems regulieren die Produktion von Aldosteron.

Hauptaufgabe der Mineralcorticoide ist die Regulierung des Wasser- und Elektrolythaushaltes.

Das Aldosteron wirkt auf die distalen und proximalen Nierentubuli. Es stimuliert in der Niere die Natrium-Rückresorption und damit eine Wasserretension.

Gleichzeitig steuern Mineralcorticoide auch die Kaliumausscheidung.

Eine Überproduktion von Aldosteron führt zu einer verstärkten Natrium- und damit Wasserretension sowie einer erhöhten Kaliumausscheidung. Die Inaktivierung des Aldosterons erfolgt überwiegend in der Leber.

Hauptvertreter der Glucocorticoide ist das Cortisol. Es wird in der Zona fasciculata und Zona reticularis gebildet; seine Produktion wird durch ACTH reguliert.

Glucocorticoide

Ausgangsstoff für die Synthese von Cortisol ist Cholesterin (wie bei allen Steroidhormonen). Die Glucocorticoide haben einen Einfluß auf den Stoffwechsel der Kohlenhydrate, der Proteine und der Fette. Sie führen zu Veränderungen des Stoffwechsels in Muskulatur, Fettgewebe, Haut und Leber. Insgesamt haben sie eine katabole Wirkung auf den Stoffwechsel.

Im Knochen bewirken Glucocorticoide eine Demineralisierung.

In der Leber bewirken sie eine Stimulierung der Proteinsynthese und eine Steigerung der Gluconeogenese (Bildung von Glucose aus Aminosäuren) sowie eine Glykogensynthese.

Die Synthese und Freisetzung der Glucocorticoide unterliegt nervalen Reizen, z.B. Streß, Temperaturveränderungen, Hunger oder Infektionen. Bei Streß wird die Ausschüttung von ACTH und damit von Glucocorticoiden erhöht.

Wird ein Patient über längere Zeit mit Cortisol behandelt, dann kann eine dem Diabetes ähnliche Hyperglykämie auftreten.

Pharmakologisch wird die entzündungshemmende und immunsuppressive Wirkung der Glucocorticoide genutzt; daher auch der Einsatz von synthetischen Glucocortoiden nach Organtransplantationen.

Eine Dauertherapie mit Cortison kann zu Störungen des Knochenaufbaus führen (bei Kindern wird das Wachstum gehemmt), zur Osteoporose und zur Muskelschwäche.

Cortisontherapie

Als chemische Verwandte zu den Mineralcorticoiden nehmen Glucocorticoide möglicherweise Einfluß auf den Elektrolythaushalt. So kann eine Cortisontherapie Ursache für die Ödembildung sein. Hohe Cortisondosen erhöhen auch den intraokularen Druck bei Glaukompatienten: die Cortisontherapie kann Katarakte am Auge verursachen.

Aufgrund der entzündungshemmenden und immunsuppressiven Wirkung der Glucocorticoide werden Allergien und Autoimmunerkrankungen heute mit Cortison behandelt. Da die Verbindungen fettlöslich sind, können Cortisonsalben durch die Haut resorbiert werden und entwickeln damit ihre systemische Wirkung.

Nach Beendigung einer Langzeittherapie mit Cortison muß die Dosis langsam gesenkt werden, da hohe Cortisonmengen die ACTH-Ausschüttung und damit die körpereigene Cortisontherapie hemmen. Hohe Cortisonmengen führen zu einer Atrophie der Nebennierenrinde. Ein langsames Absetzen der Cortisontherapie ermöglicht dem Organismus eine Hormonumstellung, d.h. die Nebennierenrinde beginnt langsam wieder mit der Synthese von Glucocorticoiden.

Sexualhormone (Androgene)

Eine direkte biologische Aktivität der Nebennierenrinden-Androgene ist minimal. Hauptvertreter der Androgene, das Testosteron, wird in den Leydigschen Zwischenzellen des Hodens gebildet (s. Kap. Genitalorgane).

Die Androgen-Produktion der Nebennierenrinde ist physiologischerweise ACTH-abhängig.

Nebennierenmark

Das Nebennierenmark NNM wird von der Nebennierenrinde umgeben und setzt sich aus epithoiden Zellen, die wie ein Netzwerk angeordnet sind, zusammen. Die Zellen haben enge Beziehung zu Kapillaren und Venolen. Entwicklungsgeschicht-

lich können NNM-Zellen als postganglionäre **NNM-Zellen**
Neurone aufgefaßt werden. Die Sekretgranula der
Zellen enthalten die Hormone Adrenalin zu 80 %
und Noradrenalin zu 20 %.

Die mikroskopische Struktur des NNM bilden die
chromaffinen Zellen, auch als C-Zellen oder
Phaeochromozyten bezeichnet. Die Vesikel und
Granula dieser Zellen enthalten Katecholamine
(Adrenalin und Noradrenalin).

Die genannten Hormone können in der Sekretgranula der Zellen gespeichert werden. Abgegeben
werden die Hormone aus den Zellen durch Exocy-
tose. Die Freisetzung der Hormone wird durch
nervöse Reize reguliert. Über die Wirkung der
beiden Hormone siehe Kapitel Neurologie.

Langerhanssche Inselzellen

Da das Pankreas als Bestandteil des Gastrointesti-
naltraktes in dem Kapitel Bauchorgane besprochen wurde, soll hier nur noch kurz auf die Langerhansschen Inselzellen eingegangen werden.

Sie bilden den endokrinen Teil des Pankreas. Es
handelt sich dabei histologisch um Zellnester, die
als ovale und runde Zellgruppen von Bindegewe-
ben umgeben im Pankreasgewebe liegen.

Beim Menschen beträgt ihre Zahl um die 1–2 Mil- **Zellgruppen**
lionen. Durch Färbung lassen sich vier verschiedene Zelltypen unterscheiden:

– Alpha-Zellen (A-Zellen)
– Beta-Zellen (B-Zellen)
– Delta-Zellen (D-Zellen)
– pankreatisches Polypeptidbildende Zellen
  (PP-Zellen)

Die färberischen Unterschiede betreffen die
Größe, Form, den Feinbau und den Inhalt ihrer
Sekretgranula. A-Zellen sind Träger des Gluca-

gons, B-Zellen des Insulins, D-Zellen des Somato-statins und PP-Zellen des pankreatischen Polypep-tids.

Wirkungen der Pankreashormone

Das Insulin, ein Proteohormon, bestehend aus 51 Aminosäuren, wird in den B-Zellen des Pankreas gebildet. Die Insulinausschüttung erfolgt über ei-nen erhöhten Blutglucosespiegel. Insulin hat eine anabole Stoffwechselwirkung. Es reguliert den Blutglucosespiegel, indem es die Glucoseauf-nahme in den Muskel- und Fettzellen fördert. Es aktiviert in der Leber die Glykogensynthetase und inaktiviert Enzyme des Glykogenabbaus. Insulin hemmt die Gluconeogenese. Die Hauptwirkung des Insulins besteht darin, den Blutglucosespiegel zu senken. In dem Zusammenhang nimmt Insulin auch Einfluß auf den Fett- und Eiweißstoffwech-sel. (Der genaue Wirkungsmechanismus des Insu-lins wird in Kapitel Stoffwechselkrankheiten be-schrieben.)

Glucagon

Glucagon, ein Polypeptid, wird in den A-Zellen synthetisiert. Es wirkt antagonistisch zum Insulin (s. Kap. Diabetes).

Somatostatin: Möglicherweise hat Somatostatin eine Hemmfunktion auf die Insulin- und Gluca-gonsekretion.

Pankreatisches Polypeptid hemmt die Sekretin-stimulierte Pankreassekretion und im Gastrointe-stinaltrakt die Gastrin-stimulierte Magensäure-produktion.

Gewebshormone

Wie schon erwähnt, werden Gewebshormone au-ßerhalb des endokrinen Systems gebildet. An die-ser Stelle sollen, aufgrund ihrer vielfältigen Wir-kungen, nur die Prostaglandine erwähnt werden.

Prostaglandine, benannt nach ihrem Vorkommen in der Prostata von Schafen, allerdings auch in der menschlichen Samenflüssigkeit nachgewiesen, werden aus essentiellen Fettsäuren synthetisiert.

Prostaglandin

Prostaglandine können im Organismus nicht gespeichert werden, sie werden erst nach Stimulation durch verschiedene physiologische und pathophysiologische Faktoren in den einzelnen Geweben und Organen synthetisiert.

Da die Prostaglandine Derivate der Arachidonsäure (essentielle Fettsäure) sind, kommen sie praktisch in allen Zellen des menschlichen Organismus vor.

Es können auch Prostaglandine gebildet werden, denen das typische Prostaglandin-Gerüst fehlt; dazu gehören Thromboxane und Prostacyclin. Wegen ihrer chemischen Vielfältigkeit werden die einzelnen Prostaglandine mit Buchstaben bezeichnet, z.B. PGA, PGE, PGF u.a. Ihr ubiquitäres Vorkommen spricht für ein vielfältiges Wirkungsspektrum.

Ionentransport

Wichtige Mechanismen der verschiedenen Prostaglandine sind ihre Wirkung auf die Membranstabilität und ihr Einfluß auf den Ionentransport durch Membranen.

Beispiele für Prostaglandin-Wirkungen:

PGE – Kontraktion der Uterusmuskulatur
PGA – Hemmung der Magensaftsekretion
PGF – Blutdrucksteigerung.

Prostaglandine haben ausgeprägte Gefäßwirkungen, diese sind allerdings abhängig vom Prostaglandin-Typ. PGEs wirken vasodilatierend, PGFs und PGAs wirken vasokonstriktorisch.

Prostaglandine hemmen die Freisetzung des adrenergen Neurotransmitters Noradrenalin und können somit zusätzlich indirekt den peripheren Gefäßwiderstand und den Blutdruck regulieren.

Die wichtigsten Wirkungen von Prostacyclin sind Hemmung der Thrombozytenaggregation und die Vasodilatation.

Physiologische Effekte

Physiologische Effekte von Prostaglandinen in der Niere sind:
- Steigerung der Reninfreisetzung
- Hemmung der Vasopressinwirkung
- Regulation der Nierendurchblutung
- Steigerung der Diurese.

Prostaglandine können von der Magenschleimhaut synthetisiert werden. Man vermutet, daß bei der Behandlung entzündlicher Erkrankungen mit Antiphlogistika die schleimhautschützende Wirkung im Magen aufgehoben wird.

Höhere Dosen von Prostaglandinen und Prostacyclin – künstlich verabreicht – hemmen die Säure sekretion und stimulieren die Schleimbildung.

Entzündungen

Eine Beteiligung von Prostaglandinen bei entzündlichen Prozessen gilt heute als gesichert. Verschiedene Symptome der akuten Entzündung, wie Vasodilatation, erhöhte Gefäßpermeabilität, Ödembildung und Schmerz können durch sie hervorgerufen werden. Es hat sich gezeigt, daß Prostaglandine zu einer Sensibilisierung von Schmerzrezeptoren führen. Die Wirkung von Histamin und Bradykinin wird durch Prostaglandine verstärkt. Leukozyten und Monozyten setzen während der Phagozytose Prostaglandine frei.

Nichtsteroidale Antiphlogistika vom Typ Acetylsalicylsäure, Indometacin oder Iboprophen hemmen die Prostaglandin-Synthese: sogenannte Prostaglandin-Hemmer.

Glucocorticoide (Cortison) hemmen dagegen die Prostaglandin-Synthese nicht.

Pharmazeutische Prostaglandin-Hemmer, wie Indometacin und Iboprophen, werden heute in der Rheumatherapie eingesetzt.

Erkrankungen der endokrinen Organe

Erkrankungen der Schilddrüse

Die Struma ist eine sicht- und tastbare Vergrößerung des Schilddrüsengewebes. Verursacht wird
sie durch hypophysäre thyreotrope Stimulation,
wobei sowohl autonome, gut- und bösartige morphologische Prozesse als auch Zysten, Entzündungen und Jodmangel eine Rolle spielen.

Häufigste Ursache ist ein exogener Jodmangel
(z.B. Mangel an Nahrungsjod durch geringen
Fischverzehr). Bedingt durch den Jodmangel, kön-
nen nicht genügend Schilddrüsenhormone Thyro-
xin T4 und Trijodthyronin T3 gebildet werden.
Dieser Mangel bewirkt eine vermehrte TSH-Aus-
schüttung durch den Hypophysenvorderlappen.
Unter dem erhöhten TSH vermehren sich die
Schilddrüsenfollikelzellen, um die T3- und
TS-Synthese auszugleichen. Es entsteht somit eine
Schilddrüsenvergrößerung – Kropf (Struma).

**Schilddrüsen-
vergrößerung
(Struma)**

Die durch die Follikelzellenvermehrung gesteigerte Synthese von T3 und T4 kann zu einer Normalisierung der Blutkonzentration dieser Hormone führen. Man nennt diesen Kropf auch euthy-
reote Struma.

Die Vergrößerung der Schilddrüse kann auch be-
stehenbleiben, wenn der Jodmangel behoben
wird.

Allgemeinsymptome und Lokalsymptome, über
die Strumapatienten klagen, sind: Verstopfung,
Gewichtszunahme, Antriebsarmut, Nervosität und
Schlafstörungen. Inwieweit die Beschwerden thy-
reogen sind, muß abgeklärt werden. Die Lokalsymptome beginnen mit einem „Globusgefühl",
das im späteren Stadium mit Schluck- und Atembeschwerden einhergeht. Die Struma wird dann
sicht- und tastbar.

Globusgefühl

Diagnose

Die Diagnose für einen Kropf ist zunächst eine Inspektion und Palpation. Die Vergrößerung kann auch durch eine Sonographie (Ultraschall) und eine Szintigraphie mit radioaktivem Jod dargestellt werden.

Die Störung im Regelkreis läßt sich durch den sogenannten TRH-Test belegen. Bei dem TRH-Provokationstest wird synthetisches TRH injiziert. Dadurch wird TSH aus dem Hypophysenvorderlappen freigesetzt.

Ein normaler TSH-Anstieg nach TRH-Gabe beweist eine normale Regulation.

Euthyreose

Bei einer Euthyreose erfolgt ein Mindestanstieg von 2,5; dieser liegt bei Jugendlichen meist etwas höher, bei älteren Patienten etwa bei 1,5. Damit kann eine Hypo- oder Hyperthyreose ausgeschlossen werden. Die Struma wird mit Schilddrüsenhormonpräparaten therapiert. Eine unbehandelte Struma kann in eine adenomatöse Form und auch in eine bösartige Veränderung übergehen.

Eine Strumaoperation, aber auch eine Radiojodtherapie, lassen die Hormonbehandlung nur unterbrechen. Die Behandlung mit Hormonen kann jahre-, wenn nicht lebenslang erfolgen.

An Präparaten stehen synthetische Formen von L-Thyroxin und Trijodthyronin zur Verfügung. Verwendet werden auch Kombinationspräparate, in denen beide Hormone vorkommen. Bekannte Schilddrüsenpräparate sind Euthyrox und L-Thyroxin. Die Schilddrüsenpräparate sollten jeweils vor dem Essen (Frühstück) eingenommen werden, da sie dann besser resorbiert werden können.

Hyperthyreose

Die Hyperthyreose, eine auch im Alter recht häufig vorkommende Erkrankung, ist gekennzeichnet durch eine überhöhte Schilddrüsenhormonkonzentration im Blut und im Gewebe.

Die Überfunktion der Schilddrüse mit vermehrter Abgabe der Hormone T3 und T4 beruht auf einer

Störung des Rückkopplungsmechanismus zwischen TSH und den Schilddrüsenhormonen. Eine Hyperthyreose kann auftreten nach einer Überdosierung von Schilddrüsenhormonen, bei einem toxischen autonomen Adenom, nach einer Jodbehandlung eines Knotenkropfes, bei hormonaktiven Geschwülsten und nach einer Schilddrüsenentzündung (Thyreoditis).

Die bekannteste hormonelle Störung dieser Art ist der Morbus Basedow. Er kann in jedem Alter auftreten; Frauen sind häufiger davon betroffen als Männer. Die klassischen Symptome des Basedow sind: Struma und Exophthalmus.

Morbus Basedow

Die Ursache für den Basedow ist weitgehend unbekannt, möglicherweise gibt es eine familiäre Disposition für die Erkrankung.

Der M. Basedow gilt als eine Autoimmunerkrankung, in der T-Lymphozyten fälschlicherweise Schilddrüsenzellen als Antigene betrachten und die B-Lymphozyten zur Synthese von Antikörpern anregen. Einer dieser Antikörper wirkt wahrscheinlich direkt gegen TSH-Rezeptoren in der Schilddrüsenzellmembran und stimuliert die Schilddrüsenzelle zu einer Wachstumszunahme und Überfunktion. Dieser Antikörper wird als TSI (Thyroid stimulating Immunglobulin) bezeichnet.

Antikörper TSI

Das TSI wurde bei 90 % der Patienten mit M. Basedow nachgewiesen. Die klinischen Symptome des M. Basedow sind bei jüngeren Patienten: Herzklopfen, Nervosität, rasche Ermüdbarkeit, Hyperkinese, Diarrhoe, starkes Schwitzen, Hitzeunverträglichkeit und Haarausfall. Eine thyrotische Augenveränderung und eine leichte Tachykardie können auftreten. Bei älteren Patienten stehen cardiovaskuläre und myopathische Veränderungen im Vordergrund. Ein Verlust der Muskelmasse kann so massiv sein, daß der Patient nicht ohne Hilfe von einem Stuhl aufstehen kann.

Bei über 60jährigen Patienten sind die Hauptsymptome Herzklopfen, Dyspnoe, Tremor, Nervosität und Gewichtsverlust.

Die Augensymptome beim Basedow sind nicht obligatorisch; weite Lidspalte, Exophthalmus, Lidödeme, Glanzauge, Augenmuskelschwäche können auftreten.

Die Exophthalmopathie in Form eines Exophthalmus entsteht durch die Einlagerung von Antigen-Antikörper-Komplexen in die Orbitalmuskulatur (Augenhöhlenmuskulatur), wodurch eine entzündliche Immunkomplexreaktion entsteht.

TRH-Test

Die Diagnose eines Basedow kann gesichert werden durch verschiedene Laborteste wie TRH-Test, Trijodthyronin RIA Radio Immuno Assay; letzter ist über die Norm erhöht. Der TRH-Test ist immer negativ. Befunde wie Blutdruck- und Pulsamplitude EKG, Gewicht können auch auf eine Hyperthyreose deuten. Die Therapie des M. Basedow ist mit drei Verfahren möglich:

1. Verabreichung von Thyreostatika
2. Subtotale operative Entfernung der Schilddrüse
3. Radiojodtherapie der Schilddrüse mit 131 Jod

Eine Radiojodbehandlung kann nur in Spezialstationen durchgeführt werden. Die subtotale Thyroidektomie ist angezeigt bei Patienten mit übergroßer Struma.

Jodbehandlung

Die Patienten müssen über einen Zeitraum von 6 Wochen zunächst medikamentös behandelt werden, um einen euthyrotischen Zustand vor dem Operationstermin zu erreichen.

Bei der Operation sollten etwa 5 g des Schilddrüsengewebes zurückbleiben. Wichtig bei dem Eingriff ist der Erhalt der Nebenschilddrüsen. Eine totale Schilddrüsenentfernung ohne anschließende Substitution mit Hormonen ist nicht mit dem Leben vereinbar.

Bei einer Hypothyreose ist die Schilddrüse nicht mehr in der Lage, genügend Hormone zu produzieren.

Die primäre Hypothyreose entsteht durch eine Insuffizienz der Schilddrüse selbst; die sekundäre entsteht durch ein Defizit an TSH, und die tertiäre ist auf einen Mangel an TRH im Hypothalamus zurückzuführen. Eine andere Ursache wäre eine Veränderung des Zellrezeptors für T4. Bei einer primären Hypothyreose ist die Schilddrüse selbst insuffizient; Operationen, Bestrahlungen, chronische Infekte, aber auch Autoimmunprozesse schädigen die Schilddrüse.

Hypothyreose

Die Beschwerden und Symptome sind gerade bei älteren Menschen schwer zu deuten. Bei ihnen weichen die Symptome oft von geläufigen Lehrbuchbeschreibungen ab; Schilddrüsenerkrankungen bei Älteren sind schwer zu diagnostizieren, da die Symptome gleichzeitig auch auf andere internistische Erkrankungen zutreffen.

Eine Hypothyreose kann von einer Struma begleitet sein. Bei einer Hypothyreose treten zwei typische Veränderungen in den Vordergrund. Die Haut ist teigig geschwollen, vor allem um die Augen und die Wangen. Besonders auffällig ist die Schwellung im Liegen. Die Haut von Hypothyreosepatienten ist trocken und schilfrig. Schilddrüsenhormone wirken in verschiedenen Zellen (Geweben), so kann ein Defizit auch zu einer Vielzahl von Symptomen führen. Charakteristisch für die Hypothyreose ist eine Akkumulation von Glykosaminoglykanen (Mukopolysacchariden) im intestinalen Gewebe. Diese Ansammlung der Glykosaminoglykane ist vermutlich verantwortlich für die Entstehung von Ödemen in der Haut, im Herzmuskel und in der gestreiften Muskulatur (Myxödeme).

Hautveränderung

Symptome bei Hypothyreosepatienten sind: hohe Ermüdbarkeit, Schlafbedürfnis, menstruelle Irre-

Symptome

gulationen (oft treten Schilddrüsenveränderungen bei Frauen in der Menopause auf), Gewichtszunahme, trockene Haut, Myxödem, struppiges, grobes Haar. Da, wie bereits erwähnt, Schilddrüsenhormone überall in den Geweben vorkommen, zieht ein Mangel sehr weite Kreise.

Die Diagnose für eine Hypothyreose wird durch den TRH-Test bestätigt. Therapeutisch muß die Unterfunktion der Schilddrüse mit synthetischen Hormonen substituiert werden. Die Tagesdosis wird anfänglich über einen Zeitraum gesteigert, bis die Erhaltungsdosis erreicht ist. Die Patienten müssen oft lebenslang die Hormonpräparate einnehmen.

Autonomes Adenom

Das Adenom entspricht einem szintigraphischen Befund.

Die Ursache für die Entstehung ist weitgehend unbekannt, ein Jodmangel könnte von Bedeutung sein.

Das gewucherte, neugebildete Strumagewebe nimmt häufig knotige Beschaffenheit an. Das Schilddrüsengewebe geht z. T. zugrunde, narbig veränderte Bezirke bleiben zurück, die sich als sogenannte „Kalte" Areale in der Szintigraphie darstellen.

Gründe für die Vermehrung der Schilddrüsenfollikel gibt es nicht. Mit der Follikelvermehrung entstehen Zellgebiete mit vermehrter und verminderter Aktivität. Aus den einzelnen Follikeln findet eine Hormonfreisetzung statt, die in keiner Beziehung zum Hormonbedarf erfolgt. Diesen Zustand bezeichnet man als Autonomie, da er nicht der hypothalamischen Steuerung unterliegt.

Die Symptome des Adenoms sind ähnlich denen einer Hyperthyreose. Herzbeschwerden, Nervosität, Schwitzen und Gewichtsschwankungen stehen an erster Stelle, exophthalamische Augensymptome fehlen. Die Diagnose wird durch die Szintigraphie gesichert.

Nur die thyreoidale Autonomie mit latent oder manifest hyperthyreoter Stoffwechsellage muß immer behandelt werden. Es empfiehlt sich eine Strumaresektion oder bei älteren Patienten die Radiojodtherapie.

Die subakute Thyroiditis ist eine Entzündung der Schilddrüse durch eine virale Infektion. Eine Reihe von Viren wie Mumpsviren, Coxsackieviren können die Schilddrüse befallen.

Schilddrüsen-entzündung (Thyroiditis)

Die Patienten haben Fieber mit Schüttelfrost. Meist kommt es zur Spontanheilung, selten entwickelt sich daraus eine Hypothyreose. Die chronische Thyroiditis (Hashimoto) kommt bei 40- bis 50jährigen häufiger vor, oft in Verbindung mit einer perniziösen Anämie. Die Hashimoto-Thyroiditis ist vermutlich eine Autoimmunerkrankung. Es treten Antikörper gegen Thyreoglobin und gegen Schilddrüsenkolloid auf. Pathologisch kommt es zu einer Hyperplasie mit schmerzhafter Struma und Störungen der hormonellen Funktion. Nach längerem Verlauf tritt eine Hypothyreose ein.

Die Hashimoto-Thyroiditis muß mit synthetischen Schilddrüsenhormonen behandelt werden.

Mit dem Alter nimmt der Anteil der aggressiven Schilddrüsentumore zu. Zu unterscheiden sind:

Schilddrüsen-karzinome

- follikuläres und papilläres Karzinom
- medulläres Karzinom – die calcitoninbildenden C-Zellen betreffend
- Plattenepithelkarzinome

Die Frühsymptome eines Karzinoms können denen einer Struma ähneln. Spätsymptome sind Lymphknotenvergrößerungen und Schmerzen, die bis in die Kiefergegend und die Ohren ausstrahlen.

Die klinische Diagnose stützt sich auf sonographische und szintigraphische Untersuchungen. Die Therapie der Wahl ist hier eine totale chirurgische Thyreoidektomie. Eine Schilddrüsenhormonsubstitution ist danach unumgänglich.

Altersabhängige Veränderungen der endokrinen Organe, wie Hypothalamus, Hypophyse, Nebennieren, führen zu einer veränderten Hormonwirkung. Die Regelkreise sind im Alter verändert, d.h. oft gestört.

Für den Arzt bedeutet das, mit Hilfe einer ausgedehnten Diagnostik die Störungen zu erkennen und, wenn erforderlich, Hormonmängel auszugleichen.

Erkrankungen der Nebenschilddrüse

Hyperparathyreoidismus

Beim primären Hyperparathyreodismus, auch als autonomer Hyperparathyreodismus bezeichnet, liegen in etwa 80 % der Fälle Adenome der Nebenschilddrüse vor.

Die Nebenschilddrüse produziert unkontrolliert große Mengen an Parathormon. Viele Patienten haben keine Symptome, und die Überfunktion wird rein zufällig bei Routineuntersuchungen entdeckt, z.B. wenn der Serumkalziumspiegel erhöht ist.

Die Ursache dieser Erkrankung ist bisher unbekannt; man vermutet einen genetischen Zusammenhang, da in einigen Familien diese Erkankung gehäuft auftritt.

Histologisch ist die abnorme Nebenschilddrüse bei den Patienten hyperplastisch, adenomatös oder maligne.

Parathormon

Das vermehrte Parathormon steigert die Kalzium-Rückresorption in der Niere, die Kalzium-Resorption aus dem Darm und die Kalzium-Mobilisation aus dem Skelett. Dieses führt zu einer Hyperkalziämie. Die durch das Parathormon induzierte Kalzium-Mobilisation aus dem Knochen führt zu einem vermehrten Knochenabbau.

Die Fibrosteoklasie (Osteodystrophia fibrosa generalisata, Morbus Recklinghausen) mit Knochenschmerzen und Spontanfrakturen gehören zu den wichtigen Erscheinungen des Hormonüberschusses.

Klinische Symptome eines primären Hyperparathyreoidismus sind in erster Linie zentralnervöser Art; betroffen ist allerdings auch der Gastrointestinaltrakt.

Hyporeflexie, Depressionen, Übelkeit, Erbrechen, Obstipation, Magen- und Darmgeschwüre sowie Polyurie können entstehen. Es treten auch Knochenschmerzen und Spontanfrakturen auf. Die arterielle Hypertonie ist die Folge einer konstriktorischen Wirkung des Kalziums auf die glatte Muskulatur.

Polyurie

Je nach Stadium tritt eine Hypo- oder Hyperphosphatämie auf. Die alkalische Phosphatase ist durch die gesteigerte Osteolastentätigkeit im Serum erhöht. Auch im EKG können Veränderungen auftreten. Röntgenologisch läßt sich die Osteoklasie besonders an den Händen und am Unterkiefer nachweisen. Es besteht die Gefahr, daß sich das mobilisierte Kalzium in verschiedenen Organen ablagern kann.

Die Therapie des primären Hyperparathyreoidismus ist eine operative Entfernung des oder der Adenome. Ist bei älteren Patienten keine Operation möglich, muß die Zufuhr von Kalzium von außen gesenkt werden. Der Patient muß eine streng kalziumarme Kost zu sich nehmen.

Der sekundäre Hyperparathyreoidismus entsteht dadurch, daß ein niedriger Kalziumspiegel im Blut die Parathormoninkretion stimuliert. Auch ein hoher Phosphatspiegel kann zu einer Steigerung des Parathormonspiegels beitragen.

Die sekundäre Form kommt häufig bei einer chronischen Niereninsuffizienz, einer Malabsorptionsstörung und bei Vitamin-D-Mangel vor.

Meist sind alle Nebenschilddrüsen vergrößert. Therapeutisch müssen die Kalzium-Zufuhr und der Serumphosphatspiegel reguliert werden. Gaben von Vitamin D sollen die Kalzium-Resorption erhöhen.

Hypoparathyreoidismus

Ein Hypoparathyreoidismus tritt in erster Linie nach Schilddrüsen- und Nebenschilddrüsen-Operationen auf.

Da Magnesium für die Ausschüttung des Parathormons wichtig ist, kann ein Magnesium-Mangel, der im Alter nicht selten ist, z.B. durch eine Malabsorption auch zu einer Unterfunktion der Nebenschilddrüse führen. Hauptsymptom des Hypoparathyreoidismus ist eine parathyreoprive Tetanie mit schweren Muskelkontraktionsstörungen. Ein akuter Anfall kann tödliche Folgen haben; hier muß sofort eine 20%ige Kalzium-Glukonatlösung intravenös injiziert werden.

Therapiert wird die Unterfunktion der Nebenschilddrüse mit Gaben von Kalzium und Vitamin D.

Erkrankungen der Nebennieren

Cushing-Syndrom

Das Cushing-Syndrom ist – welcher Ursache auch immer – gekennzeichnet durch eine Überproduktion an Glycocorticoiden. Die Pathogenese dieser Erkrankung ist eine Regulationsstörung der Hypothalamus-Hypophysen-Nebennierenrinden-Achse. Die Störungen liegen in erster Linie im Hypothalamus und in der Hypophyse. Bei einem hypothalamischen Cushing sind der ACTH- und der CRH-Wert erhöht, während beim hypophysären Cushing nur der ACTH-Serumspiegel erhöht ist.

Das Cushing-Syndrom wird durch Adenome des Hypophysenvorderlappens oder durch Nebennierenrindenadenome verursacht. Die hohen Serumcortisolwerte bremsen die CRH- und ACTH-Inkretion (Abgabe). Der Tag-Nacht-Rhythmus für die Produktion der Hormone ist aufgehoben, es besteht eine konstante Sekretion; man spricht sogar von einer Verdoppelung der Cortisolproduktion. Beide Nebennierenrinden sind hyperplasiert.

Die klinischen Symptome des Cushing sind Büffelnacken, Stammfettsucht, Vollmondgesicht, Muskelatrophie, Knöchelödeme, Osteoporose und Hypertonie, bei Frauen tritt eine Amenorrhoe auf.

Klinische Symptome

Nicht nur das Cortisol wird beim Cushing vermehrt gebildet, auch die anderen in der Nebennierenrinde gebildeten Hormone wie Aldosteron und Androgene werden vermehrt synthetisiert. Zur Beseitigung des Cushing-Syndroms müssen Nebennierenrindentumore entfernt werden. Erfolgt eine beidseitige Adrenalektomie, muß lebenslang mit Cortisol substituiert werden.

Liegt die Ursache für ein Cushing in der Hypophyse, wird diese ganz oder teilweise entfernt.

Unterfunktion der Nebennierenrinde (Morbus Addison)

Unterschieden wird zwischen einer primären Nebennierenrinden-Insuffizienz, bei der ein Versagen der Nebennierenrinde selbst zugrunde liegt, und einer sekundären Insuffizienz, die auf einer Unterfunktion des Hypophysenvorderlappens und/oder Hypothalamus beruht.

Morbus Addison

Das Erkrankungsalter liegt zwischen 40 und 50 Jahren; bei älteren Menschen tritt die Krankheit selten auf.

Als Ursache des Morbus Addison (primäre NNR-Insuffizienz) werden heute immunologische Prozesse angenommen. Er kann gleichzeitig mit anderen Autoimmunerkrankungen wie perniziöser Anämie auftreten.

Eine Erstmanifestation kann auch im Rahmen anderer Erkrankungen wie Tuberkulose, Intoxikationen, nach Operationen und während der Schwangerschaft erfolgen. Der Zustand nach beidseitiger Adrenalektomie kann ebenfalls zum M. Addison führen.

Hormonmangel

Die Symptome des Addison sind gekennzeichnet durch den Mangel an allen Nebennierenrinden-Hormonen und der vermehrten ACTH-Sekretion. Die Stimulation der Melanozyten durch ACTH führt zu einer vermehrten Pigmentierung der Haut und der Schleimhaute. Die bräunliche Pigmentierung der Haut (danach wird der M. Addison auch als Bronzekrankheit bezeichnet) fällt bei der Untersuchung als diagnostisches Kriterium ins Gewicht.

Die klinischen Symptome des M. Addison sind: Hypotonie, Tachykardie, Anämie, Gewichtsverlust mit Dehydration, Neigung zu Obstipation; gelegentlich klagt der Patient auch über Diarrhoen, Muskelkrämpfe und Symptome einer Hypoglykämie. Bei Frauen kann die Erkrankung zum Fehlen der Pubes und Axillarbehaarung, bei Männern zur Verminderung der Körperbehaarung führen.

An psychischen Veränderungen können Depressionen, Konzentrationsminderung, rasche Ermüdbarkeit und Verlangsamung auftreten.

Die Addison-Krise, eine akute lebensbedrohliche Verschlechterung der NNR-Insuffizienz mit akuten abdominellen Schmerzen, Hypotonie, Dehydration und einer Hypoglykämie, führt zum Koma. Hier müssen sofort Glucocorticoide und Mineralcorticoide parenteral substituiert werden. Die Diagnose für einen M. Addison wird gesichert durch erhöhte ACTH-Werte und niedrige Cortisolwerte im Plasma.

Behandelt wird der M. Addison durch eine Substitutionstherapie mit Glucocorticoiden und Mineralcorticoiden.

Die sekundäre NNR-Insuffizienz

Nebennieren-insuffizienz

Ursachen der sekundären Insuffizienz sind hypophysäre Erkrankungen, die zu einem Mangel an ACTH führen, oder Störungen im Hypothalamus, die zu einer verminderten Produktion von CRF (Corticotropin Releasing Factors) führen.

Bei der sekundären NNR-Insuffizienz findet man keine Hyperpigmentierung, die Haut des Patienten ist eher blaß. Diese Blässe ist auf einen Mangel an MSH (welches durch Mangel an ACTH nicht gebildet werden kann) zurückzuführen. Behandelt wird die sekundäre NNR-Insuffizienz mit Corticoiden.

Beim primären Aldosteronismus liegt eine Überproduktion von Aldosteron zugrunde. Ursache für diese Erkrankung, die auch als Conn-Syndrom bezeichnet wird, ist ein Nebennierenrinden-Adenom. Symptome sind Hypertonie sowie Elektrolytveränderungen wie Hypokaliämie. Die Patienten klagen über Kopfschmerzen, Muskelschmerzen, Polyurie, Nykturie. Diese Symptome sind auf die Hypertonie zurückzuführen.

Primärer Aldosteronismus

Die Erkrankung ist relativ selten, therapiert wird sie durch chirurgische Entfernung des Adenoms.

Ursache für das adrenogenitale Syndrom ist eine NNR-Hyperplasie, bedingt durch einen Rindentumor (Adenom). Enzymdefekte führen zu einer Androgenüberfunktion.

Adrenogenitales Syndrom

Wichtige klinische Symptome sind hoher Salzverlust (dieser ist abhängig von der Produktion der

Mineralcorticoide) und Virilisierung (Vermännlichung bei Frauen). Frauen können einen Bartwuchs und einen Stimmbruch haben.

Erkrankungen des Nebennierenmarks

Wie schon erwähnt, werden in dem Nebennierenmark die Hormone Adrenalin und Noradrenalin gebildet. Eine NNM-Insuffizienz spielt im Alter kaum eine Rolle, kann aber diffentialdiagnostisch von Bedeutung sein. An dieser Stelle soll nur ein Tumor des NNM erwähnt werden, das Phäochromozytom, das zu einer Überfunktion des NNM führt. Phäochromozytome sind relativ selten, sie gehen in etwa 80 % der Fälle von den chromaffinen Zellen des Nebennierenmarks aus. Die Erkrankung manifestiert sich zwischen dem 2. bis 5. Lebensjahrzehnt, Männer und Frauen sind gleichhäufig betroffen.

Hypertonie

Leitsymptom des Tumors ist eine Hypertonie, wobei zwischen einer Dauerhypertonie und anfallsweisen Hochdruckkrisen (paroxysmale Hypertonie) unterschieden werden muß. Bei der paroxysmalen Form wird der Blutdruckanstieg durch psychische und physische Stimulation ausgelöst und erreicht systolische Werte von 200 bis 300 mmHg.

Die Patienten klagen über Kopfschmerzen, Übelkeit, Gliederschmerzen, Sehstörungen und eine Oligurie während einer Blutdruckkrise. Bei Patienten mit einer Dauerhypertonie besteht immer Verdacht auf ein Phäochromozytom.

Die Hypertonie wird ausgelöst durch erhöhte Freisetzung von Adrenalin und Noradrenalin, in einigen Fällen auch durch Dopamin aus den chromaffinen Zellen des NNM. Oft ist bei den Patienten auch eine Hyperglykämie und eine Hyperlipolyse nachweisbar.

Die Diagnose stützt sich zum einen auf die erhöhten Adrenalin- und Noradrenalinwerte im Plasma und im Urin, zum anderen kann der Tumor durch die Computertomographie nachgewiesen werden.

Therapiert werden kann das Phäochromozytom nur durch Entfernung des Tumors.

1. Was wird unter einem negativen Rückkoppelungsmechanismus verstanden?

Wiederholungsfragen

2. Welche wichtigen Zentren finden sich im Hypothalamus?
3. Wie heißen die Hormone der Adenohypophyse?
4. Wovon ist die Bildung des Schilddrüsenhormons abhängig?
5. Welche Aufgabe hat das Calcitonin und wo wird es gebildet?
6. Was bewirkt eine Überfunktion der Nebenschilddrüsen?
7. Welche Hormone werden in der Nebennierenrinde synthetisiert?
8. Welche Wirkungen der Prostaglandine sind bekannt?
9. Warum muß bei einer totalen Schilddrüsenentfernung immer mit Hormonen substituiert werden?
10. Was sind die Symptome eines Morbus Cushing?
11. Welche äußerlichen Veränderungen zeigt der Morbus Addison?
12. An welche Krankheit muß bei einer Dauerhypertonie oder einer anfallsweisen Hochdruckkrise immer gedacht werden?

Stoffwechsel-
erkrankungen

Diabetes mellitus

Der Diabetes mellitus ist eine erbliche, chronische Stoffwechselkrankheit. Sie beruht auf einem absoluten oder relativen Mangel an Insulin und führt bedingt dadurch zu einer Erhöhung der Glukosekonzentration im Blut. Nicht nur eine Hyperglykämie, sondern auch eine Glukosurie und eine Polydipsie (Durst) kennzeichnen das klinische Bild des Diabetes.

Insulin, ein Hormon des Pankreas, wird in den B-Zellen des Pankreasinselapparates gebildet. Es besteht aus 2 Peptidketten (A- und B-Kette), die durch Disulfidbrücken miteinander verbunden sind. Die Hormonausschüttung wird durch die Blutglukosekonzentration reguliert. Ein Anstieg der Glukose in der extrazellulären Flüssigkeit stimuliert die B-Zellen zu einer Insulinsekretion.

Insulin

Auch andere Substanzen können die Insulinsekretion fördern. Hierzu gehören Zucker wie Fruktose, Mannose, Hormone wie das Wachstumshormon (ACTH), Glukagon, Sekretin, Pankreozymin, verschiedene Aminosäuren und kurzkettige Fettsäuren.

Von besonderem Interesse ist die Insulinstimulierung durch Sulfonylharnstoffe; diese werden heute in der Diabetes-mellitus-Behandlung therapeutisch eingesetzt.

Katecholamine, β-Rezeptorenblocker und Somatostatin hemmen die Insulinsekretion. Dieses ist auch der Grund dafür, daß häufig kurz vor Operationen ein Diabetes auftreten kann.

Insulin hat eine biologische Halbwertszeit von 30 Minuten. In der Leber werden die beiden Disulfidbrücken des Insulins aufgespalten. Anschließend werden beide durch die Proteasen der Leber abgebaut.

Wirkungs-mechanismus des Insulins

Die wichtigste und bekannteste Wirkung des Insulins ist die Beeinflussung des Glukosetransportes und die Hemmung der Lipolyse. Ein Insulinausfall führt demzufolge zu einer Hyperglykämie mit den schweren Folgen eines Coma diabeticums und zu einer überstürzten Lipolyse (gesteigerte Mobilisation von Triglyzeriden aus dem Fettgewebe) mit Ketonkörperbildung.

Die drei insulinsensitiven Zelltypen sind: Leber-, Muskel- und Fettzelle.

Insulinwirkung auf Stoffwechselprozesse (nach Hepp)

Prozeß	Organ
1. Stimulation des Membrantransportes von:	
Zuckern	Fettgewebe, Muskel
Aminosäuren	Fettgewebe, Muskel
Ionen	Leber, Fettgewebe, Muskel
2. Anabole Wirkung durch:	
Stimulation der Proteinsynthese	Fettgewebe, Muskel
Stimulation der Glykogensynthese	Fettgewebe, Muskel, Leber
Stimulation der Triglycerid- und Fettsäuresynthese	Fettgewebe, Leber
3. Antikatabole Wirkung durch:	
Hemmung der Lipolyse	Fettgewebe (Leber)
Hemmung der Proteolyse	Muskel, Leber
Hemmung der Glukoneogenese*	Leber

* Strenggenommen gehört die Glukoneogenese als Syntheseweg nicht zu den katabolen Stoffwechselprozessen, sie ist aber unter katabolen Bedingungen gesteigert und mit katabolen Prozessen (z.B. Proteolyse) verknüpft

Bei der Insulinwirkung an der Zelle müssen verschiedene Schritte unterschieden werden. Das Hormon wird zunächst an einen Rezeptor in der Plasmazellmembran gebunden. Anschließend kommt es zur Übertragung des Hormonsignals auf die Membranfunktion.

Nun werden die sogenannten Überträgersubstanzen (Messenger) gebildet, danach erfolgt die Steuerung von Schlüsselenzymen und damit die Regelung verschiedener Stoffwechselprozesse. Hauptaufgabe des Insulins im Stoffwechsel ist die Beeinflussung des Transportes von Glukose durch die Zellmembran der Muskel- und Fettzellen.

Messenger

Vermutlich erfolgt die Glukoseaufnahme mittels eines aktiven, carriervermittelten Transportsystems, das durch Insulin aktiviert wird. Die Leberzelle nimmt Glukose durch Diffusion auf; hier scheint Insulin mehr auf die Schlüsselenzyme des Kohlenhydratstoffwechsels zu wirken. Auch der Aminosäuretransport in die Muskel-, Leber- und Fettzellen wird durch Insulin verstärkt.

Hauptgegenspieler des Insulins ist das Glukagon. Es wird in den A-Zellen der Langerhansschen Inseln gebildet. Ein Abfall des Blutglukosespiegels führt zu einer vermehrten Ausschüttung von Glukagon.

Glukagon

Die Hauptwirkung des Glukagons betrifft die Glykogenolyse (den Abbau des Glykogens) und die Glukoneogenese (die Neubildung von Glukose aus Aminosäuren z.B.) in der Leber.

Wie schon erwähnt, beruht der Diabetes auf einem absoluten oder relativen Mangel an Insulin. Die Ursachen für einen Insulinmangel können sein:

Biochemische Grundlagen

- eine gestörte Insulinsynthese
  bzw. Insulinsekretion
- fehlerhafte Struktur des Insulins:
  dadurch bleibt das Insulin unwirksam
- Störungen, die die Rezeptorkapazität betreffen
- gestörte Insulinwirkung durch hormonelle
  Antagonisten.

Ein Insulinmangel betrifft vorwiegend die Stoffwechsellage in Muskulatur, Leber und Fettgewebe. Die bei Insulinmangel auftretende Hyperglykämie erklärt sich aus der mangelhaften peripheren Glukoseverwertung und aus der gesteigerten Glukoseneubildung. Um der Glukoseverwertungsstörung entgegenzuwirken, werden glukoplastische Aminosäuren, Glyzerin und Laktat für die Glukoseneubildung bereitgestellt. Durch den Insulinmangel kommt es zu einer gesteigerten Lipolyse und damit zu einem Anstieg der freien Fettsäuren im Serum. Dieses Überangebot führt zu einer vermehrten Bildung von Ketonkörpern.

Ketonkörper

Eine vermehrte Produktion und Ausscheidung von Ketonkörpern führt gleichzeitig zu Natrium- und Kaliumverlusten und damit zur metabolischen Azidose, d.h. Störungen im Säure-Basen-Haushalt.

Das klinische Symptom des Diabetes mellitus ist die Hyperglykämie. Hohe Blutglukosekonzentrationen führen zur Glukosurie und damit zur Polyurie. Die überschüssige Glukose wird mit dem Harn ausgeschieden. Gleichzeitig wird vermehrt Flüssigkeit ausgeschieden, als Folge der vermehrten Harnausscheidung entsteht der Durst. Klinische Anzeichen, die für einen Diabetes sprechen können, sind:

– Gewichtsabnahme
– Anfälligkeit gegenüber Infektionen
– Hautjucken
– Heißhunger, aber auch Appetitlosigkeit
– Potenzstörungen
– Ausbleiben der Monatsblutung
– Schwindel und Kopfschmerzen
– Sehstörungen.

Formen des Diabetes mellitus

1. Typ-I-Diabetes
2. Typ-II-Diabetes mit und ohne Adipositas

3. Diabetes als Folge von Pankreaserkrankungen, endokrinen Störungen, medikamentös und chemisch ausgelöst

Typ-I-Diabetes

Der Typ-I-Diabetes, der insulinabhängige Diabetes, beruht auf einem absoluten Insulinmangel. Er tritt meist im Alter von 20 Jahren auf und wird auch als juveniler Diabetes bezeichnet.

Die Disposition zum Diabetes ist genetisch bedingt, wobei Typ I und Typ II unterschiedlich vererbt werden. Heute weiß man, daß der Typ I weniger stark vererbt wird als der Typ-II-Diabetes. Als mögliche Pathogenese des Typ-I-Diabetes werden heute zunehmend Faktoren wie „Virusinfektion" und „Autoimmunerkrankung" diskutiert. Eine Virusinfektion, wie die Erreger von Mumps, Röteln und Masern, führen offenbar zur Zerstörung der B-Zellen. Möglicherweise bedarf es aber einer genetischen Prädisposition für die B-Zellen-Schädigung.

Für die Autoimmuntheorie bei der Pathogenese des Typs I spricht der Nachweis von Inselzellantikörpern. Der Typ I macht etwa 10 % der Gesamtheit der Diabetiker aus.

Typ-II-Diabetes

Der Typ-II-Diabetes ist gekennzeichnet durch einen relativen Insulinmangel. Über die wesentlich stärkere Erblichkeit des Typs II wurde bereits gesprochen.

Das Verhalten der Insulinrezeptoren scheint bei der Pathogenese des Typ-II-Diabetes eine wesentliche Rolle zu spielen. Bei der Mehrzahl der Typ-II-Diabetiker liegt eine durch Überernährung induzierte Fettsucht vor. Diese begünstigt wiederum eine Insulinresistenz. Die bei der Fettsucht bestehende Hyperglykämie löst eine andauernde Hyperinsulinämie aus.

Eine Hyperinsulinämie führt zu einer sogenannten „down regulation" der Insulinrezeptoren, die in

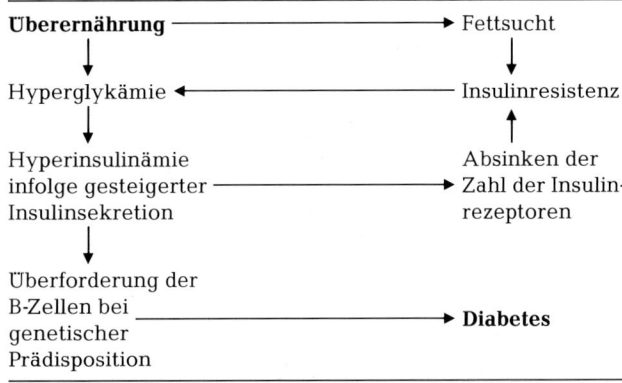

Von der Überernährung zum Diabetes – ein Teufelskreis

ihrer Zahl absinken. Die daraus resultierende Insulinresistenz verstärkt wiederum die Hyperglykämie. Dauert dieser „circulus vitiosus" länger an, kommt es bei vorhandener genetischer Prädisposition zu einer Überforderung der B-Zellen, und der Typ-II-Diabetes kann sich manifestieren.

Levine hat dazu sicherlich etwas Treffendes gesagt: „Wer genügend alt und dick ist, wird diabetisch."

Die Hauptursache des Typ-II-Diabetes ist das Übergewicht infolge Fehlernährung bzw. einseitige Ernährung. Auch der Bewegungsmangel wirkt sich ungünstig auf die Entstehung des Diabetes aus. Mehr Muskelarbeit kann zusätzlich Glukose verbrennen und spart dabei Insulin ein. Der Typ-II-Diabetes bleibt häufig lange Zeit unentdeckt; ihm geht ein längeres latentes Stadium der Manifestation voraus.

Diabetes im Alter

Die Diabeteshäufigkeit steigt mit zunehmendem Alter. 85–90 % der Diabetiker sind über 45 Jahre. Andere Diabetessyndrome sind Pankreaserkrankungen aller Art. Auch eine Pankreatektomie führt zu einem Diabetes.

In unterentwickelten tropischen und subtropischen Ländern der Dritten Welt kommen noch andere Diabetessubtypen hinzu. Dieser Diabetes wird unter dem Begriff malnutritionsbedingter Diabetes, also durch mangelnde Ernährung entstanden, definiert. Dazu gehören:

1. Fibrocalculäre pankreatische Diabetes, entstanden unter anderem durch die toxische Wirkung von Lebensmittelinhaltsstoffen, z. B. Aceton und Blausäure
2. Proteinmangeldiabetes, bedingt durch völlige Unterernährung.

Klinisches Bild des Diabetes

Symptome, mit denen sich ein Diabetes bemerkbar macht, wurden schon genannt. Die Diagnose für einen fortgeschrittenen Diabetes ist sehr einfach. Die Patienten klagen über große Urinmengen, starken Durst, Gewichtsabnahme, allgemeine Mattigkeit und Abgeschlagenheit.

Diagnostische Irrtümer sind beim Diabetes kaum möglich, da Laboruntersuchungen (Blutglukose und Glukosekonzentration im Harn) eine eindeutige Diagnose zulassen. Meistens wird die Diagnose noch durch eine positive Familienanamnese untermauert. Häufig wird ein Diabetes diagnostiziert, wenn bereits eine Infektion vorliegt. Gerade Entzündungen im Genitalbereich, eine Balanitis oder ein Pruritus vaginalis können ein wichtiger Hinweis für einen Diabetes sein. Unentdeckte Diabetiker leiden oft an Hautinfektionen, wie Furunkulosen und Pilzerkrankungen.

Diagnostische Irrtümer

Trotz der typischen Symptome wird ein Diabetes erst dann als gesichert angesehen, wenn eine pathologische Hyperglykämie besteht. Auf die Bestimmung des Nüchtern-Blutzuckers wird heute verzichtet; besser ist die Bestimmung der Blutglukose eine Stunde nach kohlenhydratreicher Mahlzeit (postprandiale Glukose-Bestimmung). Heute

Beurteilung der Blutzuckerwerte im Kapillarblut

I. Nüchternwerte

Bewertung	mg/100 ml	mmol/l
Normal	< 100	< 5,6
Grenzbereich	100–130	5,6–7,2
Pathologisch	> 130	> 7,2

Blutzuckerwerte im Grenzbereich oder darüber erfordern stets eine diagnostische Klärung durch einen Belastungstest, vorzugsweise durch den Glukose-Toleranz-Test. Ein Nüchternwert im Normalbereich schließt einen Diabetes mellitus nicht aus.

II. Dosis von 50 g Glukose

Bewertung	nach 60 min		nach 120 min	
	mg/100 ml	mmol/l	mg/100 ml	mmol/l
Normal	< 160	< 8,9	< 120	< 6,7
Grenzbereich	160–220	8,9–12,2	120–150	6,7–8,3
Pathologisch	> 220	> 12,2	> 150	> 8,3

III. Dosis von 100 g Glukose

Bewertung	nach 120 min		Maximalwert**)	
	mg/100 ml	mmol/l	mg/100 ml	mmol/l
Normal	< 120	< 6,7	< 160	< 8,9
Grenzbereich	120–140	6,7–7,8	160–180	8,9–10
Pathologisch	> 140	> 7,8	> 180	> 10

3 Stunden nach Gabe von 100 g Glukose soll der Blutzuckerspiegel wieder auf den Ausgangswert zurückgekehrt sein. Liegen die 120-min- und 180-min-Werte im Normalbereich und nur der Maximalwert > 180 mg pro 100 ml, so ist kein Diabetes zu diagnostizieren. Bei Ausfall des Resultats innerhalb des Grenzbereichs ist die Untersuchung zu wiederholen. Die Interpretation sollte nur unter Berücksichtigung der Anamnese erfolgen.

**) Blutentnahmen 60 und 90 min nach Glukoseabgabe

hat der Arzt auch die Möglichkeit, mit der HbA$_1$-Bestimmung die Qualität der Diabeteseinstellung in den zurückliegenden Wochen zu beurteilen.

Das HbA$_1$ ist ein sogenanntes verzuckertes Hämoglobin, d.h., Hämoglobin kann Zucker an sich binden. Die Höhe des HbA$_1$-Wertes ist für den Arzt ein

Maß für die Qualität der Diabeteseinstellung. Dieses ist wiederum wichtig, um die durch den Diabetes verursachten Spätschäden in Griff zu bekommen.

Da die roten Blutkörperchen nur eine Lebensdauer von drei bis vier Monaten haben, gibt es im Blut immer nebeneinander „alte", schon verzuckerte Erythrozyten, und „neue", die noch keinen Zucker an sich gebunden haben.

Im Abstand von 4 bis 6 Wochen ist daher anhand des HbA_1-Wertes eine verbesserte oder verschlechterte Stoffwechsellage des Diabetikers festzustellen.

Auch im Harn läßt sich Glukose nachweisen, und zwar genau dann, wenn, bedingt durch die hohe Konzentration an Glukose im Blut, über die Nieren Glukose ausgeschieden wird. Die Niere kann Glukose nicht mehr rückresorbieren, die Nierenschwelle für Glukose ist überschritten (s. Kap. Funktion der Niere).

Jeder Diabetiker wird heute angehalten, die Harnzucker-Selbstkontrolle mit Hilfe von Teststäbchen durchzuführen.

Hält ein Diabetiker sich nicht an die Anweisungen des Arztes, d.h. nimmt seine Medikamente unregelmäßig, hält seine Diät nicht ein und lebt mit überhöhten Blutglukosewerten, muß mit den Spätfolgen eines Diabetes gerechnet werden.

Spätschäden des Diabetes

Eine andauernde Hyperglykämie führt im Laufe der Zeit zu Schäden an den Blutgefäßen, den Nerven und den Knochen. Nach Jahren können schwerwiegende Erkrankungen entstehen wie:

– diabetische Retinopathie – eine Erkrankung der Netzhaut
– diabetische Niere

– diabetischer Fuß, er entsteht aufgrund von Durchblutungsstörungen und Nervenschädigungen.

Durch Verletzungen, z.B. bei der Fußpflege, können Geschwüre und schwere Gewebsschädigungen entstehen. Ein Herzinfarkt kommt beim Diabetiker auch häufiger vor als beim Nicht-Diabetiker.

Therapie

Antidiabetika

Bei der Diabetesbehandlung unterscheidet man die Insulinbehandlung, die Behandlung mit oralen Antidiabetika und die Diätbehandlung. Drei Grundregeln sind für die Therapie wichtig:

1. das richtige Medikament
2. die richtige Diät
3. die richtige Lebensweise.

Der Typ-I-Diabetes wird immer mit Insulin behandelt, da hier der Pankreas kein Insulin mehr produziert.

Wird ein Diabetes diagnostiziert, muß der Patient eingestellt werden. Die Menge des zu injizierenden Insulins legt der Arzt fest; sie ist von vielen Faktoren, wie Energiebedarf, Leistungsumsatz (sportlichen Aktivitäten), abhängig.

Mischinsulin

Man unterscheidet nach seiner Herkunft zwischen Human-, Rinder- und Schweineinsulin, und nach der Wirkungsweise bzw. Wirkungsdauer zwischen Depotinsulin und Altinsulin. Altinsulin wirkt sofort und wird deshalb auch bei Notfällen gegeben. Depotinsulin hat – wie der Name schon sagt – eine längere Wirkungsdauer. Heute sind auch Mischinsuline im Handel, bestehend aus Alt- und Depotinsulin.

Das Insulin wird, nachdem der Patient richtig eingestellt und die Dosis festgelegt wurde, vom Patienten selbst subkutan injiziert. Dieses ist sehr

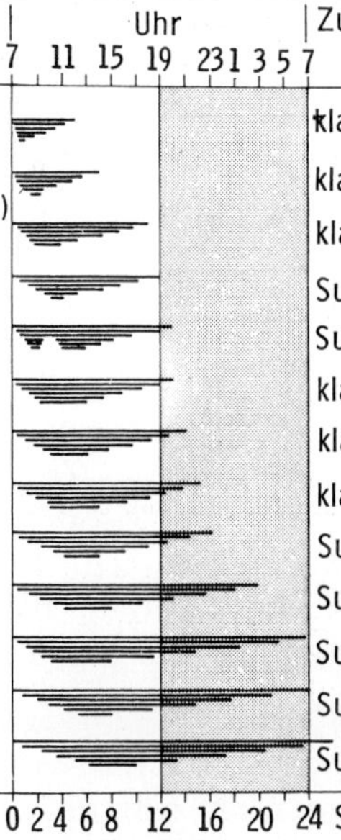

Insulin-Präparate	Uhr 7 11 15 19 231 3 5 7	Zubereitung	pH	Wirkungsdauer Std.	Wirkungsmaximum nach Std.
Actrapid		klare Lösung	7	5 (4-6)	1/2-1
Alt-Insulin (Regular Insulin)		klare Lösung	3	7 (6-8)	1-2
Komb-Insulin		klare Lösung	3	11 (9-14)	1 1/2-4
Semilente		Suspension	7	12 (9-14)	3-4
Rapitard		Suspension	7	13 (10-14)	1 1/2-6 biphasisch
Depot-Hoechst klar		klare Lösung	3	13 (10-16)	2-6
Depot-Horm		klare Lösung	3	13 (12-16)	3-6
HG-Insulin		klare Lösung	3	14 (12-16)	3-7
NPH 50		Suspension	7	16 (14-18)	4-7
Lente		Suspension	7	20 (18-22)	4-8
Long-Insulin		Suspension	7	24 (18-26)	3-8
PZI		Suspension	7	24 (22-26)	5-8
Ultralente		Suspension	7	26 (22-28)	6-10

0 2 4 6 8 12 16 20 24 Std

Abb. 39: Übersicht über Einsetzen, Maximum und Dauer der Wirkung für einige gebräuchliche Insuline (aus: H. Mehnert/H. Förster, Stoffwechselkrankheiten, Thieme Verlag, Stuttgart).

wichtig, denn der insulinbedürftige Diabetiker sollte sich von fremder Hilfe unabhängig machen.

Ältere Menschen mit Sehstörungen, hochgradigem Tremor und anderen Alterserscheinungen sollten die Injektion einem anderen überlassen. **Injektion** Auch bei einem insulinbedürftigen Diabetiker ist die Behandlung ohne exakte Diät nicht möglich. (Die Diabetesdiät wird am Ende des Kapitels besprochen.)

Nur mit Insulin und entsprechender Diät kann die Stoffwechsellage verbessert werden. Stoffwechselentgleisungen führen zur Unterzuckerung der hypoglykämischen Reaktion, auch als Schock bekannt, oder aber zu einer hyperglykämischen Reaktion; im schwersten Stadium zum Coma diabeticum.

Orale Antidiabetika

Orale Antidiabetika bekommt der diabetische Patient, der noch über eine körpereigene Insulinsekretion verfügt.

Man unterscheidet zwei Gruppen: die Sulfonamide und die Guanidinderivate.

Hier soll nur auf die Wirkung der Sulfonamide eingegangen werden, da heute kaum noch Guanidinderivate zum Einsatz kommen.

Unter der Einwirkung von Sulfonamiden setzen die insulinproduzierenden B-Zellen des Pankreas Insulin frei. Vermutlich lösen sie den gleichen Rezeptoreffekt aus wie die Glukose. Nur Patienten vom Typ-II-Diabetes können mit Sulfonamiden behandelt werden, da hier der Pankreas noch Insulin produzieren kann.

Es kann allerdinqs auch ein Erwachsenendiabetes mit Sulfonamiden nicht einstellbar sein; in diesem Fall muß dann auch beim Typ II Insulin injiziert werden.

Hypoglykämische Reaktion

Eine Hypoglykämie tritt ein, wenn:

– zu viel Insulin oder Sulfonamide eingenommen wurden
– der Diätplan nicht eingehalten wurde
– körperliche, ungewohnte Anstrengungen plötzlich hinzukommen
– der Diabetiker zusätzlich Medikamente genommen hat, die die Wirkung z.B. der Antidiabetika herabsetzen.
– wenn der Wirkungseintritt von Insulin oder oralen Antidiabetika zeitlich zur Nahrungsaufnahme nicht berücksichtigt wird.

Eine hypoglykämische Reaktion äußert sich in einer Reihe von Symptomen wie: Schwächegefühl, Heißhunger, Nervosität, kalter Schweiß, Kopfschmerzen, Zittern.

Dem geschulten Diabetiker sind diese Symptome ein Warnzeichen, sofort ein Stück Brot oder sogar ein Stück Zucker zu sich zu nehmen. Häufen sich schwere hypoglykämische Zustände, führen diese immer zu Schäden im Zentralnervensystem.

Ursache für eine Hyperglykämie ist ein absoluter Mangel an Insulin. Zu dieser extremen Überzuckerung kommt es, wenn:

Coma diabeticum

- die Diät nicht eingehalten wurde; es wurde zuviel gegessen
- die Medikamenteneinnahme wurde eigenmächtig unterbrochen
- wenn der Patient sich fieberhafte Erkrankungen zugezogen hat.

Der Blutzucker steigt an bis zur totalen Stoffwechselentgleisung, dem Coma diabeticum. Erste Warnzeichen sind: Durst, vermehrte Urinausscheidung, Kopfschmerzen, beschleunigte oder vertiefte Atmung, beschleunigter Puls, trockene, gerötete Haut, Juckreiz, Benommenheit. Bei diesen ersten Anzeichen sollte gleich ein Arzt gerufen werden. Charakteristisch für ein Coma diabeticum ist immer eine Ketoazidose. Diese beruht auf einer gesteigerten Lipolyse und einem vermehrten Abbau von Acetyl CoA. Infolge des Insulinmangels kommt es zu einem Anstieg der freien Fettsäuren im Serum. Deren Überangebot führt zur vermehrten Bildung von Ketonkörpern. Dabei entsteht Acetylessigsäure, die sich in Aceton umwandelt.

Insulinmangel

Eine übermäßige Fettzufuhr kann die Ketonkörperbildung beeinflussen.

Beim Insulinmangel ist die Aufnahme und Oxydation von Glukose in das Gewebe vermindert. Der Glukoseanstieg verändert die Osmolarität und damit die Flüssigkeitsverschiebung vom intrazellulären zum extrazellulären Raum. Die damit verbundene Dehydration ruft das Durstgefühl hervor.

Die Dehydration und die durch den veränderten Stoffwechsel entstandene metabolische Azidose bestimmen die Symptome des Comas. Kennzeichen des Comas sind die völlige Apathie des Patienten und der typische Acetongeruch der Ausatmungsluft. Der Patient muß sofort in ein Krankenhaus gebracht werden. Patienten, die länger als 12 Stunden unbehandelt bleiben, haben eine schlechte Überlebenschance.

Anmerkung: Findet man einen bewußtlosen Diabetiker vor, sollten, auch wenn Zweifel an der Diagnose bestehen, große Traubenzuckermengen gegeben werden. Diese können in einem Coma diabeticum niemals schaden, sind aber lebensrettend für den hypoglykämischen Patienten.

**Diät bei
Diabetes mellitus**

Grundprinzipien einer Diabetesdiät sind

– Verabreichung einer kaloriengerechten, bedarfsangepaßten Kost
– Verteilung der Mahlzeiten auf 6–7 Portionen
– Vermeidung von Kohlenhydraten vom „Glukosetyp" (Glukose, Rohr- und Rübenzucker, dazu gehört auch Honig).

Ziel der Diabetesdiät ist es, den Blutglukosespiegel sowohl mit Medikamenten als auch mit einer entsprechenden Diät einzustellen. Überernährung und Fettsucht verschlechtern die Stoffwechsellage des Diabetikers.

Verteilung der Grundnährstoffe:

Kohlenhydrate	50–60 %
Eiweiß	10–15 %
Fett	25–30 %
(jeweils auf den Gesamtenergiebedarf bezogen)	

Kohlenhydrate

Der Anteil der komplexen Kohlenhydrate sollte in der Diät erhöht sein.

Die Menge der Kohlenhydrate, die der Diabetiker zu sich nehmen darf, wird in Broteinheiten (BE) gemessen. (1 BE = 12 g Kohlenhydrate; das entspricht einer Scheibe Vollkornbrot von 25 g.)

Zu den BE gibt es sogenannte Austauschtabellen, mit deren Hilfe die Auswahl der Kohlenhydrate für den Diabetiker erleichtert wird. Mit Hilfe der Tabellen kann der Diabetiker zwischen den Lebensmitteln auswählen, ohne die Kohlenhydrate immer neu berechnen zu müssen.

Beispiele aus der Austauschtabelle der DGE: **Austauschtabelle**
1 BE ist enthalten in:
25 g Brot
2 Scheiben Knäckebrot
20 g Weißbrot
½ Brötchen
20 g Salzstangen
20 g Haferflocken
60 g Kartoffeln
125 g Obst (Äpfel, Birnen, Orangen)
60 g Bananen
250 ml Milch
300 ml Buttermilch.

Ein Diabetiker sollte eine ballaststoffreiche Kost zu sich nehmen, da diese eine blutzuckersenkende Wirkung hat. Der Anteil der Kohlenhydrate kann auf Kosten der Fette sogar erhöht werden.

Zur Vermeidung schnell resorbierbarer Kohlenhydrate und um trotzdem nicht auf die Geschmacksrichtung „süß" verzichten zu müssen, kann der Diabetiker Zuckeraustauschstoffe wie Fruktose, Sorbit, Xylit sowie künstliche Süßstoffe Saccharine und Cyclamate verwenden.

Die Zuckeralkohole Sorbit und Xylit haben allerdings eine abführende Wirkung, wenn sie in großen Mengen aufgenommen werden. **Süßstoffe**

Alle Lebensmittel, die Kohlenhydrate enthalten, muß der Diabetiker für seine Diät berechnen. Getränke wie ungesüßter Kaffee, Tee und Mineralwasser müssen nicht berechnet werden.

Mit der Diät soll eine ausgeglichene Stoffwechsellage erreicht werden.

Es ist nicht das Coma, das den Patienten bedroht, sondern mehr die gefürchteten Spätschäden.

Hyperurikämie und Gicht

Die primäre Gicht ist eine Stoffwechselstörung, die in erster Linie den Purinstoffwechsel betrifft.

Harnsäure

Im Vordergrund stehen Veränderungen des Harnsäurespiegels, die häufig mit Störungen im Kohlenhydrat- und Fettstoffwechsel kombiniert sind. Die Verkettung der Gicht mit Diabetes mellitus vom Typ II und mit Hyperlipoproteinämien kann als Risikofaktor für die Entwicklung einer vorzeitigen Arteriosklerose angesehen werden. Die Gicht stellt den Prototyp der Zivilisationskrankheiten dar; mit zunehmendem Wohlstand hat die Häufigkeit dieser Erkrankung zugenommen.

Ursache für die Gicht ist in den meisten Fällen eine angeborene Stoffwechselstörung, die familiäre Hyperurikämie.

Etwa 3% aller Männer, die das 65. Lebensjahr erreichen, erleiden einen Gichtanfall. Frauen trifft es erheblich weniger. Vermutlich könnten hier hormonelle Einflüsse eine Rolle spielen.

Hauptursache der Erkrankung ist eine Störung des Harnsäurestoffwechsels.

Purine

Die Harnsäure entsteht überwiegend in der Leber und der Dünndarmschleimhaut als Endprodukt des Purinstoffwechsels. Purine sind Bausteine der Nukleinsäuren: beim Abbau der Purine entsteht die Harnsäure.

Diese synthetisierte Harnsäure wird zu 20–30% über den Darm, der Hauptanteil jedoch (80%) über die Nieren ausgeschieden.

Die Serumharnsäurekonzentration ergibt sich aus Zufuhr durch Nahrungspurine und Ausscheidung.

Änderungen dieses Gleichgewichtes führen zu einem Anstieg der Serumharnsäurekonzentration.

Täglich werden etwa 1–1,5 g Harnsäure ausgeschieden. Die Ausscheidung ist abhängig von der Ernährung, sie steigt mit dem Gehalt an Purinen in den Lebensmitteln.

Ausscheidung von Harnsäure

Die Harnsäure wird, ähnlich wie Ketonkörper, zunächst in der Niere vollständig rückresorbiert und dann z.B. sezerniert. Etwa 90 % der filtrierten Menge werden retiniert. Die Harnsäure wird ins Blut abgegeben, in den Primärharn filtriert, zunächst vollständig rückresorbiert und dann aktiv über ein Säure-Sekretions-System in den Urin sezerniert.

Normalerweise ist die Harnsäurebilanz ausgeglichen.

Bei der Gicht liegt eine positive Harnsäurekonzentration vor, d.h. es wird weniger Harnsäure ausgeschieden.

Schwache organische Säuren, wie Hydroxybuttersäure, Ketoglutarsäure und Milchsäure können den Transportmechanismus kompetitiv hemmen und so die Elimination von Harnsäure drosseln. So lassen sich vermutlich Gichtanfälle disponierter Personen bei Streß, schwerer Muskelarbeit, Fasten, Azidose, Alkoholismus und Diabetes erklären.

Gichtanfälle

Die Gicht hat zwei Wurzeln: einen genetisch verankerten Defekt im Harnsäurehaushalt und einen exogenen Faktor, eine fleischreiche Kost. Je üppiger sich jemand ernährt, desto eher machen sich genetische Dispositionen bemerkbar.

Die familiäre Hyperurikämie beruht fast immer auf einem noch unbekannten Defekt der Harnsäure-Ausscheidung. Nur in 1 % der Fälle ist sie auf eine verstärkte endogene Harnsäuresynthese infolge von Enzymdefekten zurückzuführen.

393

Die Grenzwerte der Serumharnsäurekonzentration liegen für Männer bei 7 mg/dl, für Frauen bei 6,5 mg/dl.

endogene Harnsäuresynthese aus Purinen	exogene Purinzufuhr
350 mg/T	300 mg/T
Erhöhung des Harnsäurepools	
Abbau	Ausscheidung
(gestört)	Darm Nieren

Die endogene Harnsäuresynthese bleibt konstant; nur die exogene Zufuhr kann durch Diät beeinflußt werden.

Klinisch äußert sich die Gicht als

– akuter Gichtanfall
– chronische Gicht
– Gichtniere.

Akuter Anfall

Ein akuter Gichtanfall beruht auf einer durch ausfallende Harnsäurekristalle (Natriumurat) induzierten, leukozytenreichen akuten Entzündung einzelner Gelenke.

Bei einem akuten Gichtanfall ist am häufigsten das Großzehengelenk betroffen; im weiteren Verlauf können andere Gelenke befallen sein. Gichtanfälle dauern einige Tage bis Wochen. Die Schmerzen können unerträglich sein.

Das chronische Stadium der Gicht ist durch die Bildung von Weichteil- und Knochentophi gekennzeichnet. Harnsäureablagerungen führen zu gelenknahen Zerstörungen der Knochenanteile. Es kommt zu Deformierungen der Gelenke. Die chronische Gicht kommt heute fast nur noch als Folge einer Fehldiagnose oder einer mangelhaften Therapie vor.

Diabetes, Adipositas, Schäden am Leberparenchym und Entgleisungen des Fettstoffwechsels sind häufig mit einer Gicht assoziiert. Sehr oft geht Adipositas mit einer Hyperurikämie einher. Gründe dafür könnten sein, daß mit übermäßigem

Essen auch vermehrt Purine aufgenommen werden. Bei adipösen Patienten ist der Extrazellularraum relativ verkleinert. Übergewichtige resorbieren deshalb Harnsäure im Nierentubulus verstärkt zurück.

Auch beim Fasten konnte eine erhöhte Serumharnsäurekonzentration beobachtet werden. Beim Fasten werden vermehrt Ketonkörper gebildet, die eine Hemmung der Harnsäureausscheidung bewirken.

Alkohol erhöht die Konzentration der Harnsäure im Blut. Der Grund dafür ist ein Laktatanstieg, der die Harnsäureausscheidung wiederum hemmt. **Alkohol**

Eine unbehandelte Hyperurikämie kann auf Dauer die Nieren in Mitleidenschaft ziehen.

An der sogenannten Gichtniere sind mehrere pathologische Prozesse beteiligt: eine interstitielle Nephritis, eine Pyelonephritis und die Nierensteinbildung.

Wird die Gichtniere nicht behandelt, droht eine Niereninsuffizienz. Selten bildet sich eine Gichtniere aus, ohne daß akute Anfälle vorausgehen.

Neben der primären Gicht, die ihre Ursache in einer erblichen Stoffwechselstörung hat, tritt die sekundäre Gicht als Folge anderer Erkrankungen auf, beispielsweise bei bestimmten Nierenerkrankungen und bei Erkrankungen mit einem vermehrten Auf- und Abbau von Nukleoproteiden. Bei hämolytischen Anämien ist die Erythropoese und damit die Synthese und der Abbau von Nukleinsäuren gesteigert.

Die Diagnose der Gicht beruht auf dem Nachweis von Uratablagerungen sowie der Feststellung einer Hyperurikämie. **Diagnose der Gicht**

Typische monoarthritische Anfälle mit promptem Ansprechen auf eine Colchicin-Therapie sind immer verdächtig für eine Gicht.

Besondere diagnostische Bedeutung hat der röntgenologische Nachweis von scharf umgrenzten Tophi in den kleinen Röhrenknochen.

Diät und Medikamente sind wichtige Säulen für eine Gichttherapie. Medikamente, die bei der Gicht eingesetzt werden, sollten entweder die renale Harnsäureausscheidung erhöhen oder die Harnsäurebildung hemmen.

Colchicin

Zur Behandlung eines akuten Gichtanfalls eignet sich Colchicin, ein Alkaloid der Herbstzeitlose, es hemmt die phagozytotische Aktivität der Leukozyten.

Bei einem Anstieg der Harnsäure im Blut fallen – wie bereits erwähnt – Uratkristalle aus. Diese werden von Leukozyten phagozytiert und schwächen dann die Lysosomenmembran; diese zerreißt.

Aggressive Enzyme werden frei und zerstören die Zelle. Die freigewordenen Enzyme greifen die angrenzenden Gewebe, z. B. den Gelenkknorpel, an. Colchicin wirkt damit direkt in das Entzündungsgeschehen ein. Da Colchicin dabei die Mitose (Zellteilung) hemmt, wird bei längerer Gabe jede proliferierende Zelle geschädigt.

Die medizinische Forschung hat zwei hochwirksame Substanzen entwickelt, die den erhöhten Harnsäurespiegel senken.

Allopurinol

Das Allopurinol ist in der Lage, die Harnsäurebildung zu hemmen, und der 2. Wirkstoff, das Benzbromaron, beschleunigt deren Ausscheidung.

Werden beide Substanzen kombiniert, kann die jeweilige Einzeldosis verringert werden. Durch die Behandlung mit der Wirkstoffkombination wird weniger Harnsäure gebildet, es können keine neuen Uratkristalle entstehen. Bereits bestehende Harnsäureablagerungen werden über die Nieren ausgeschieden.

Heute weiß man, daß mit der Nahrung zugeführte Purine die Neusynthese der Purine nicht beeinflussen.

Diättherapie

Ein eingeschränkter Purinverzehr reduziert die Serumharnsäurekonzentration.
Richtlinien für eine Diät:
– Normalisierung des Körpergewichtes
– Vermeiden von größeren Mengen Alkohol
– Verringerung der Purinzufuhr mit der Nahrung.

Diätetisch wird zwischen einer streng purinarmen und einer purinarmen Kost unterschieden.

1. Streng purinarme Kost
   max. 120 mg Harnsäure dürfen am Tag aufgenommen werden.
   Diese Kost eignet sich als Übergangskost nach einem akuten Gichtanfall.
2. Purinarme Kost
   max. 300 mg Harnsäure/Tag
   Sie dient als Dauerkost bei Hyperurikämie und Gicht.

Als purinreiche und damit ungünstige Lebensmittel für den Gichtpatienten müssen Innereien eingestuft werden. Fleisch enthält ebenfalls relativ viele Purine und sollte auf eine Mahlzeit pro Tag beschränkt werden. Magerer Fisch ist dem Fleisch vorzuziehen. Auch die Haut von Geflügel oder Fisch enthält relativ viel Purine. Generell sollten mehr pflanzliche Lebensmittel gegessen werden. Allerdings gibt es Gemüsesorten, wie Blumenkohl, Spargel, Feldsalat, die, bezogen auf den Energiegehalt, so purinreich sind wie Kalbfleisch oder Rindfleisch.

Purinreiche Lebensmittel

1 Pfund Spargel enthält soviel Purine wie ein Steak.

Tee oder Kaffee enthalten zwar Purine, diese werden aber im Körper nicht zu Harnsäure abgebaut. Bier enthält dagegen Purine, die zu Harnsäure abgebaut werden.

Geeignete und ungeeignete Lebensmittel

geeignete Lebensmittel	ungeeignete Lebensmittel
fettarme Milch und Milchprodukte, Gemüse, Obst, Teigwaren, Kartoffeln in vernünftigen Mengen, Kaffee, Tee, Fruchtsäfte, Eier	Innereien, Hering, Makrele, Sardinen, Sprotten, Bier, Spargel, getrocknete Hülsenfrüchte, fette Fleischsorten

Fettstoffwechselstörungen

Lipide werden im Blut, an Proteine gebunden, transportiert. Verbindungen von Fetten mit Proteinen werden als Lipoproteine bezeichnet. Sind die Lipoproteine vermehrt im Blut, spricht man von einer Hyperlipoproteinämie oder einer Hyperlipidämie.

Nach Karies, Obstipation und Adipositas sind die Fettstoffwechselstörungen die am häufigsten vorkommende ernährungsabhängige Erkrankung.

Fette (Lipide) werden mit der täglichen Nahrung zugeführt, sie dienen neben den Kohlenhydraten als wichtige Energielieferanten.

Neutralfette

Zu der Gruppe der Lipide gehören die Triglyzeride (Neutralfette) und die Lipoide, die fettähnlichen Stoffe, von denen der Hauptvertreter das Cholesterin ist.

Triglyzeride werden durch die Resorption aus dem Darm ins Blut aufgenommen und zu den energieverbrauchenden Geweben (Muskulatur) oder den Speichern (Fettgewebe) transportiert.

Triglyzeride

Da in unserer Wohlstandsgesellschaft der Fettgehalt der Nahrung sehr hoch ist, findet sich bei entsprechender genetischer Disposition nicht nur nach den Mahlzeiten eine Erhöhung der Blutfette, sondern diese sind permanent erhöht. Wird mehr Fett aufgenommen als der Körper an Energie verbraucht, lagert sich das Fett in Form von Triglyzeriden im Fettgewebe ab. Das gleiche gilt für überschüssige Kohlenhydrate; auch diese wandeln sich in Fett um und werden im Fettgewebe gespeichert.

Eine andere wichtige Gruppe der Fette ist das Cholesterin. Das Cholesterin wird im Körper für die Herstellung von Gallensäuren, zur Bildung einiger Hormone, z.B. Geschlechtshormone, und als Grundsubstanz von Vitamin D gebildet. Der Körper kann Cholesterin selbst synthetisieren. Wird von außen, d.h. mit der Nahrung, viel Cholesterin zugeführt, drosselt der Körper seine Eigenproduktion. Wird allerdings zuviel von außen zugeführt, reicht dieser Regulationsmechanismus nicht aus: der Cholesterinspiegel im Blut steigt an.

Cholesterin

Hyperlipidämien verlaufen weder mit dramatischen noch mit schmerzhaften Ereignissen wie vergleichsweise beim Diabetes oder der Gicht.

Sie können über Jahre symptomlos verlaufen, haben dann aber schon irreparable Schäden hinterlassen. Sind die Blutfettwerte langfristig zu hoch, steigt das Risiko für einen Herzinfarkt.

Die Fette werden in Form von Triglyzeriden oder freien Fettsäuren aufgenommen; während der Verdauung werden sie aufgespalten und im Blut als Fett-Eiweiß-Aggregate transportiert.

Die Einteilung der Lipoproteine erfolgt nach ihrer Größe und ihrer Dichte. Sie unterscheiden sich nach ihrer spezifischen Dichte bzw. nach ihrer Wanderungsgeschwindigkeit im elektrischen Feld. Es werden vier Lipoproteinklassen unterschieden:

Lipoproteine

1. Chylomikronen
2. very low density lipoproteins
   (VLDL = Prä-β-Lipoproteine)
3. low density lipoproteins
   (LDL = β-Lipoproteine)
4. high density lipoproteins
   (HDL = α-Lipoproteine)

Nach den Fließeigenschaften bei der Elektrophorese unterscheidet man:

β-Lipoproteine, Prä-β-Lipoproteine und α-Lipoproteine.

Nahrungsfette

1. Die Chylomikronen transportieren die Nahrungsfette über den Lymphweg in den Blutkreislauf. Sie treten nur direkt nach Nahrungsaufnahme auf, im Nüchternplasma sind sie nicht vorhanden.
2. Die VLDL werden in der Leber gebildet und transportieren die endogen synthetisierten Triglyzeride. Eine kohlenhydratreiche Kost, vor allem Di- und Oligosaccharide, führen zu einer Erhöhung der VLDL im Blut.
3. Die LDL enthalten überwiegend das Cholesterin. Eine cholesterinreiche Kost, aber auch die Zufuhr von gesättigten Fettsäuren (tierische Fette) begünstigen einen Anstieg der LDL-Konzentration. Den LDL wird eine besonders starke Gefäßaggressivität nachgesagt. Sie haben damit eine vorrangige Bedeutung bei der Entstehung der Arteriosklerose.

Schutzlipoprotein

4. Neuere Forschungsergebnisse besagen, daß die HDL offenbar der Entstehung einer Arteriosklerose entgegenwirken. Man bezeichnet sie auch als „Schutzlipoproteine".

Übersicht der Störungen

Mit steigendem Körpergewicht und mit zunehmendem Alter nimmt die Häufigkeit der Fettstoffwechselstörungen zu.

Unter einer Fettstoffwechselstörung (Hyperlipoproteinämie) versteht man eine pathologische Erhöhung einer oder mehrerer Lipoproteinfraktionen im Serum.

Man unterscheidet grundsätzlich zwischen einer primären und einer sekundären Hyperlipoproteinämie.

Bei der primären Hyperlipoproteinämie, auch als familiäre Form bezeichnet, liegt meist eine erbliche Anlage für diese Stoffwechselstörung vor.

Die sekundären Hyperlipoproteinämien treten häufig im Zusammenhang mit anderen Erkrankungen auf, wie Diabetes und Adipositas. Gerade bei älteren Menschen treten Adipositas und Diabetes nicht selten zusammen auf.

Auch bei einem nephrotischen Syndrom und einer Pankreatitis kann es zu einer Hyperlipoproteinämie kommen.

Bei der sekundären Form tritt eine Hyperlipoproteinämie als Folge einer anderen Grunderkrankung auf. Wird diese behandelt, können sich die Werte der Lipoproteine normalisieren.

Früher unterschied man zwischen einer Hypertriglyzeridämie und einer Hypercholesterinämie. Diese werden heute international nach der WHO unter dem Begriff der Hyperlipoproteinämien definiert, wobei die Einteilung jeweils nach dem zugrunde liegenden Defekt erfolgt.

Hyperlipoproteinämie I

Ursache dieser Stoffwechselstörung, die auch als Hyperchylomikronämie bezeichnet wird, ist ein vererbter Defekt der Lipoproteinlipase. Da dieses Enzym fehlt, ist bei Patienten 12 Stunden nach der Mahlzeit eine erhebliche Menge an Chylomikronen nachweisbar.

Klinisch treten Lipidablagerungen in der Haut auf.

Therapeutisch muß hier eine fettarme Kost empfohlen werden. Mittelkettige Fettsäuren können, da sie keine Chylomikronen zum Transport benötigen, empfohlen werden.

Hyperlipoproteinämie II und III

Die Erkrankung weist pathologische Veränderungen innerhalb der β-Lipoproteinfraktion auf. Zu diesem Typ der Hyperlipoproteinämie gehört die familiäre Hypercholesterinämie.

Als Ursache für diese Erkrankung vom Typ II wird ein Defekt der Rezeptoren an der Zelloberfläche für β-Lipoproteine diskutiert. Bei Typ III wurde ein atypisches Lipoprotein gefunden.

Typische Symptome sind hier Xanthome an den Handflächen.

Klinisch stehen bei beiden Erkrankungen schwere arteriosklerotische Gefäßveränderungen im Vordergrund. Diese können bereits im jugendlichen Alter zum Infarkt führen.

Die Diättherapie besteht hier in einer cholesterinarmen Kost. Die Nahrung sollte reich an ungesättigten Fettsäuren sein.

Hyperlipoproteinämie IV

Bei dieser Form der Stoffwechselstörung sind sowohl Chylomikronen als auch Prä-β-Lipoproteine erhöht. Die Ursache dafür ist noch weitgehend unbekannt. Möglicherweise könnte ein Zusammenhang mit anderen Erkrankungen bestehen, z.B. Diabetes, Gicht, Pankreatitis.

Die Patienten sind fast immer übergewichtig. Bei einer familiären Belastung sieht man oft eruptive, tuberöse Xanthome besonders am Gesäß.

Im Alter tritt sehr häufig die Hyperlipoproteinämie II auf; deshalb soll diese Erkrankung hier etwas ausführlicher besprochen werden. Der Mensch nimmt mit der täglichen Nahrung Cholesterin auf, daneben kann der Körper in der Leber aus Glukose bzw. Fettsäuren Cholesterin selber bilden. Das Cholesterin wird mit der Galle über den Darm ausgeschieden. In einem gesunden Organismus findet ein Ausgleich zwischen Nahrungsaufnahme und Eigensynthese von Cholesterin statt. Der Blutcholesterinspiegel kann sich dadurch pathologisch nicht erhöhen. Ein erhöhter

Blutcholesterin

Cholesterinspiegel kommt weniger durch zu hohe Nahrungsaufnahme von Cholesterin zustande, sondern vielmehr durch eine gestörte Cholesterinsynthese im Organismus.

Für diese Störung wird ein Rezeptordefekt an der Zelloberfläche und/oder ein Enzymdefekt verantwortlich gemacht.

Normalwerte für den Blutcholeringehalt liegen bei 150–200 mg/100 ml. Werte über 260 mg/100 ml sind ein Risikofaktor für die Entstehung einer Arteriosklerose und damit für einen Herzinfarkt.

Die Diagnose einer Hyperlipoproteinämie ergibt sich sehr oft erst aus der Familienanamnese. **Diagnose**

Für die Behandlung von Hyperlipoproteinämien steht eine Diät wohl an erster Stelle. Aber auch Medikamente werden zur Senkung der Blutfette eingesetzt.

Die medikamentöse Therapie sollte als Ergänzung der Diät angesehen werden. Medikamente zur Behandlung der primären Stoffwechselstörung greifen direkt in das Stoffwechselgeschehen der Fette ein. Für die sekundären Hyperlipoproteinämien steht die Behandlung der Grundkrankheit an erster Stelle.

Diättherapie bei Fettstoffwechselstörungen

Die Diät ist bei dieser Stoffwechselstörung die Grundlage einer erfolgreichen Therapie; sie erfordert nicht nur die aktive Mitarbeit des Patienten, sondern setzt auch eine gründliche Information voraus, die wiederum den Patienten motivieren muß, diätetische Maßnahmen einzuhalten.

Da viele Patienten übergewichtig sind, wirkt sich eine Gewichtsreduktion günstig auf die Senkung der Triglyzeride und des Cholesterins aus. **Gewichtsreduktion**

Eine ballastreiche Ernährung begünstigt aufgrund der geringen Energiedichte die Gewichtsabnahme und fördert die Verdauung. Ballaststoffreiche Lebensmittel sind: Hülsenfrüchte, Vollkornbrot, Obst und Gemüse.

Sowohl die Cholesterin- als auch die Triglyzeridkonzentrationen im Serum werden aufgrund der Zusammensetzung und des Stoffwechsels der Lipoproteine von verschiedenen Nährstoffen gleichermaßen beeinflußt. Von daher sind bestimmte

Diätmaßnahmen geeignet, um die Konzentration der Triglyzeride und des Cholesterins zu verändern. An erster Stelle der Diät steht eine Verminderung der täglichen Fettzufuhr sowie ein Austausch langkettiger gesättigter Fettsäuren gegen mehrfach ungesättigte Fettsäuren.

Gesättigte Fettsäuren

Fette mit überwiegend gesättigten Fettsäuren (Speck, Schmalz, Butter) erhöhen den Blutcholesterinspiegel, Fette mit mehrfach ungesättigten Fettsäuren (Sonnenblumenöl, Maiskeimöl, Distelöl) senken den Cholesterinspiegel.

Fischöle haben ebenfalls einen hohen Gehalt an mehrfach ungesättigten Fettsäuren. Am Beispiel der Eskimos, bei denen selten Herz-Kreislauf-Erkrankungen durch zu hohe Blutfette auftreten, wird heute die Wirkung der Fischfettsäuren näher untersucht.

Eine andere Studie, die die Ernährung der mediterranen Völker untersucht, belegt, daß auch hier prozentual weniger häufig Herz-Kreislauf-Erkrankungen auftauchen. Man macht dafür die Ölsäure – eine einfach ungesättigte Fettsäure, vorkommend in Olivenöl – verantwortlich.

Der Einsatz der verschiedenen Fettsäuren bei Fettstoffwechselstörungen wird heute kontrovers diskutiert.

Neuere Untersuchungen haben gezeigt, daß HIV-Infizierte einen niedrigeren Cholesterinspiegel haben als Gesunde.

Cholesterin ist ein wichtiger Bestandteil von Biomembranen; dieses legt die Vermutung nahe, daß niedrige Cholesterinwerte und Störungen in der Funktion der Immunzellen zusammenhängen.

Manipulationen am Fettsäure-Index könnten neue Möglichkeiten in der Therapie von AIDS und Krebs eröffnen.

Werden mehr gesättigte Fettsäuren aufgenommen, stabilisieren und regenerieren sich die Zellmembranen. Jede Zellmembran enthält in großen Mengen gesättigte Fettsäuren und nur in geringen Mengen ungesättigte Fettsäuren. Erhöht man den Anteil an gesättigten Fettsäuren mit der Nahrung, so stabilisieren sich die Zellmembranen, und der toxische Effekt des AIDS-Virus bleibt möglicherweise aus. Die ernährungsphysiologische Konsequenz wäre Vermeidung der ungesättigten Fettsäuren.

Zellmembran

Zusammenfassend die Grundregeln einer Diät bei Fettstoffwechselstörungen:

- Normalisierung des Körpergewichts
- Meiden von cholesterinreichen Lebensmitteln wie Eier, Butter, fette Wurst, Krustentiere
- Verzicht auf fette Milchprodukte
- fettarme Zubereitung der Speisen
- Reduzierung des Kohlenhydratanteils, da überschüssige Kohlenhydrate in Fett umgewandelt werden
- Alkohol kann zur Erhöhung des Blutfettes führen, da Alkohol zu einer vermehrten Bildung der Lipoproteine führt und deren Abbau hemmt.

Diätregeln

Geeignete und ungeeignete Lebensmittel für die Diät bei Hyperlipoproteinämien

Geeignet	ungeeignet
mageres Fleisch	Innereien, fettes Fleisch
magerer Schinken, Corned beef	Leber-, Mettwurst
mageres Geflügel ohne Haut	Ente
Buttermilch, Magermilch-produkte, fettarmer Käse bis 30 % F. i. Tr.	Vollmilch, fette Käsesorten
magerer Fisch	Fischkonserven, Schalentiere
1–2 Eier wöchentlich	Eigelb
alle Arten von Gemüse	
saures Obst bevorzugen	Weintrauben, Trockenobst
Kartoffeln	Obstkonserven
alle Arten von Brot	
Kaffee, Tee, Mineralwasser	Colagetränke, Alkohol
pflanzliche Öle	Butter, Schmalz, Speck

| **Wiederholungsfragen** | 1. Was ist eine hypoglykämische Reaktion, und wodurch kann diese entstehen? |

1. Was ist eine hypoglykämische Reaktion, und wodurch kann diese entstehen?
2. Wodurch unterscheiden sich die beiden Diabetes-Typen?
3. Wie wird die Stoffwechselkrankheit Diabetes behandelt?
4. Welche Kohlenhydrate sollte der Diabetiker nicht essen?
5. Nennen Sie die Spätschäden eines Diabetes!
6. Welche Lebensmittel enthalten Cholesterin?
7. Warum muß eine Fettstoffwechselstörung behandelt werden?
8. Warum treten gerade in der heutigen Zeit vermehrt Stoffwechselerkrankungen auf?
9. Was ist die Ursache für die Stoffwechselstörung Gicht?
10. Wodurch wird ein akuter Gichtanfall ausgelöst?
11. Wann kommt es zu einer Gichtniere?
12. Wie wirken die Medikamente, die bei Gicht eingesetzt werden?

Immunologie

Das menschliche Immunsystem

Mit Hilfe des Immunsystems kommt es zur Wechselwirkung und zur Eliminierung von fremden, nicht körpereigenen Stoffen. Dazu gehören Reaktionen auf Bakterien, Viren, Proteine und eine Reihe von Makromolekülen.

Das Immunsystem setzt sich aus einer Reihe hochspezialisierter Zellen zusammen, die in Organen, wie Thymus, Milz, Lymphknoten und Lymphgewebe des Darmes, lokalisiert sind bzw. gebildet werden.

Eine sehr wichtige Bedeutung des Immunsystems liegt in der Abwehr von Infektionen.

Abwehr von Infektionen

Nach den neuesten Forschungsergebnissen sollen Zellen des Immunsystems auch bösartige Zellen erkennen und eliminieren können; somit stellt die Immunreaktion einen wichtigen biologischen Mechanismus des Körpers dar.

Die Immunmechanismen dienen in erster Linie der Ausschaltung fremder, von außen eingedrungener Stoffe; sie können sich aber auch gegen als fremd empfundene körpereigene Strukturen richten (Autoimmunerkrankungen).

Die Fähigkeiten des Organismus, eingedrungene Fremdstoffe einzukapseln oder abzutöten, oder die Bildung verschiedener Abwehrstoffe sind angeboren und unspezifisch.

Das menschliche Immunsystem besteht aus den zentralen und den peripheren Lymphorganen.

Lymphorgane

Knochenmark und Thymus gehören zu den zentralen Lymphorganen; Milz, Lymphknoten und lymphatische Gewebe im Bereich des Halses, Darmes und der Lungen gehören zu den peripheren Lymphorganen.

Im Knochenmark reifen die immunologischen Stammzellen zu den immunkompetenten Zellen heran.

Lymphozyten

Die Lymphozyten – Zellen, die an allen Immunreaktionen beteiligt sind – werden im Knochenmark gebildet. Die funktionelle Entwicklung dieser aus dem Knochenmark stammenden Immunzellen vollzieht sich in zwei getrennten Reifungsorganen.

Im Thymus werden die L-Lymphozyten gebildet. In welchem Organ die B-Zellen beim Menschen heranreifen, ist noch nicht bekannt; wahrscheinlich ist hierfür das Lymphgewebe des Darmes zuständig. Bei Vögeln werden die B-Zellen in der Bursa Fabricii (B-Lymphozyten = Bursa-abhängige Lymphozyten) gebildet.

Abwehr-mechanismen

Es wird zwischen unspezifischen und spezifischen Abwehrmechanismen unterschieden. Die Mechanismen der unspezifischen Abwehr, im wesentlichen durch genetische Faktoren bedingt, dienen vorab als erste Abwehrfront gegenüber Eindringlingen. Sie tragen aber auch darüber hinaus zum Zustandekommen und zur Manifestation einer spezifischen Immunreaktion bei.

	Zur Immunität beitragende Mechanismen	
	unspezifisch	spezifisch
humoral	Komplementsystem natürliche Antikörper Interferon Lysozym und andere bakterizide Stoffe	Antikörper (Immunglobuline der Klassen IgM, IgG, IgA)
zellulär	Chemotaxis neutrophile ⎫ Leuko- Phagozytose eosinophile ⎰ zyten Bakerizidie basophile Zytolyse mononukleäre Phagozyten	immunkompetente T-Zellen: Helferzellen Suppressorzellen zytotoxische T-Zellen

(aus: R. Keller, Immunologie und Immunpathologie, Thieme-Verlag 1987)

Es erfolgt demnach eine zelluläre (zellvermittelte) oder eine humorale (stoffliche) Reaktion bzw. Immunantwort.

Immunogen

Als Antigen (Immunogen) wird der Fremdstoff bezeichnet, der eine Immunantwort auslöst. Antigene sind zellgebundene Verbindungen mit determinanten Gruppen. Sie werden vom Organismus als fremd empfunden und lösen eine Immunantwort aus. Nach Reaktion des Immunsystems werden diese im Retikulo-endothelialen (RES) System enzymatisch abgebaut. Unter dem RES oder RHS ist ein funktionell zusammenhängendes Zellsystem zu verstehen. Hauptfunktionen des RES sind die Antigenverarbeitung und die phagozytotische Infektabwehr. Haptene sind niedermolekulare Stoffe; für eine Antigen-Antikörper-Reaktion sind sie zu klein. Sie müssen sich daher an einen Proteinträger binden, um eine Reaktion auslösen zu können. Eine unspezifische humorale Immunreaktion liegt vor, wenn die Zelle bakterizid wirkende Stoffe produziert, wie Lysozyme und Interferon.

Lysozym

Lysozym, ein bakterizid wirkendes Enzym von den Phagozyten synthetisiert, findet sich in den meisten Körperflüssigkeiten. Lysozyme verändern chemisch die Stabilität der Bakterienwand.

Humorale Immunität

Fremdstoffe, als Antigene bezeichnet, regen bestimmte Zellen zur Sekretion von Antikörpern an. Diese Antikörper sind als Immunglobuline bekannt und finden sich in Blut, Körperflüssigkeiten und Schleimhäuten. Die Immunglobuline werden in fünf verschiedene Klassen eingeteilt, abgekürzt IgG, IgA, IgM, IgD und IgE. Immunglobuline, von B-Lymphozyten synthetisiert, haben die Fähigkeit zur spezifischen Bindung des Antigens.

Andere Funktionen der Immunglobuline sind Aktivierung von Komplement, Fähigkeit zur Sekretion bzw. Passage von Membranen.

Komplementsystem

Unter dem Komplementsystem wird ein komplexes, aus Glykoproteinen bestehendes Enzymsystem verstanden. Seine Wirkung ist unspezifisch; es ist eines der wichtigsten und wirksamsten biologischen Effektorsysteme. Durch das Komplement wird eine irreversible Schädigung von Zellmembranen verursacht. Eine Aktivierung dieses Systems durch spezifische Antikörper löst die zytotoxische Aktivität aus.

Antigene

Dieses Komplementsystem wird aktiviert durch die Reaktion von Antikörpern mit Antigenen. Es besteht aus neun verschiedenen Komponenten; dabei handelt es sich um Proteine, die in einer charakteristischen Reihenfolge miteinander reagieren. Die isolierten Komponenten erhielten eine individuelle Nummer (von C1 bis C9).

Einige Faktoren kommen als Proenzyme vor, die vorab aktiviert werden müssen. Die gesamte Komplementaktivierung besteht aus stufenweisen Aktivierungsschritten. Die Nummern des Komplementsystems geben die Reihenfolge des Reaktionsverlaufes an.

Zu den unspezifischen Abwehrmechanismen gehört auch die Phagozytose von eingedrungenen partikulären Fremdstoffen (s. Kap. Zelle). Leuko-

Leukozyten

zyten sind Zellen, die zur Phagozytose fähig sind.

Grundmechanismen der spezifischen Abwehr sind die humorale und die zelluläre Immunität.

Bei höheren Organismen stellt dieser immunologische Apparat das Erkennungssystem dar; d.h. es besitzt die Fähigkeit, einen frühen Kontakt mit einer bestimmten fremden Struktur im „Gedächtnis" zu behalten. Bei einem zweiten Kontakt mit demselben Fremdstoff werden Reaktionen ausgelöst, die anders verlaufen als das erste Mal. Stoffe, die von den Zellen des Immunsystems als fremd erkannt werden, lösen eine gegen sie gerichtete Immunantwort aus.

Die humorale Immunität ermöglicht die Bildung von Antikörpern, die zelluläre Immunität verläuft

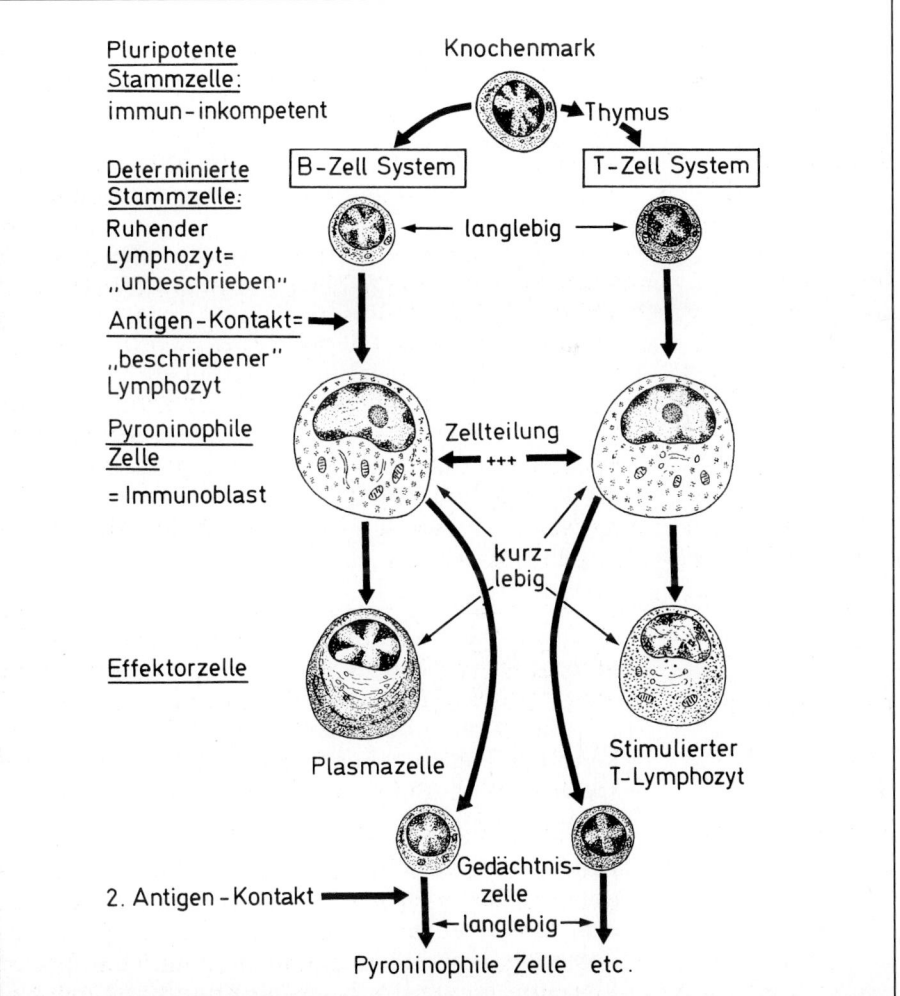

Abb. 40: *Entwicklungsreihe des B- und T-Lymphozytensystems* (aus: H. U. Zollinger, Pathologische Anatomie, Thieme-Verlag, Stuttgart).

über verschiedene Populationen von Lymphozyten.

Zelluläre Immunität

Für die zelluläre Immunität sind die T-Lymphozyten und die B-Lymphozyten verantwortlich. Diese Zellen binden das Antigen mittels Oberflächenrezeptor an sich. Zelluläre Immunmechanismen haben Bedeutung bei der Abwehr gegenüber intrazellulären Mikroorganismen wie Viren, Pilzen und einigen Bakterien, bei der Transplantatabstoßung und bei zellulären Überempfindlichkeitsreaktionen.

Das immunologische Gedächtnis

Gerade bei Infektionskrankheiten kann auf die erste Erkrankung später eine Zweiterkrankung folgen (z.B. bei Masern, Mumps, Keuchhusten). Der Erstkontakt mit dem Erreger löst eine Erkrankung aus. Durch das Immunsystem wird ein langanhaltender Schutz vor einer Zweiterkrankung gewährleistet. Das Immunsystem verfügt über die Fähigkeit, den ersten Kontakt mit dem Erreger im Gedächtnis zu behalten: „immunologisches Gedächtnis". Dieser Schutz ist spezifisch; die Immunantwort ist gegen eine bestimmte immunogene Struktur gerichtet.

Immunreaktionen hinterlassen in der Regel einen mehr oder weniger lang anhaltenden Schutz vor einer Zweiterkrankung. Sie können darüber hinaus aber auch selber Krankheiten verursachen, z.B. kann der Erstkontakt symptomlos verlaufen, eine spätere Begegnung mit dem Erreger dagegen Krankheitssymptome auslösen.

Allergie

Die veränderte Reaktivität gegenüber dem antigenen Stoff wird als Überempfindlichkeitsreaktion oder Allergie bezeichnet. Eine Allergie ist demnach eine überschießende immunologische Reaktion im sensibilisierten Organismus mit klinischen Krankheitssymptomen. Überempfindlichkeitsreaktionen (Hypersensitivität) sind Immunreaktionen, die im sensibilisierten Organismus zu Entzündungen und möglicherweise zu Gewebsschäden führen.

Nach *Coombs* werden vier Reaktionstypen unterschieden:

Typ I	anaphylaktischer Schock	
Typ II	zytotoxisch	Soforttyp
Typ III	Immunkomplex	
Typ IV	zellgebunden	verzögerter Typ

Nach dem zeitlichen Einsetzen der Überempfindlichkeitsreaktion unterscheidet man zwischen einem Soforttyp und einem verzögerten Typ. Soforttyp heißt, daß die schädigende Folgereaktion kurz nach dem Kontakt des Antigens mit dem sensibilisierten Organismus in Erscheinung tritt.

Der Begriff Spätreaktion oder verzögerte Reaktion umfaßt eine zeitliche Verzögerung der zellvermittelten Überempfindlichkeitsreaktion, d.h., nach Eintritt des Antigens in das Gewebe reagiert das Immunsystem mit einer zeitlichen Verzögerung. Es werden mindestens 24 Stunden benötigt, bis die Überempfindlichkeitsreaktion zu ihrer vollen Entfaltung gelangt.

Spätreaktion

Typ I anaphylaktischer Schock

Die Typ I anaphylaktische Reaktion wird durch Reagine ausgelöst, die zur Klasse der IgE gehören.

Bindet ein Antigen die IgE-Moleküle auf der Zellmembranoberfläche, sezerniert die Zelle Histamine und andere vasoaktive Amine, die die anaphylaktische Reaktion auslösen.

Man unterscheidet zwei Typen von anaphylaktischen Reaktionen:

1. eine lokale anaphylaktische oder allergische Reaktion, z.B. Asthma, Heuschnupfen

2. eine generalisierte Reaktion, der anaphylaktische Schock; mit sinkendem Blutdruck und anderen Schocksymptomen kann dieser zum Tod führen.

Typ II zytotoxischer Typ

Antikörper

Diese Reaktion wird durch Antikörper verursacht, die mit antigenen Determinanten auf der Oberfläche von Zellen oder Membranen reagieren, z.B. Basalmembran der Lunge, Niere und Haut.

Sie wird verursacht durch komplementbindende Antikörper, die gegen Zellen oder Gewebsbestandteile gerichtet sind.

Erkrankungen, die zum Typ II gehören, sind Transfusionszwischenfälle, Glomerulonephritis, Hyperthyreose.

Typ III Immunkomplex-Typ

Aus der Vereinigung von freien Antigenen und zirkulierenden Antikörpern können Immunkomplexe hervorgehen, die sich in und um kleine Blutgefäße ablagern und dort Entzündungen und Gewebeschäden hervorrufen. Immunkomplex-Erkrankungen sind Streptokokken-Glomerulonephritis, Rheumatoide Arthritis, Lupus erythematodes.

Typ IV zellgebundener Typ

T-Lymphozyten

Die zelluläre Immunreaktion wird durch spezifisch sensibilisierte T-Lymphozyten verursacht und ist vollständig unabhängig von zirkulierenden Antikörpern. Das klassische Beispiel hierfür ist die Tuberkulinreaktion (cutaner Tbc-Test).

48 Stunden nach intradermalem Kontakt des Antigens erreicht die biologische Reaktion ihr Intensitätsmaximum.

Bei der Reaktion der sensibilisierten T-Lymphozyten werden biologisch aktive Substanzen, sogenannte Lymphokine, freigesetzt (zu den Lymphokinen gehört auch das Interferon). Die Spezifität zellulärer Immunreaktionen wird durch die Eigenschaft von Rezeptormolekülen, die auf der Oberfläche der T-Lymphozyten lokalisiert sind, bestimmt. Das Entzündungsmaximum liegt zwischen 24 und 72 Stunden, daher der Begriff „Spättyp". Die Typ-IV-Reaktionen sind für eine Reihe von Krankheiten mit Gewebsschädigungen verantwortlich, z.B. für die Kontaktdermatitis, Transplantatabstoßung, maligne Neoplasien.

Allergien

Heute wird unter dem Begriff Allergie eine immunologisch vermittelte Überempfindlichkeitsreaktion verstanden.

Die wichtigsten Formen der Allergie sind: Urtikaria, Heuschnupfen, Bronchialasthma, Quincke-Ödem, Nahrungsmittelallergien und der anaphylaktische Schock.

Heuschnupfen

Allergien setzen immer, im Gegensatz zu Unverträglichkeitsreaktionen, eine Antigen-Antikörper-Reaktion voraus.

An der allergischen Reaktion sind spezielle Antikörper beteiligt, die bei prädisponierten Personen synthetisiert werden. Diese speziellen Antikörper gehören zur Klasse der Immunglobuline E (IgE) und haben charakteristische biologische Eigenschaften.

Die entscheidende Beobachtung liegt in der Tatsache, daß es Individuen gibt, die nicht beim Zweit- oder Mehrfachkontakt allergische Reaktionen erleben, sondern auch erst nach Jahren, nach vorausgegangener Sensibilisierung.

Nach der Interaktion des Allergens mit dem IgE-Antikörper kommt es zur Freisetzung von pharmakologisch aktiven Substanzen, wie Histamin und Prostaglandinen, die für die allergische Reaktion verantwortlich sind. Ob eine Sensibilisierung eintritt, wird z.T. durch die genetische Prädisposition der Person bestimmt.

Histamin

Histamin und Prostaglandine sind Stoffe mit Hormonwirkung. Da sie nicht von einer Drüse produziert, sondern im Gewebe gebildet werden, bezeichnet man sie als Gewebshormone. Sie bewirken eine Dilatation der Kapillaren, eine erhöhte Durchlässigkeit der Kapillaren und eine Kontraktion der glatten Muskulatur des respiratorischen und gastrointestinalen Traktes.

Klinische Symptome einer Allergie sind: Urtikaria, Rhinitis mit Heuschnupfen, allergische Ödeme, vor allem an den Augenlidern und im Larynxbereich, Bronchialasthma und die gefährlichste Form, der anaphylaktische Schock.

Diagnose

Für die Diagnose von allergischen Erkrankungen stehen mehrere Methoden zur Auswahl.

Immunglobuline der Gruppe E sind für die allergische Sofortreaktion Typ I verantwortlich. Im Patientenblut kann mit einem speziellen radioimmunologischen Testverfahren, dem IgE RIST (Radio-Immuno-Sorbens-Test), die Konzentration des zirkulierenden Gesamt-IgE ermittelt werden. Die zweite Methode ist die Bestimmung allergenspezifischer IgE-Antikörper im Serum. Der RAST (Radio-Allergo-Sorbens-Test) erlaubt die Bestimmung der zirkulierenden Antikörper der IgE-Klasse. Eine andere diagnostische Methode sind die Hautteste: der Prick-Test und der Intrakutan-Test. Hierbei werden hochverdünnte Allergenextrakte in die Haut appliziert. Bei einer positiven Reaktion kommt es zu juckenden, pustelbildenden Veränderungen um die Einstichstelle, die ein Beweis für eine allergische Reaktion sind.

Autoimmunerkrankungen

Unter Autoimmunität wird eine Immunreaktion gegen körpereigene Stoffe (Auto-Antigene) verstanden. Sie entsteht infolge Aufhebung der Immuntoleranz für eigene Antigene.

Für die Entwicklung einer Autoimmunität können unterschiedliche Mechanismen zugrunde liegen.

Defekte des Immunsystems, die zu Autoimmunphänomenen führen, sind entweder genetisch determiniert oder werden im Laufe des Lebens durch die Einwirkung von chemischen Stoffen oder von Mikroorganismen erworben. **Defekte im System**

Die Entstehung der Autoantigenität bleibt bis heute unklar; folgende Theorien werden derzeit diskutiert:

1. Körpereigene Substanzen treten in die Blutbahn. Diese hatten während der Ausbildung der Immuntoleranz keinen Kontakt zum Immunsystem.
2. Bildung von Determinaten körpereigener Antigene verursacht, z. B. durch Infektionen.
3. Veränderungen körpereigener Antigene durch Giftstoffe, Umweltschadstoffe .
4. Ergänzung körpereigener Haptene (Halbantigene) durch großmolekulare Fremdstubstanzen, die dann zu einer Komplettierung führt.

Heute wird auch eine durch Viren verursachte Autoimmunität diskutiert. Autoreaktive Stammzellen werden durch die Präsenz der Autoantigene unterdrückt. Diese aktive Unterdrückung scheint vermutlich der überwiegende Mechanismus für Autoimmunerkrankungen zu sein. Sensibilisierungsvorgänge gegen körpereigene Antigene betreffen den humoralen wie den zellulären Bereich. **Viren als Ursache**

Bei den Autoimmunerkrankungen werden z. B. Antikörper gegen Mitochondrien, gegen Myosin und gegen Kernbestandteile nach Zellzerfall gebildet.

Einige Autoimmunerkrankungen:

chronische primäre Polyarthritis

Sjögren-Syndrom
juveniler Diabetes
Morbus Addison
Hyperthyreose
Morbus Basedow
perniziöse Anämie
Lupus erythematodes
Myasthenia gravis
Pemphigus vulgaris.

Mit zunehmendem Lebensalter verändern sich Qualität und Quantität des Abwehrsystems.

Ältere Menschen zeigen eine erhöhte Infektanfälligkeit, eine verminderte Bildung von Autoantikörpern und eine gehäufte Inzidenz von malignen Tumoren. Alle diese Veränderungen betreffen hauptsächlich die zelluläre Immunreaktion.

Klinisch sind zwei Blutgruppensysteme von Bedeutung, das AB0-System und das Rhesus-System. Die vier verschiedenen Blutgruppen des Menschen A, B, AB, 0 spiegeln Gegenwart oder Fehlen der A- und B-Antigene auf der Zellmembran der Erythrozyten wider.

Blutgruppen-antigene

Gegen die eigenen Blutgruppenantigene bildet der Organismus keine Antikörper; dagegen weist er Antikörper gegen jene Blutgruppenantigene auf, die ihm selbst fehlen. Dieses hat Konsequenzen bei der Blutübertragung. Das gleiche gilt für das Rhesus-System.

Aktive und passive Immunisierung

Über das immunologische Gedächtnis wurde bereits gesprochen; dieses bedeutet, daß eine Person nach einer Infektionskrankheit vollständig oder teilweise davor geschützt ist, bei erneutem Kontakt mit dem Erreger dieselbe Krankheit nochmals zu entwickeln.

Bei einigen Erkrankungen läßt sich dieser Schutz auch durch eine passive oder aktive Immunisierung (Impfung) erzielen.

Bei der passiven Immunisierung werden spezifische Antikörper in Form von Immunseren oder Immunglobulinen übertragen. Passiv bedeutet hier, daß die Bildung der Antikörper gegen das Antigen bereits außerhalb vollzogen wurde.

Bei der aktiven Immunisierung werden Antigene verabreicht, die das Immunsystem der betreffenden Person stimulieren und eine spezifische Immunantwort hervorrufen. Bei den verabreichten Antigenen handelt es sich um abgeschwächte Erreger oder Toxine, die dem Organismus nicht schaden.

1. Welche Zellen sind an den Immunreaktionen beteiligt und wo werden diese gebildet?

Wiederholungsfragen

2. Wodurch wird eine Immunreaktion ausgelöst?
3. Welche verschiedenen Immunmechanismen sind Ihnen bekannt?
4. Wodurch wird das Komplementsystem aktiviert?
5. Was wird unter dem immunologischen Gedächtnis verstanden?
6. Welche Reaktionstypen werden nach Coombs unterschieden?
7. Welche Stoffe werden bei einer allergischen Reaktion freigesetzt?
8. Wodurch kann eine Autoimmunität entstehen?

Medizinisches Glossar

Absorbieren	aufsaugen
Abusus	Mißbrauch
Adenom	vom Drüsengewebe ausgehende gutartige Geschwulst
Adipositas	Übergewicht
adstringierend	zusammenziehend
Aerosole	Schwebstoffe der Luft
Afferenz	zum Gehirn führende Bahnen
afferent	zuführend
Akkomodation	Anpassung z. B. des Auges
akzessorisch	hinzutreten
albicans	weißlich
albuginea	derbe, weißliche Bindegewebshülle
Abszeß	Eiteransammlung in abgeschlossene Höhlen des Gewebes
Acetylcholin	Überträgerstoff des parasympathischen Nervensystems
Aldosteron	Mineralcorticoid
Ampulla	bauchartiges Gefäß, Kolben
Ampulla recti	erweiterter Abschnitt des Mastdarms
anal	zum After gehörig
Analgetika	schmerzstillende Mittel
Anamnese	Vorgeschichte des Kranken
Anorexia	Appetitlosigkeit
Androgene	Hormone
Ankylose	knöcherne Gelenkversteifung
Antazida	Mittel zur Neutralisation von Magensäure
Anticholinergika	Stoffe, die die Wirkung von Acetylcholin unterdrücken
Anthelmintika	Wurmmittel
Antiepileptika	Mittel zur Verhinderung von Epilepsie
Antymykotika	Pilzwachstum beeinflussende Mittel
Antirheumatika	Medikament zur Behandlung von Rheuma
antiseptisch	keimwidrig
Apoplex	Schlaganfall
Appendix	Wurmfortsatz des Blinddarms
Arthritis	Gelenkentzündung
Arthrose	degeneratives Gelenkleiden
ascendens	aufsteigend
Askaris	Spulwürmer
Atrophie	Schwund, Rückbildung

Babinski-Reflex	Großzehenreflex
bakteriell	durch Bakterien verursacht
Bakterienembolie	durch Bakterien verursachte Embolie
Bakteriurie	Bakterien im Urin
bakterizid	bakterientötend
Basaliom	meist gutartiger Hauttumor
Basalmembran	homogene Grundschicht an den Grenzen zwischen Epithelien und Bindegewebe
benignus	gutartig
Bicarbonat	saure Salze der Kohlensäure
Bicuspidalklappe	Mitralklappe (Herz)
bilateral	beidseitig
Bilirubin	Abbauprodukt des Häm
bipolar	mit 2 Polen, Fortsätzen
bradytrophes Gewebe	kapillarfreies Gewebe mit verlangsamtem Stoffwechsel
bronchialis	zum Bronchus gehörend
Bronchospasmolytika	bronchialerweiternde Substanz
BSG	Blutkörperchensenkungsgeschwindigkeit
Bulbus	lat. Zwiebel, Anschwellung
bulbus oculi	Augapfel
Caecum	Blinddarm
Candida albicans	nicht sporenbildende Hefe
Capsula	Kapsel
caput	Kopf
cardia	Herz
cavernosus	Hohlräume enthaltend
cerebrospinal	zu Gehirn und Rückenmark gehörend
cerebrum	Großhirn
Cholezystokinin	gastrointestinales Hormon
Chorioidea	Aderhaut des Auges
clavicula	Schlüsselbein
clitoris	Kitzler
Colon	Grimmdarm, Hauptanteil des Dickdarms
Conjunctiva	Bindehaut
cor	Herz
corium	Lederhaut des Auges
cornea	Hornhaut des Auges
cortex	Rinde
crassus	dick
Cortison	Hormon der Nebennierenrinde
Cutis	Haut
Darmperforation	Darmdurchbruch
Defäkation	Stuhlentleerung
deferens	hinabführend

deformens	formverändernd
Degeneration	Entartung
Dehydratation	Abnahme des Körperwassers
Denaturierung	chemische Veränderung des natürlichen Zustands
Dendrit	kurzer Fortsatz einer Nervenzelle
Dermatosen	Hauterkrankungen
descendens	absteigend
Destruktion	Zerstörung
Determinante	kleinste Teilchen des Keimplasmas
Dialysator	Kernstück der künstlichen Niere
Diaphyse	Mittelstück des Röhrenknochens
Diarrhoe	Durchfall
Diastole	Erschlaffung der Herzwand
Diencephalon	Zwischenhirn
Diffusion	Vermischung von Stoffen, die miteinander in Berührung stehen
Digitalis	herzwirksame Glykoside
Dioptrien	Brechkrafteinheit
Disaccharid	Zweifachzucker, z.B. Rübenzucker
Disposition	Veranlagung
distal	weiter entfernt von der Körpermitte
Diurese	Harnausscheidung
Diuretika	Stoffe, die die Harnausscheidung steigern
Divertikel	Aussackung
Dopamin	im Körper vorkommendes Katecholamin, Vorstufe von Noradrenalin und Adrenalin
Ductus	Gang, Kanal
Ductus choledochus	galleableitender Kanal
Dumping-Syndrom	Symptomkomplex intestinaler Beschwerden nach Magenoperationen
Duodenum	Zwölffingerdarm
Dura mater	äußere Hülle des Rückenmarks und des Gehirns
Dyspnoe	jede Form der Atemstörung
Dysurie	Fehl- oder Schwerharnen
efferent	vom ZNS zur Peripherie leitend
Efferenz	wegführende Nerven
Ejakulation	Samenergießung
EKG	Elektrokardiogramm
Ektropium	Auswärtskehrung, Umstülpung z.B. der Zervixschleimhaut
Emulsion	feinste Verteilung einer Flüssigkeit in einer anderen, in der sie nicht löslich ist

endogen	im Körper selbst entstanden
Endokard	innere Herzwand
endokrine Drüsen	Drüsen mit innerer Sekretion
Endothel	zellige Auskleidung von Gefäßen
Epidermis	äußere Hautschicht
Exsikkose	Austrocknung des Organismus
Exsudat	durch Entzündung bedingter Austritt von Flüssigkeit
Faeces	Kot
Fatulenz	Blähungen
Femur	Oberschenkelknochen
Fibula	Wadenbein
Fibrose	Vermehrung des Bindegewebes
Fibrinogen	Vorstufe von Fibrin
Fimbrien	Fransen
Fistel	röhrenförmiger Gang zwischen Körperhöhle und dem äußeren
Follikel	kleiner Schlauch, Bläschen
Folsäure	Vitamin
forcieren	vorantreiben, steigern
fovea	Grube
Fundus	Grund, Boden
Ganglion	Nervenknoten, bestehend aus einer Anhäufung von Nervenzellen
Gameten	reife männliche und weibliche Geschlechtszellen
Gangrän	abgestorbenes Gewebe
Gaster	griech. Magen
Gen	Erbeinheit, mit der Eigenschaft der spez. Verdopplung
Gestagene	Hormone
Giemen	Rasselgeräusche
Glans	Eichel, verdicktes Ende des Penis und der Klitoris
Globulin	Eiweiß
Glomerulus	Nierenkörperchen
Gluconeogenese	Bildung von Glukose aus Nichtkohlenhydraten
Glukagon	Hormon des Pankreas
Glykogen	Speicherform der Kohlenhydrate
Gonokokken	Erreger der Gonorrhoe, Tripper
Granulome	geschwulstartige Neubildung
Granulozyten	Leukozyten
Hämatemesis	Blutbrechen
hämatogen	aus dem Blut stammend
hämorrhagisch	zu Blutungen führend, bluthaltig
Hemiphlegie	Halbseitenlähmung

Hilus	Vertiefung an der Oberfläche eines Organs
HIV	Human Immunodeliciency Virus
HMV	Herzminutenvolumen
Hepar	Leber
Humerus	Oberarmknochen
Hydroxylapatit	Hauptbestandteil des Knochens
Hypertrophie	durch Mehrbeanspruchung bedingte Vergrößerung der Einzelzellen
Hypoglykämie	Unterzuckerung
Hypophyse	Hirnanhangdrüse
Immunsuppression	Unterdrückung oder Abschwächung der Reaktivität des Immunsystems
Innervation	Nervenversorgung
Insuffizienz	ungenügende Leistung eines Organs
interstitiell	im Zwischengewebe gelegen
Intestinum	Eingeweide
intramuskulär	in den Muskel
intraocular	innerhalb des Auges
intravenös	in die Venen
kachektisch	ausgezehrt, schlechter Ernährungszustand
kanzerogen	Krebs erzeugend
Katabolismus	Abbauvorgang
Kohabitation	Geschlechtsverkehr
kompensieren	ausgleichen
Konkremente	Abscheidung fester Massen, z.B. Steine
kontaminiert	verunreinigt
kontrahieren	zusammenziehen
Kyphose	Buckel, konvexe Krümmung der Wirbelsäule
Labien	Lippen
Lactulose	β-Galaktosidofruktose, Anwendung als Abführmittel
Larynx	Kehlkopf
Latenzzeit	Zeit zwischen Einwirken einer Noxe und dem ersten Auftreten von Krankheitszeichen
Laxanzien	Abführmittel
Letalität	Tödlichkeit
Leukoplakia	weißliche Epitheltrübung und -verdickung
Lobulus	Läppchen
lumbal	zur Lende gehörig
Lysosomen	Zellorganellen

Mastopathie	die durch die Geschlechtsreife auftretende Brustveränderung
Miktionsbeschwerden	Beschwerden beim Harnlassen
Malabsorption	Verdauungsinsuffizienz, Störung der Absorption
Maldigestion	Verdauungsstörung durch Mangel an Enzymen
maligne	bösartig
Meiose	Reduktionsteilung (genetisch)
Melanin	stickstoffhaltiger dunkler Farbstoff, Hautpigment
Melanom	bösartiger, von Pigmentzellen der Haut ausgehender Tumor
Mesencephalon	Mittelhirn
metabolisch	den Stoffwechsel betreffend
Metastasierung	Absiedlung von erkrankten Gewebsteilen über den Blut- und Lymphweg
Meteorismus	Luft- und Gasansammlung im Darm
Miotika	pupillenverengende Mittel
Mirkoangiopathien	diabetische Krankheit der kleinsten Gefäße
ml	Milliliter
Monosaccharide	Einfachzucker, z. B. Glukose
Myelencephalon	verlängertes Mark
Mykosen	Pilzerkrankungen
Myokard	Herzmuskel
Myom	gutartige Geschwulst aus Muskelgewebe
Myosin	Muskeleiweiß
Nematoden	Fadenwürmer
Nephron	kleinste funktionelle Einheit der Niere
Neurit	Nervenfaser
Noradrenalin	Wirkstoff des Nebennierenmarks
Novokain	Lokalanästhetikum
Noxe	krankheitserregende Ursache
Nykturie	nächtliches Wasserlassen
oblongatus	verlängert
Obstipation	Stuhlverstopfung
Obstruktion	Verstopfung
Oligurie	verminderte Harnausscheidung
Oogonien	Ureier; die Zelle in der Eizelle
Orbita	Augenhöhle
Osmose	Wanderung von Wasser durch eine halbdurchlässige Membran
Osteoblasten	Knochen aufbauende Zellen

Osteoklasten	Knochen abbauende Zellen
Oxyuren	Würmer
Palpation	Untersuchung durch Betasten
Pankreozymin	intestinales Hormon
Patella	Kniescheibe
Penicillin	aus Schimmelpilzen bestehendes Antibiotikum
Perforation	Durchbruch
Perikard	Herzbeutel
Perkussion	Beklopfen der Körperoberfläche
Periost	Knochenhaut
Permeabilität	Durchlässigkeit
Phagozytose	Aufnahme von festen Teilen in das Zellinnere
Phenacetin	Schmerzmittel
Phlegmone	eitrige Entzündung des Zellgewebes
Pleura	Brustfell
Pollakisurie	häufiges Blasenentleeren
Polysaccharid	Vielfachzucker
Polyurie	krankhaft vermehrte Harnmenge
Prävention	vorbeugende Gesundheitsvorsorge
Probeexzision	Herausschneiden eines Gewebstückes
Prolapsus	Heraustreten von inneren Organen
Proliferation	Wucherung, Entzündung
Ptyalin	Speichelenzym
Pyodermien	Eiterausschläge der Haut
Pyurie	Eiterbeimengungen im Harn
rektal	zum Mastdarm gehörig
renal	zu den Nieren gehörend
Retension	Zurückhaltung
retroperitoneal	hinter dem Bauchfell gelegen
retrosternal	hinter dem Brustbein gelegen
reversibel	umkehrbar
Rezidiv	Wiederinfektion mit dem gleichen Keim
Rhodopsin	Bestandteil des Sehpurpurs
Sarkom	bösartige mesenchymale Geschwulst
Scapula	Schulterblatt
Sclera	Lederhaut des Auges
Sedativa	Beruhigungsmittel
Sekretolytika	schleimlösende Mittel
seminalis	zum Samen gehörend
Sepsis	Blutvergiftung
Shunt	Kurzschlußverbindung zwischen Blutgefäßen

427

siccus	trocken
Sklerose	krankhafte Verhärtung eines Organs
Skrotum	Hodensack
somatisch	körperlich
Spasmolytika	krampflösende Mittel
Spermatogenese	Entwicklung der männlichen Keimzellen
subcutan	unter die Haut
subferbril	nicht fieberhaft
Substitution	Ersetzen von fehlenden Stoffen
suprapubischer	oberhalb des Schambeins
Stenose	Verengung
Synapse	Umschaltstelle für die Erregungsübertragung am Nerven
Syndrom	Symptomkomplex
Synovia	Gelenkschmiere
Systemisch	ein ganzes Organsystem befallend
Systole	Zusammenziehen des Herzmuskels
Tachykardie	Steigerung der Herzfrequenz
Tachypnoe	beschleunigtes Atmen
Thorax	Brustkorb
Tibia	Schienbein
Trachea	Luftröhre
Tunica	Gewebeschicht, Hülle
Ureter	Harnleiter
Urethra	Harnröhre
Urämie	Harnvergiftung
Ulcus	Geschwür
vesica	Bläschen
vesica fellea	Gallenblase
Viskosität	Zähigkeit
vivo, in vivo	an dem lebenden Organismus
Zervix	Gebärmutterhals
Zestoden	Bandwürmer
Zirrhose	Gewebsumwandlung, die zur Verhärtung eines Organes führt
Zyanose	blaurote Färbung infolge mangelnder Sauerstoffsättigung des Blutes
Zytostatika	Medikamente, die das Zellwachstum hemmen

Literaturverzeichnis

Allard, M. *Signoret, J. L.* *Stalleicken, D.*	Alzheimer Demenz, Springer Verlag 1988
Bartels, H. *Bartels, R.*	Physiologie, Lehrbuch u. Atlas Urban & Schwarzenberg 1983
Becker, W. *Naumann, H. H.* *Pfaltz, C. R.*	Hals-Nasen-Ohren-Heilkunde Thieme Verlag 1989
Begemann, H.	Praktische Hämatologie Thieme Verlag 1982
Beske, Fritz *(Herausgeber)*	Lehrbuch für Krankenpflegeberufe Thieme Verlag 1990
Brehm, H. K.	Frauenheilkunde und Geburtshilfe für Krankenpflegeberufe Thieme Verlag 1985
Buselmeier, W.	Biologie für Mediziner Springer Verlag 1985
Dahmer, J.	Anamnese und Befund Thieme Verlag 1988
Duus, P.	Neurologisch-topische Diagnostik Thieme Verlag 1976
Faller, A.	Der Körper des Menschen Thieme Verlag 1988
Greenspan, F. *Forsham, P. H.*	Basic & Clinical Endocrinology Lange Medical Publications 1986
Guignard-Fröhlich, E.	Pathologie für Arztgehilfinnen Verlag Hans Huber 1983
Haaf, L. *Engelmann, E.* *Heyn, M.*	Krankenpflegehilfe Thieme Verlag 1990

Hamm, H.	Allgemeinmedizin, Ein kurzgefaßtes Lehrbuch für Studium und Weiterbildung Thieme Verlag 1988
Hees, H.	Orthopädie und Traumatologie Schattauer Verlag 1988
Heisig, N. (Herausgeber)	Innere Medizin in der ärztlichen Praxis Thieme Verlag 1985
Hollwich, F.	Augenheilkunde Thieme Verlag 1988
Hornstein, O. P. Nürnberg, E.	Externe Therapie von Hautkrankheiten Thieme Verlag 1985
Junqueira, L. C. Carneiro, J.	Histologie Springer Verlag 1986
Kahle, W. Leonhardt, H. Platzer, W.	Taschenatlas der Anatomie Bd. 2 Innere Organe Bd. 3 Nervensystem und Sinnesorgane Thieme Verlag 1986
Kasper, H.	Ernährungsmedizin und Diätetik Urban & Schwarzenberg Verlag 1987
Keller, R.	Immunologie und Immunpathologie Thieme Verlag 1987
Kern, G.	Gynäkologie Thieme Verlag 1985
Lang, E.	Praktische Geriatrie Enke Verlag 1988
Leonhardt, H.	Histologie, Zytologie und Mikroanatomie des Menschen Thieme Verlag, 1977
Mehnert, H. Förster, R.	Stoffwechselkrankheiten Thieme Verlag 1985
Mertz, D. P.	Gicht Thieme Verlag 1987

Mumenthaler, M.	Neurologie Thieme Verlag 1990
Overzier, C.	Systematik der Inneren Medizin Thieme Verlag 1983
Pitzen, P. *Rössler, H.*	Kurzgefaßtes Lehrbuch der Orthopädie Urban & Schwarzenberg 1980
Rabending, G.	Epilepsien, Leitfaden für die Praxis Edition Medizin, VCH Verlagsgesellschaft 1985
Reifferscheid, M. *Weller, S.*	Chirurgie Thieme Verlag 1986
Schettler, G. *(Herausgeber)*	Innere Medizin (In 2 Bänden) Thieme Verlag 1987
Schmidt, R. F.	Grundriß der Sinnesphysiologie Springer Verlag 1985
Schmidt, R. F.	Grundriß der Neurophysiologie Springer Verlag 1987
Schmidt, P.	Nephrologie Deutscher Ärzte Verlag Köln 1987
Siegenthaler, W. *(Herausgeber)*	Differentialdiagnose innerer Krankheiten Thieme Verlag 1988
Silbernagl, S. *Despopoulos, A.*	Taschenatlas der Physiologie Thieme Verlag 1983
Steigleder, G. K.	Therapie der Hautkrankheiten Thieme Verlag 1986
Steigleder, G. K.	Dermatologie und Venerologie Thieme Verlag 1987
Vorlaender, K. O.	Immunologie Grundlagen-Klinik-Praxis Thieme Verlag 1983
Voss, Herrlinger	Taschenatlas der Anatomie in 3 Bänden Gustav Fischer Verlag 1974

Werning, C.
Seitz, W.

Taschenbuch der Inneren Medizin
Wissenschaftliche Verlags-
gesellschaft mbH 1983

Zollinger, H. U.

Pathologische Anatomie
Thieme Verlag 1981

Stichwortverzeichnis